骨盆功能修复全书

骨盆的功能解剖、运动学、评估与治疗技术

[韩] 元相喜◎著 安龙女◎译 王 强◎审校

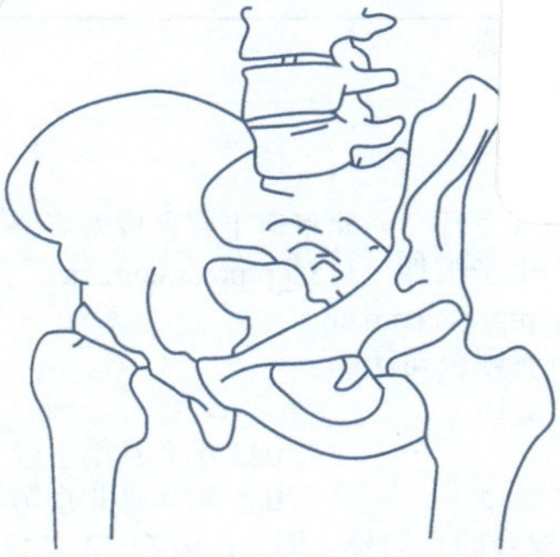

人民邮电出版社
北京

图书在版编目（CIP）数据

骨盆功能修复全书 ：骨盆的功能解剖、运动学、评估与治疗技术 / （韩）元相喜著 ；安龙女译. -- 北京 ：人民邮电出版社，2023.8
ISBN 978-7-115-61775-0

Ⅰ. ①骨… Ⅱ. ①元… ②安… Ⅲ. ①骨盆－功能性疾病－诊疗 Ⅳ. ①R681.6

中国国家版本馆CIP数据核字(2023)第088758号

内容提要

本书是山东省体育局第十三届全运会外籍特聘专家、韩国全北大学体育科学博士元相喜亲自创作的骨盆功能修复指南。全书共分为 4 章，第一章“骨盆的解剖及运动学”详细介绍了骨盆的解剖学基础知识，骨盆的运动和骨盆带的功能生物力学；第二章“骨盆的评估”介绍了简单易操作的骨盆评估方法、关节活动度检查方法、骶髂关节的疼痛激发试验，以及如何通过 X 射线诊断骨盆问题；第三章“骨盆治疗理论基础”，阐述了通过主动参与、集中和重复地对正确身体部位进行治疗，使错误的关节位置和不平衡的肌肉得以恢复，从而恢复身体正常姿势、柔韧性和运动功能的理论；第四章“NCR 技术在骨盆治疗中的应用”则提供了评估骨盆带运动以及骨盆治疗的方法。

本书适合运动康复专业本科生、研究生及从业人员阅读。

◆ 著　[韩]元相喜
译　安龙女
责任编辑　裴　倩
责任印制　马振武
◆ 人民邮电出版社出版发行　北京市丰台区成寿寺路 11 号
邮编　100164　电子邮件　315@ptpress.com.cn
网址　https://www.ptpress.com.cn
北京捷迅佳彩印刷有限公司印刷
◆ 开本：700×1000　1/16
印张：13　2023 年 8 月第 1 版
字数：176 千字　2025 年 4 月北京第 4 次印刷
著作权合同登记号　图字：01-2022-6142 号

定价：108.00 元

读者服务热线：(010)81055296　印装质量热线：(010)81055316
反盗版热线：(010)81055315

自序

我很高兴《骨盆功能修复全书：骨盆的功能解剖、运动学、评估与治疗技术》这本书能够被翻译成中文。作为NCR系列图书的第一本书，在将此书翻译成中文的过程中，审校王强和译者安龙女付出了非常多的努力，十分感谢他们的辛勤付出。通过他们的努力，这本书可以让更多的中国治疗师了解NCR技术，对此我的喜悦无以言表。

骨盆作为人体中结构复杂、功能难理解的部位，发挥着支撑身体、连接躯干及下肢的作用，在行走中也发挥着很大的作用。然而，很多人在治疗骨盆时不知从何下手，甚至不知道骨盆对身体各部位的影响如此之大。

本书对骨盆解剖学、运动学，以及NCR技术中对骨盆的评估及治疗方法进行了介绍。骨盆的评估及治疗方法，除了书中介绍的，还有很多其他方法。书中收录的都是根据我积累近30年的临床经验，选定的最简单易上手的方法。只要理解了思路，评估和治疗可以选择自己拿手的方法进行实操。

本书对骨盆功能评估的思路和骨盆治疗的手法进行了详尽地阐述，并配以图片，相信能够帮助读者拓宽治疗思路，并掌握动作要领。

当然，医学领域没有绝对正确的答案，康复领域作为医学领域的一部分，自然也不可能有100%正确的答案。科学就是这样，就算是学术界的主流学说也不是不可置疑的，因此，这本书是我根据近30年的康复治疗和学习经验总结而成的，它并不是治疗患者时的标准答案，顶多算是参考答案。

很多时候没有标准答案并非坏事，这说明它有无限的希望和可能。人类的发展过程就是在不断试错中，无限接近真理的过程。所以在学习前人经验后，以此为基础提高自身对于治疗的认知，才是最重要的。

我希望这本书能够为更多想学习骨盆方面知识的中国治疗师提供一个选择。如果在学习过程中能够启发一些读者拓宽治疗思路，使读者通过治疗改善更多人的生活质量，那将是我最大的收获及欣慰。

目录

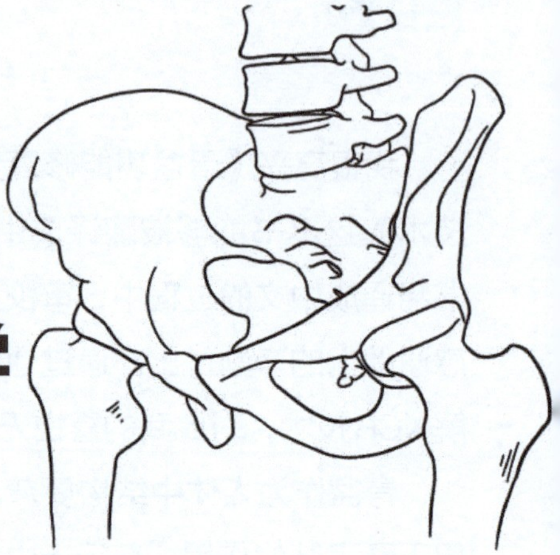

第一章 骨盆的解剖及运动学

1 第一节 概述

1 一、何谓骨盆

4 二、骨盆的运动难以理解的原因

5 三、骨盆的中立位置

7 第二节 骨盆的运动

7 一、骨盆带运动

10 二、骨盆内运动

23 第三节 骨盆带的功能生物力学

23 一、骶骨点头

24 二、骶骨反点头

24 三、躯干屈曲

26 四、躯干伸展

27 五、躯干侧屈

29 六、躯干旋转

30 七、单肩背包的姿势

30 八、骶骨的耦合运动

32 九、步行时的骨盆运动

33 第四节 骨盆的稳定性
34 一、被动稳定性
35 二、主动稳定性
39 三、稳定骨盆的 5 种肌肉系统

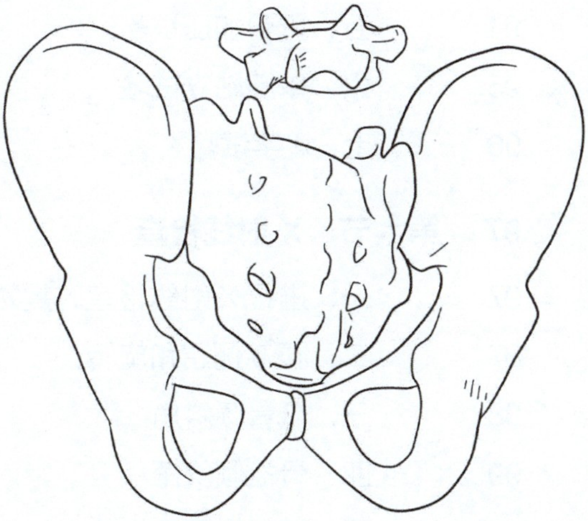

第二章 骨盆的评估

48 第一节 观察
48 一、正面观察
51 二、后面观察
54 三、侧面观察
55 第二节 触诊
56 一、需要触诊的部位
66 二、骶骨的触诊评估
71 三、髂骨的触诊评估
76 第三节 动态运动评估
77 一、躯干屈曲或伸展
78 二、躯干侧屈
80 三、骨盆旋转
81 第四节 关节活动度检查
81 一、骶骨活动度检查
84 二、髂骨活动度检查

90 第五节 骶髂关节的疼痛激发试验

91 一、床边试验

91 二、骨盆后侧疼痛激发试验

92 三、骨盆分离试验

93 四、骨盆挤压试验

94 五、骶骨加压试验

95 六、单腿站立试验

96 七、4 字试验

97 第六节 X 射线检查

97 一、进行 X 射线检查时需熟知的事项

97 二、腰 5 侧屈和旋转

98 三、骶骨倾斜角

99 四、骨盆倾斜角

100 五、髂骨旋后及旋前

101 六、髂骨上移及下移

102 七、髂骨内收及外展

102 八、骶骨向前扭转及向后扭转

103 九、髋关节内旋及外旋

104 十、髋关节内收及外展

第三章 骨盆治疗理论基础

106 第一节 NCR 概念的治疗原则

106 一、中立位置下肌肉和关节的功能及神经肌肉控制是最有效的

107 二、人体的活动是通过关节的相互作用运动链发生的
107 三、运动损伤及功能障碍的解决要从对以力学性关系为基础的因素进行评估及治疗开始
108 四、关节对线不良会降低被动稳定性，成为阻碍关节活动的第一要因，其次也会成为肌肉不均衡与过度紧张的原因
108 五、肌肉不均衡会使运动形态发生变化，感觉 - 运动信息的传入异常，本体感觉功能减弱
109 六、关节稳定性的维持，要在排列好关节位置后，通过强化稳定肌来进行学习
109 七、想要掌握正确信息，就要进行正确的评估和治疗，而治疗要通过患者主动参与、集中、重复地进行
110 八、运动动能的最佳化需要通过功能活动来进行学习

110 第二节 NCR 概念的四个再设定（Four Reset，4R）原则的应用

111 一、矫正关节异常对线
112 二、矫正异常的肌肉功能
113 三、恢复关节的稳定性
113 四、恢复感觉 - 运动控制
114 五、NCR 概念中遵循 4R 原则的治疗顺序
114 六、NCR 概念的治疗中关节感受器的应用
115 七、4R 原则的应用效果

第四章
NCR 技术在骨盆治疗中的应用

116 第一节 骨盆带运动评估及治疗

116 一、骨盆带相对髋关节前倾运动受限
122 二、腰 5 相对骨盆带的运动受限
127 三、骨盆带相对髋关节后倾运动受限

133 第二节 髂前上棘不等高的评估与治疗

134 一、右侧髂前上棘比左侧高的几种情况
158 二、左侧髂前上棘比右侧低的几种情况

185 第三节 髂骨内收和外展及耻骨联合的运动

189 一、骶髂运动中右侧髂骨内收
190 二、髂骶运动中右侧髂骨内收
193 三、骶髂运动中左侧髂骨外展
194 四、髂骶运动中左侧髂骨外展
197 五、耻骨联合关节运动

199 作者简介
199 译者简介
200 审校简介

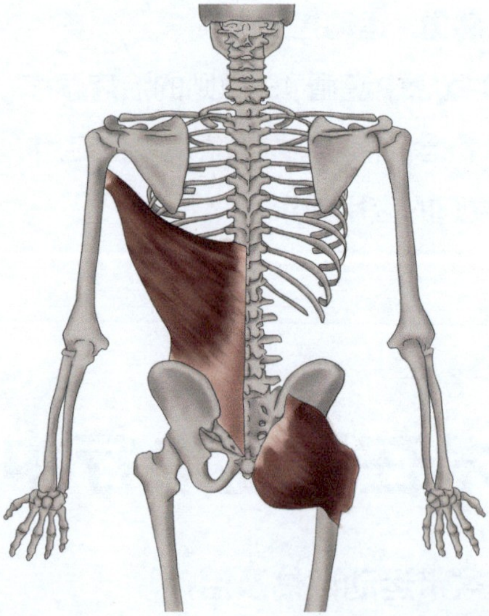

第一章
骨盆的解剖及运动学

第一节　概述

一、何谓骨盆

骨盆结构复杂，功能难以被理解。骶骨与脊柱的腰5（第5腰椎，在书中统称为腰5）形成腰骶关节，髂骨与股骨形成髋关节。髂骨后面和骶骨结合，形成左右两侧骶髂关节，前面则有耻骨联合。因此骨盆由四个关节构成，发挥与脊柱相同的功能（Neumann，2010）（图1-1）。

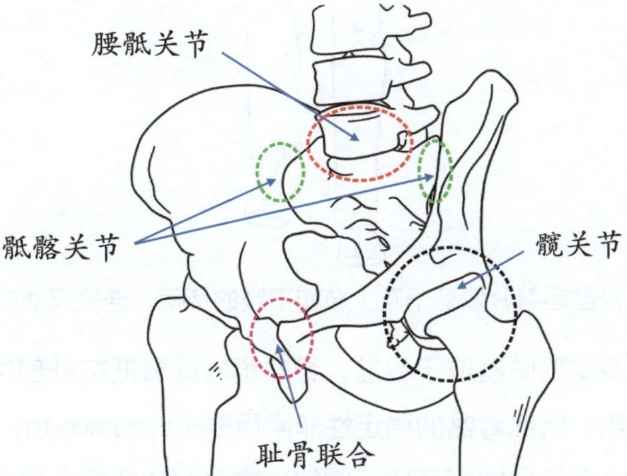

图 1-1　组成骨盆的 4 个关节

骨盆对抗地心引力支撑着身体，同时发挥着控制运动的枢纽作用。特别是骶2（第2骶椎，在书中统称为骶2）前面是人体重力中心点所在位置，是恢复人体平衡、维持稳定性的轴的位置（Braune et al.，1889）。骨盆是在步行中发挥较大影响的中心点（Bobath，1990），起着分散从脊柱传来的重力和从下肢传来的地面反作用力的作用，支撑身体，连接躯干及上肢和下肢，发挥桥梁作用使身体充分完成动作（Vleeming et al.，2012）（图1-2）。

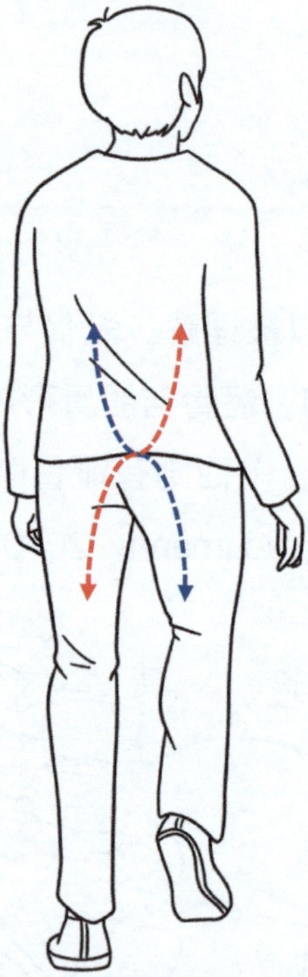

图1-2 骨盆起着分散躯干及上肢和下肢的负荷、连接运动的桥梁作用

另外，很多重要脏器位于骨盆，骨盆也发挥着抵抗外部冲击，保护脏器不受损伤的作用，因此骨盆的稳定性非常重要（Wadsworth，1988）。

维持正确的姿势是发挥身体正常的生物力学功能的必要条件。大部分身体功能异常与矢状面、冠状面以及水平面上的骨盆的变形有关（Mahaudens et al.，2005；Yazici et al.，2001）（图1-3）。

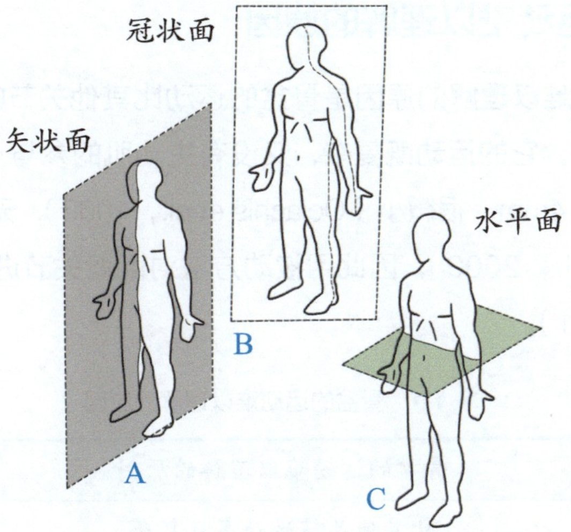

A. 矢状面　B. 冠状面　C. 水平面

图 1-3　人体的面

如果骨盆由于某种原因变形，特别是骨盆倾斜以及骨盆旋转，会对姿势平衡产生影响，躯干的稳定性会下降，肌肉会出现不均衡，运动范围会减小，柔韧性会下降。这会对其他部位产生影响，甚至会引发损伤（Moon et al.，2011；Hebela et al.，2009），特别是腰痛与骨盆的结构性改变有很大的关联（Mehta et al.，2015）。骨盆的不对称与长短腿有关联，会引发脊柱侧弯；反之，脊柱侧弯也会引发骨盆的变形（Raczkowski et al.，2010；Young et al.，2000；Zabjek et al.，2000）。步行的力学分析结果显示，如果骶髂关节中的力能向躯干和下肢有效传递，则可以提供充分的柔韧性（Lee et al.，2007），如果双腿长度差异达到1cm，则骶髂关节的负荷会增加5倍，影响柔韧性，引发步行的问题（Kiapour et al.，2012）。

骨盆变形导致的疾病包括神经根疼痛、梨状肌综合征、强直性脊柱炎、腰骶小关节综合征、脊柱关节病、大转子滑囊炎、髋关节骨折等（Seidenberg et al.，2019）。

二、骨盆的运动难以理解的原因

骨盆的运动难以理解的原因是骨盆的运动比其他关节的运动多且复杂。特别是骶髂关节，它的运动既复杂，又没有主动肌的参与（Norris，2008），运动幅度只有3~4mm，很微小（Colachis et al.，1963），无法通过肉眼观察（Sturesson et al.，2000），因此用被动方法对骶髂关节进行评估事实上是很困难的（表1-1）。

表 1-1 骨盆的运动难以理解的原因

骨盆的运动难以理解的原因
比其他关节运动多且复杂
骶髂关节没有可以直接运动的主动肌
骶髂关节的运动幅度只有3~4mm，很微小
运动幅度太小，无法用肉眼观察
关节运动中两个关节面的运动方向总是相反方向的

为了理解骨盆的运动，要先理解关节只要发生了运动，构成关节的两个骨之间的运动方向一定是相反的，即要理解所有关节运动一定是相对运动这一点。举例来说，骶髂关节如果发生了骶骨右侧向前扭转的运动，则骶骨就会发生右侧屈和左旋转的运动，此时腰5就会发生与骶骨相反的左侧屈和右旋转的运动，髂骨则会发生与骶骨相反的右侧旋后的运动（图1-4）。

理解骨盆运动的另一个难题，就是需要将骨盆问题与其他类型的腰痛进行区分。因此，骨盆的问题也经常被医师与物理治疗师忽略（Slipman，2001）。整体来说骶髂关节有问题的患者占机械性腰痛患者的15% ~ 30%，机械性功能障碍是关节疼痛与活动度减小的重要原因（Pascal et al.，2010）。与骶髂关节问题相关的常见症状如下（Monticone et al.，2004；Morris，2006）。

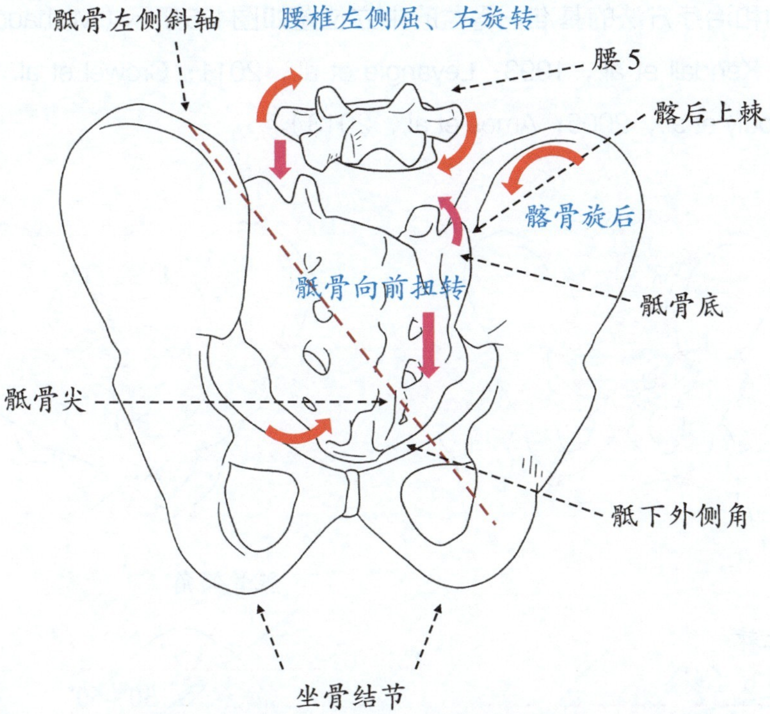

图 1-4 对骨盆运动的理解（一旦关节发生运动，则一定是相对的；所有关节运动都要在相对的观点下进行理解）

- ■ 腰痛。
- ■ 臀部疼痛。
- ■ 大腿疼痛。
- ■ 由于疼痛无法久坐于一个地方。
- ■ 骶髂关节后面（靠近髂后上棘）局部压痛。
- ■ 躯干屈曲时诱发疼痛。
- ■ 异常的骶髂关节运动模式。

三、骨盆的中立位置

骨盆的中立位置很重要。脱离中立位置的姿势都属于非中立姿势，会成为问题的原因。因此中立位置可以成为评估的基准，也可以成为选择治疗计划和治疗方法的基准。骨盆的中立位置如图1-5所示（Michaud et al.，2000；Kendall et al.，1993；Levangie et al.，2011；Crowel et al.，1994；Roussouly et al.，2005；Ames et al.，2013）。

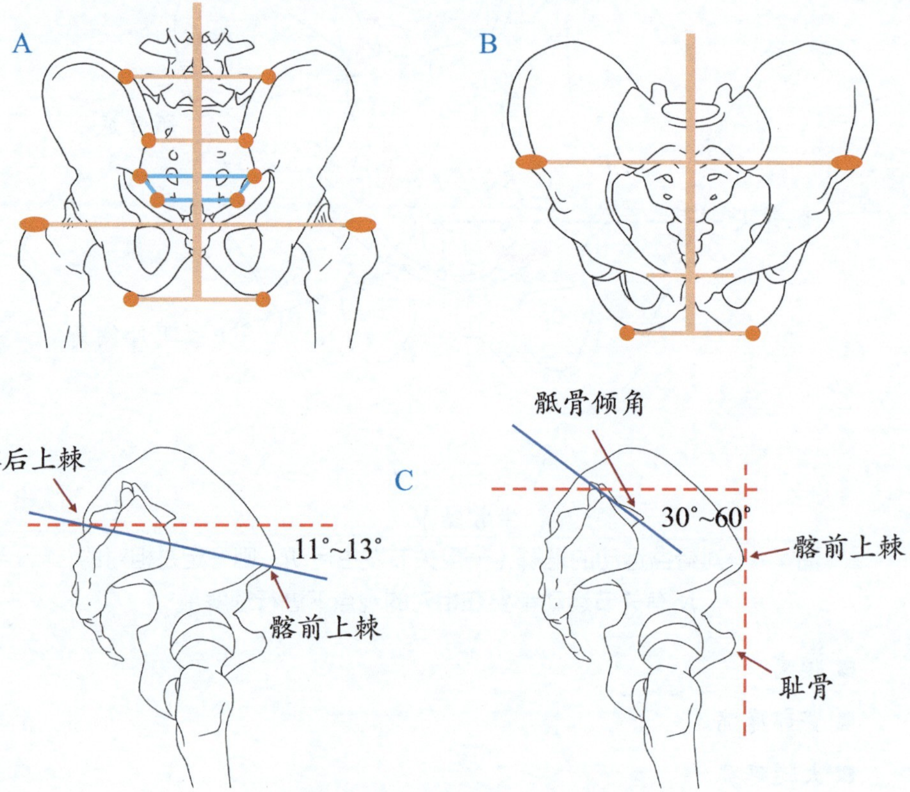

A. 后面观　B. 前面观　C. 侧面观

图1-5　骨盆的中立位置

- 骶骨倾角：骶骨上面向前形成30°~60°的倾角。
- 两侧髂骨位于一条水平线上。
- 两侧髂嵴间平均距离为26~29cm。
- 腰椎棘突和骶正中嵴位于一条垂直线上。
- 两侧髂嵴最高点（也称髂嵴线顶点）位于一条水平线上。
- 两侧髂后上棘位于一条水平线上。
- 两侧骶骨底位于一条水平线上。

■ 两侧骶下外侧角位于一条水平线上。

■ 骶骨外侧面的两侧上下4个点对称。

■ 两侧坐骨结节位于一条水平线上。

■ 两侧坐骨结节之间的距离平均约为11cm。

■ 两侧大转子位于一条水平线上。

■ 两侧髂前上棘位于一条水平线上。

■ 肚脐和耻骨位于一条垂直线上。

■ 耻骨联合和髂前上棘位于冠状面上。

■ 髂前上棘比髂后上棘低11°~13°。

第二节 骨盆的运动

骨盆的运动大致分为骨盆带运动和骨盆内运动，大部分运动初期时先发生骨盆带的运动，之后发生骨盆内的运动。

一、骨盆带运动

骨盆带运动在闭链运动中发生，可以分为骨盆带相对腰5的运动和相对髋关节的运动（Neumann et al.，2017）（图1-6）。

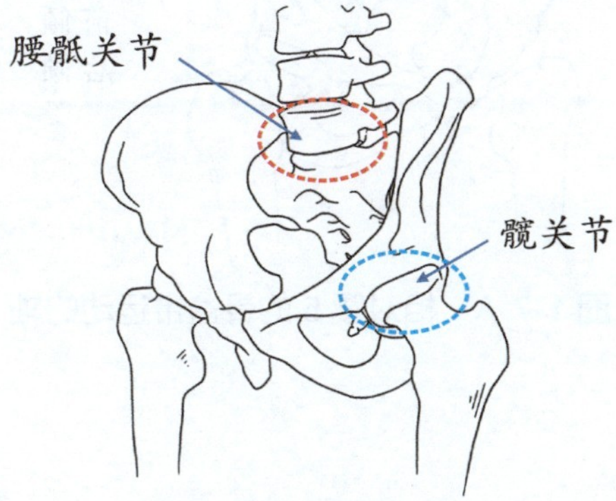

图1-6 骨盆带运动

（一）相对腰5的骨盆带运动

相对腰5的骨盆带运动包括3个轴上的运动。在闭链运动中发生，在*x*轴上的运动分为，向前挺腹部时骨盆带向前移动的骨盆前倾和坐下时骨盆带向后移动的骨盆后倾；在*z*轴上的运动分为，步行时的支撑相前20%时的骨盆下降，以及超过20%时的骨盆上升运动；*y*轴上的运动分为，摆动相时发生的骨盆旋前，以及支撑相20%以上时发生的骨盆旋后。

如果在*x*轴上发生骨盆前倾，则腰5会发生伸展或者前凸；如果发生骨盆后倾，则腰5会发生屈曲或者后凸。

如果在*z*轴上发生骨盆上升，则腰5发生同侧侧屈；如果发生骨盆下降，则腰5发生对侧侧屈。

如果在*y*轴上发生骨盆旋前或者旋后，则腰5会发生对侧旋转（图1-7-A）。

腰5和骨盆带一直是逆向运动的（Joseph，2015）。如果腰5发生相对骨盆带的运动，则是在开链运动中发生的（表1-2）。

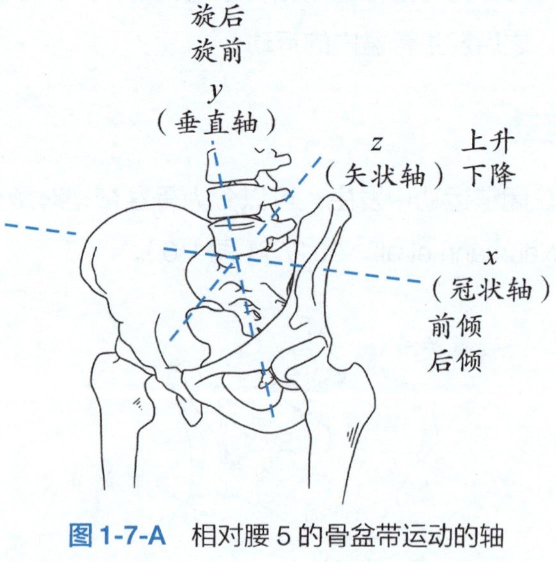

图1-7-A　相对腰5的骨盆带运动的轴

表 1-2 相对腰 5 的骨盆带运动

运动轴（axis）	腰 5，开链运动	骨盆带，闭链运动
x	伸展 屈曲	前倾 后倾
z	同侧侧屈 对侧侧屈	上升 下降
y	旋转	旋转

（二）相对髋关节的骨盆带运动

相对髋关节的骨盆带运动，在3个轴上发生，且在闭链运动中发生。如果在*x*轴发生骨盆前倾，则会发生髋关节屈曲，如果发生骨盆后倾则会发生髋关节伸展；如果在*z*轴上发生骨盆上升，则髋关节会发生同侧内收，如果发生骨盆下降，则髋关节会发生同侧外展。如果在*y*轴上发生骨盆旋前或者旋后，则旋前侧的髋关节会发生外旋，旋后侧的髋关节会发生内旋（Joseph，2015）。髋关节和骨盆带一直是逆向运动的（图1-7-B）。

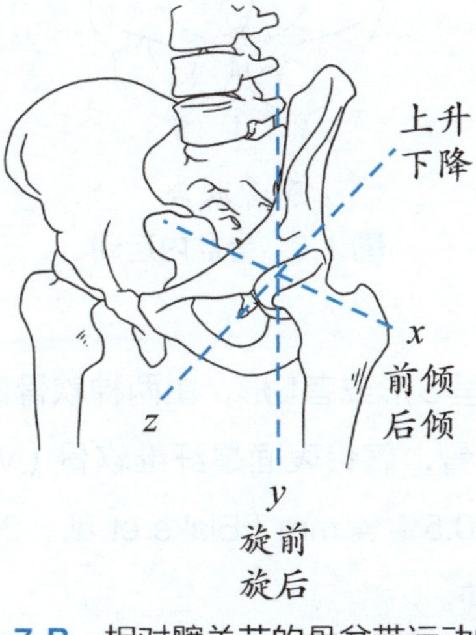

图 1-7-B 相对髋关节的骨盆带运动的轴

如果髋关节发生相对骨盆带的运动，则会在开链运动中发生（表1-3）。

表 1-3 相对于髋关节的骨盆带运动

运动轴	骨盆带，闭链运动	髋关节，开链运动
x	前倾	屈曲
	后倾	伸展
z	上升	内收
	下降	外展
y	旋前	外旋
	旋后	内旋

二、骨盆内运动

骨盆内运动大致分为骶髂关节运动和耻骨联合运动（Neumann et al., 2017）（图1-8）。

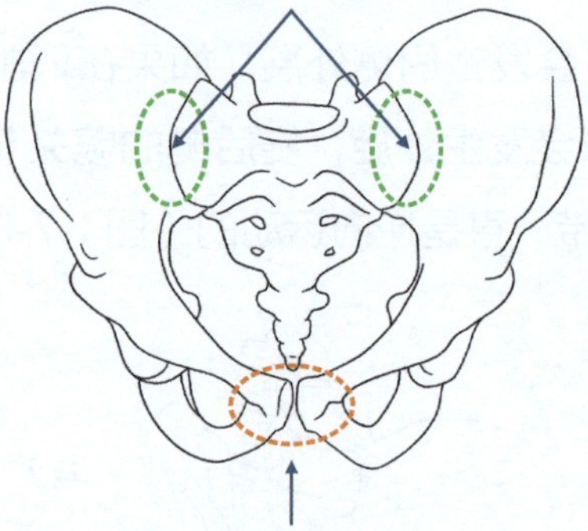

图 1-8 骨盆内运动

（一）骶髂关节运动

骶髂关节的关节面呈C形或者L形，由两种软骨覆盖（图1-9）。

骶骨表面是透明软骨，髂骨表面是纤维软骨（Vleeming et al., 2012）。骶髂关节的间隙一般是0.5 ~ 4 mm（Blake et al., 2004），在三个平面平均在2° 的范围内发生运动。

骶髂关节的运动在骶骨和髂骨之间发生，大致分为两种运动：以髂骨为基准，骶骨进行运动的骶髂运动；以骶骨为基准，髂骨进行运动的髂骶运动。

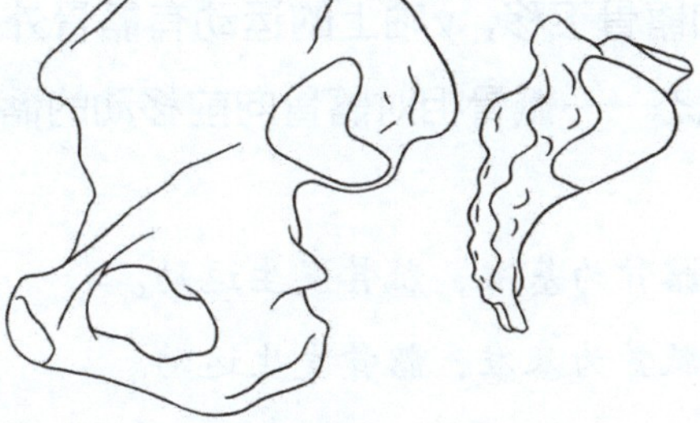

图 1-9　骶髂关节关节面

骶髂运动发生在4个轴上，x轴上的运动有点头和反点头，z轴上的运动有侧屈，y轴上的运动有旋转，以及其他关节上不会出现的斜轴上的骶骨的向前扭转和骶骨的向后扭转（图1-10）。

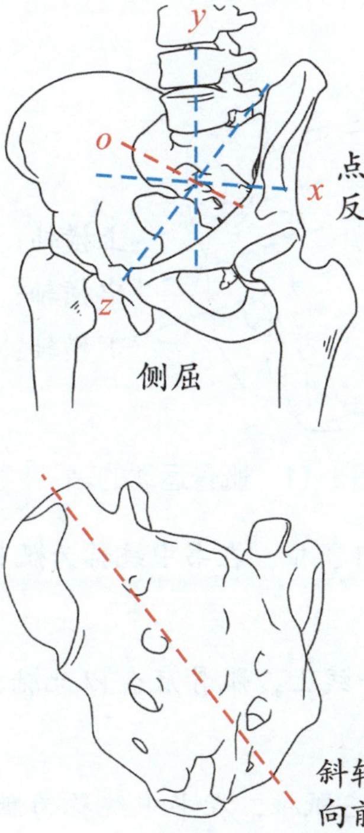

图 1-10　骶髂关节运动

髂骶运动在三个轴上发生，x轴上的运动有髂骨旋前和髂骨旋后，z轴上的运动有髂骨上移和髂骨下移，y轴上的运动有髂骨外展和髂骨内收，以及比较罕见的病理性状态——骶骨相对髂骨向前移动的髂骨前移和髂骨远离骶骨的髂骨分离等。

- 骶髂运动：以髂骨为基准，骶骨发生运动。
- 髂骶运动：以骶骨为基准，髂骨发生运动。

1．骶髂运动（Murray et al., 1970; Norkin, 2011; Neumann, 2010）

由于重力和脊柱运动的影响，骶髂关节会产生某种姿势或者某种运动，这也起到了向下肢分散重力，连接与下肢的动作的作用。反之，骶骨的点头及反点头运动，会对腰骶关节的运动以及脊柱关节的运动产生影响（Vleeming & Stoeckart, 2007）。

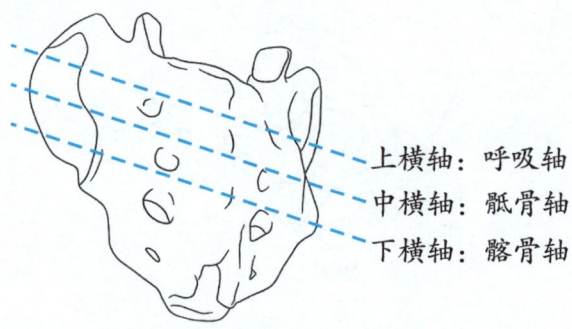

（1）骶骨运动的轴（图1-11）。

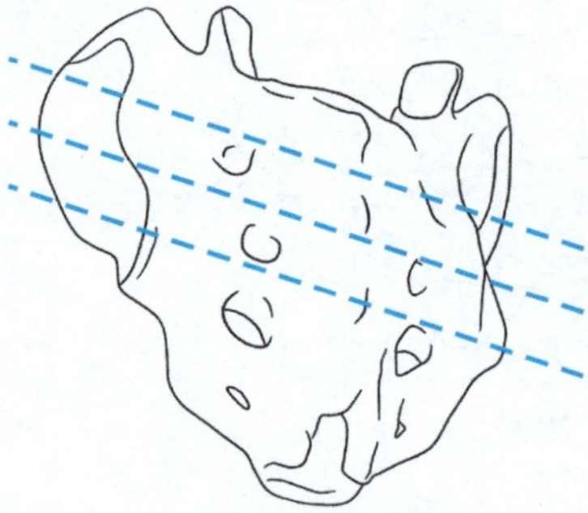

图1-11　骶骨运动的轴

- 上横轴：位于骶1（第1骶椎，在书中统称为骶1）水平线上，骶骨会以此轴为中心发生运动。
- 中横轴：位于骶2水平线上，骶骨底会以此轴为中心发生向前、向后的运动。
- 下横轴：位于骶3（第3骶椎，在书中统称为骶3）水平线上，髂骨会以此轴为中心发生旋转。

（2）骶髂运动。

① 骶骨点头，以冠状轴为中心，两侧骶骨底向前方倾斜，骶骨尖会向后方移动。如果发生骶骨点头，则腰5会发生伸展或者前凸。骶骨点头主要在躯干过度伸展或者向前挺腹部的姿势下发生。骶骨点头（图1-12）比骶骨反点头稳定（Steinke et al.，2010）。

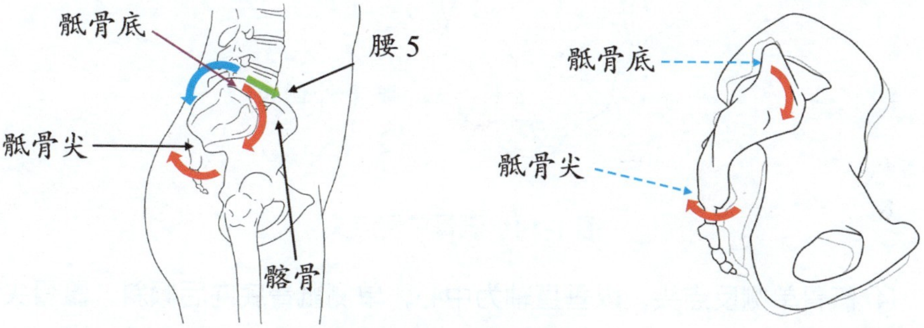

图1-12　骶骨点头

② 骶骨反点头，以冠状轴为中心，两侧骶骨底向后方倾斜，骶骨尖向前方移动。如果发生骶骨反点头，则腰5会发生屈曲或者后凸。骶骨反点头主要在躯干屈曲约60°以后发生。骶骨反点头（图1-13）没有骶骨点头稳定（Magee, 2014）。

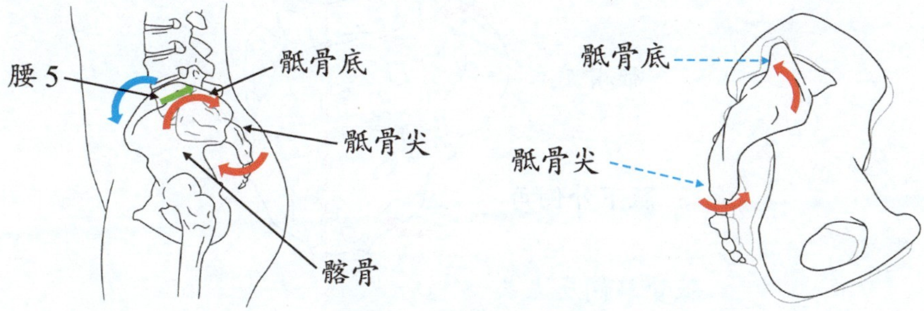

图1-13　骶骨反点头

③ 骶骨单侧点头，以垂直轴为中心，单侧骶骨底向前倾斜，骶骨尖也向前移动（图1-14）。如果发生骶骨单侧点头，则腰5会发生与骶骨相反的旋

转。例：骶骨左侧点头时，腰5发生向右侧的旋转。骶骨单侧点头主要在步行中，骶骨向前扭转的准备阶段，摆动腿开始承重时发生（Magee，2014）。

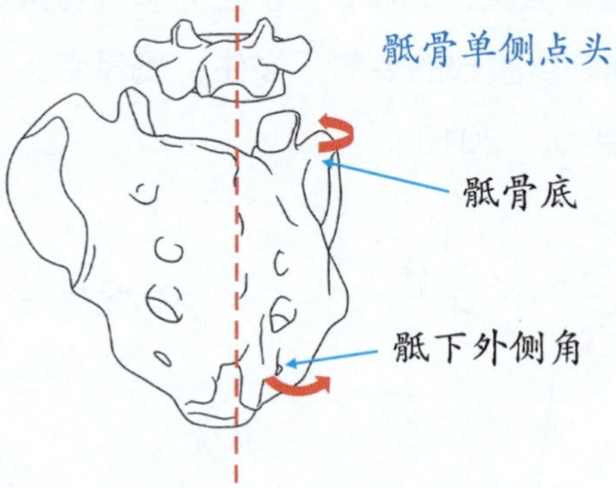

图1-14　骶骨单侧点头

④ 骶骨单侧反点头，以垂直轴为中心，单侧骶骨底向后倾斜，骶骨尖也向后移动（图1-15）。如果骶骨发生单侧反点头，则腰5会发生与骶骨相反的旋转。例：骶骨右侧反点头时，腰5会发生向左侧的旋转。骶骨单侧反点头主要在单侧提重物步行中，骶骨向后扭转的准备阶段，摆动腿开始承重时发生（Magee, 2014）。

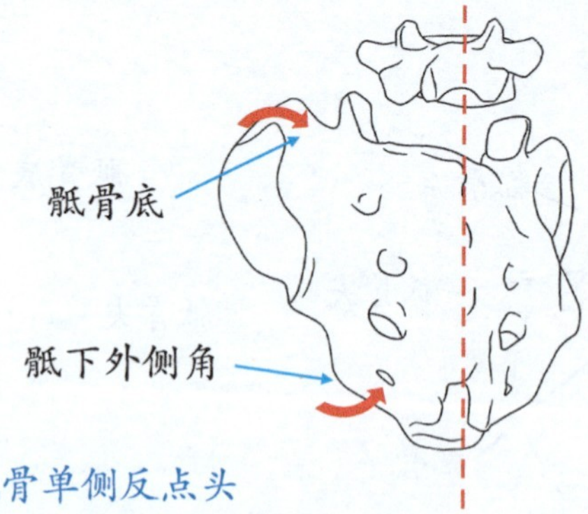

图1-15　骶骨单侧反点头

⑤ 骶骨向前扭转，以斜轴为中心一侧骶骨底向前倾斜，对侧骶下外侧角向后方移动（图1-16）。骶骨向前扭转时骶骨会发生对侧旋转和同侧侧屈。

例：骶骨右侧向前扭转时骶骨会向右侧侧屈、向左侧旋转；腰5会发生和骶骨相反的运动，会向左侧侧屈、右侧旋转；髂骨会相对发生向后旋转。骶骨向前扭转主要在步行时为了稳定骨盆而发生，会在摆动相和支撑相初期发生，中立姿势下躯干发生侧屈或者旋转时，同侧骶骨也会发生向前扭转（Magee，2014）。

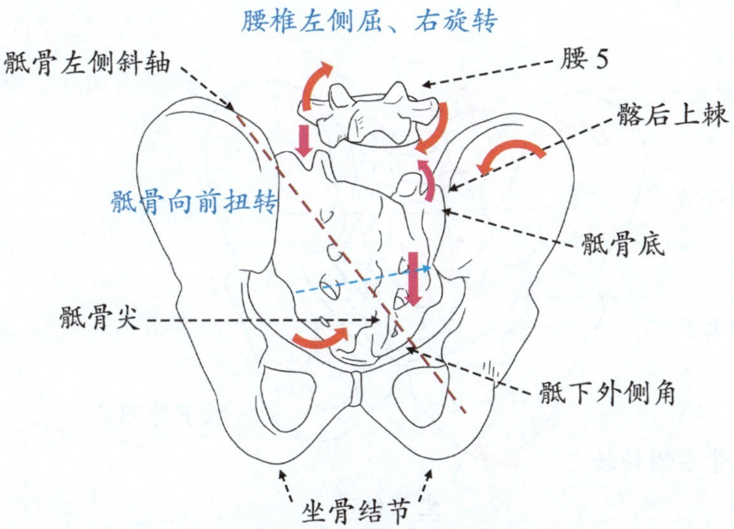

图1-16 骶骨向前扭转

- 骶骨运动的用语整理。面沿轴的运动，如骶骨右侧向前扭转时，以左侧斜轴为中心，骶骨发生向左侧的旋转，表现为左-左旋转。此时，骶骨会以左侧斜轴为中心向左侧旋转和右侧侧屈。骶骨左侧向前扭转时，骶骨会以右侧斜轴为中心向右侧旋转，表现为右-右旋转。此时，骶骨会以右侧斜轴为中心向右侧旋转和左侧侧屈。
- 腰椎运动的用语整理。腰骶关节运动中，腰椎和骶骨是反向发生运动的。骶骨的右侧向前扭转，腰5就会稍微伸展，以左侧斜轴为中心，骶骨向左侧旋转和右侧侧屈，腰5则会逆向地向左侧侧屈和右侧旋转，表现为L5ESltRrt（L表示lumbar，E表示extension，S表示side-bending，R表示rotation，lt表示left，rt表示right）。

⑥ 骶骨向后扭转，以斜轴为中心，一侧骶骨底向后方倾斜，对侧骶下外侧角向前移动（图1-17）。如果发生骶骨向后扭转，则骶骨会发生同侧旋转和侧屈。例：骶骨左侧向后扭转时，骶骨会以右侧斜轴为中心向左侧旋转和左侧侧屈。腰5会发生与骶骨相反的运动，即向右侧侧屈和右侧旋转。髂骨会相对地向前旋转。骶骨向后扭转会在单侧提重物以非中立姿势步行时发生。

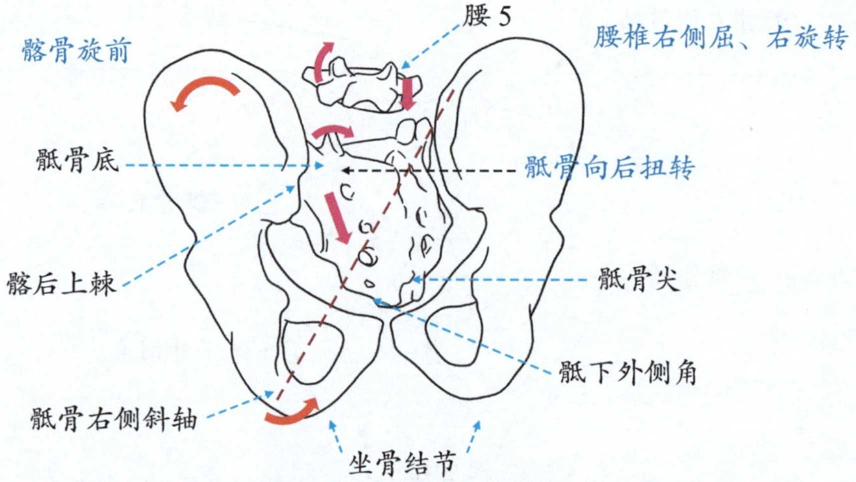

图1-17 骶骨向后扭转

- 骶骨运动的用语整理。面沿轴的运动，如骶骨左侧向后扭转时，骶骨会以右侧斜轴为中心向左侧旋转，表现为左-右旋转。此时骶骨会以右侧斜轴为中心向左侧旋转和左侧侧屈。骶骨右侧向后扭转时，骶骨以左侧斜轴为中心向右侧旋转，表现为右-左旋转。此时骶骨会以左侧斜轴为中心向右侧旋转和右侧侧屈。
- 腰椎运动用语整理。腰骶关节运动中，腰椎和骶骨的运动方向总是相反的。骶骨左侧向后扭转时，腰5会稍微屈曲，骶骨会以右侧斜轴为中心向左侧旋转和左侧侧屈，腰5会逆向地向右侧侧屈和右侧旋转，表现为L5FRSrt（L表示lumbar，F表示flexion，R表示rotation，S表示side-bending，rt表示right）。

2. 髂骶运动

髂骶运动会在地面反作用力和下肢影响下产生关节运动以及发生姿势变化。

（1）髂骨旋前。

以冠状轴为中心，髂后上棘会向上方移动，髂前上棘会向下方移动（图1-18）。髂骨旋前主要发生在步行支撑相。一般情况下，健康人在步行支撑相承重时，会发生髂骨旋前，摆动相发生髂骨旋后。而大部分患者髂骨旋前的情况比旋后的情况多，步行时，有髂骨相对骶骨发生向前旋转的倾向，所以步行时发生疼痛的概率高。究其原因，是因为人体会向阻力小的方向运动并适应，所以髂骨发生向前旋转时，则骶骨向后扭转的倾向大，而骶骨向后扭转时稳定性差。

大部分患者的站立位屈曲躯干的检查中也出现了相同的结果，这是因为此动作的肌肉收缩与直腿抬高期间的肌肉收缩类似。直腿抬高试验期间，髂骨旋前肌群中的股直肌、髂腰肌、腹内斜肌短缩，臀大肌、股二头肌以及腹外斜肌被拉伸（Shadmehr et al.，2012）。这样的结果会导致骶髂关节和躯干的重心转移障碍，引发疼痛（Groot et al.，2008）。

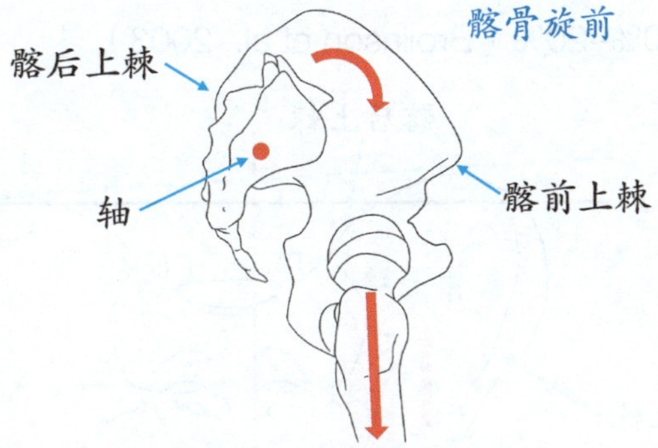

图 1-18　髂骨旋前

（2）髂骨旋后。

以冠状轴为中心，髂后上棘向下方移动，髂前上棘向上方移动（图1-19）。髂骨旋后主要发生在步行时的摆动相。步行或者坐位下，髂骨旋后肌群中的腘绳肌与骶结节韧带相连，腹直肌以及腹外斜肌与耻骨相连，肌肉收缩，引起髂骨旋后（Vleeming et al.，1989；Wingerden et al.，1993；Barker et al.，2004）。

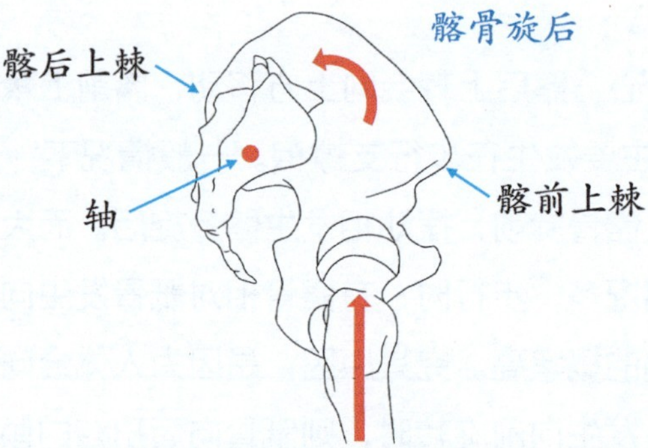

图1-19　髂骨旋后

（3）髂骨上移。

髂骨可以相对骶骨做幅度为2°的上移运动/下移运动（Chaitow, 2001）。髂骨上移是指髂后上棘和髂前上棘向上方移动（图1-20），髂嵴位于比腰4（第4腰椎，在书中统称为腰4）、腰5高的位置上（Selkow et al.，2006），腰5会向同侧侧屈。髂骨上移主要发生在过度使用腰方肌导致其短缩时，或者摔倒坐骨着地时（Rana et al.，2009）。在骶髂关节的所有功能障碍中，髂骨上移占比为10%~20%（Brolinson et al., 2003）。

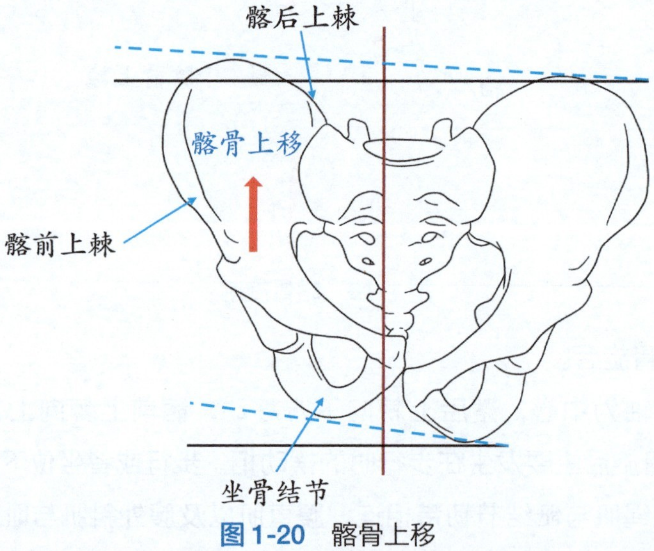

图1-20　髂骨上移

（4）髂骨下移。

髂骨上移和下移一般是记录在文献上的骶髂关节功能障碍（Greenman, 1989）。髂骨下移时髂后上棘和髂前上棘向下移动（图1-21），髂嵴移动到腰4、腰5以下，腰5向对侧侧屈。髂骨下移主要发生在踩空楼梯或者滑倒时，青少年会因此出现严重的腰痛和偶尔的腹痛，并会出现奇怪的步行模式（Hesch，2010）。

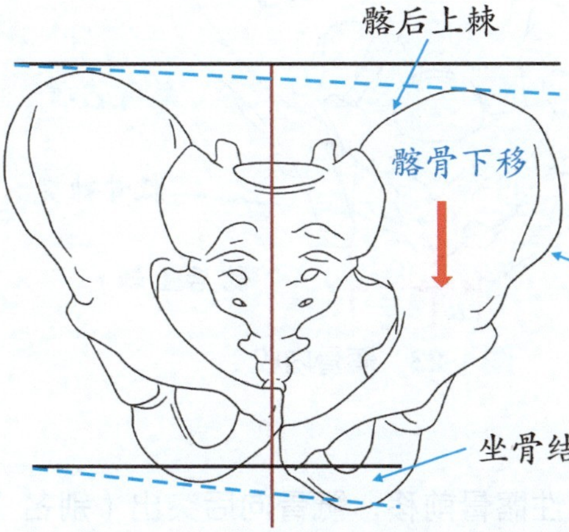

图1-21　髂骨下移

（5）髂骨外展。

髂骨外展（图1-22）时，髂后上棘与骶正中嵴的距离变近，髂前上棘与肚脐的距离变远。髂骨外展主要在伸展躯干及向对侧旋转时发生。

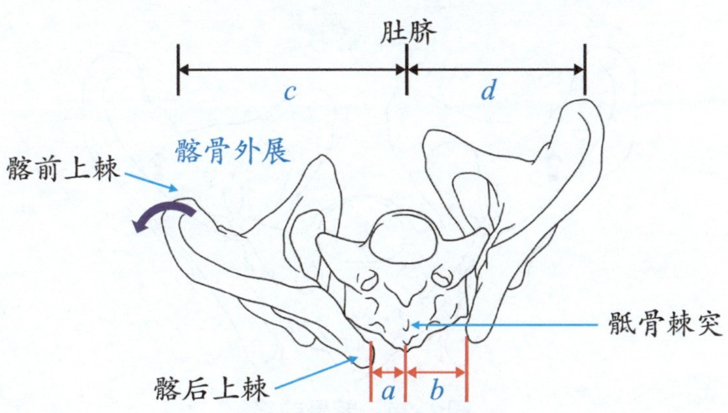

图1-22　髂骨外展

（6）髂骨内收。

髂骨内收（图1-23）时，髂后上棘与骶正中嵴距离变远，髂前上棘与肚脐距离变近。髂骨内收主要在躯干屈曲及向同侧旋转时发生。

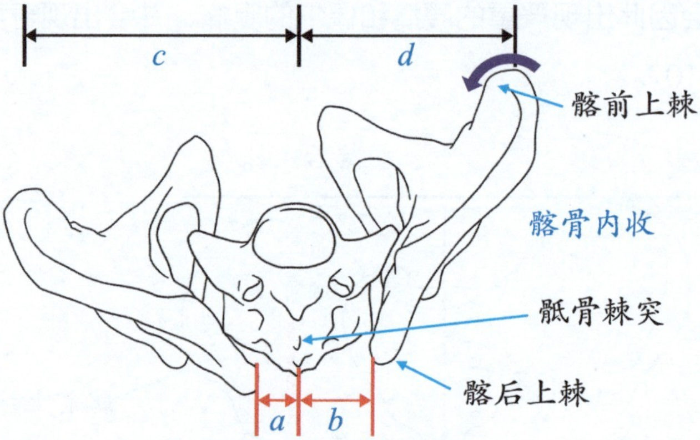

图1-23　髂骨内收

（7）髂骨前移。

髂骨前移主要是先天性髂骨前移，骶骨向后突出（别名“鸭臀”），而腰椎通常是正常的。在这样的情况下，长时间仰卧时腰部会过度紧张，由此导致颈部肌肉也随之紧张，会感觉到不适。因此，患者睡觉时会采用侧卧位，或者在膝下垫东西。步行时骨盆向后突出、躯干稍微向前倾的人，髂骨前移（图1-24）的情况较多。

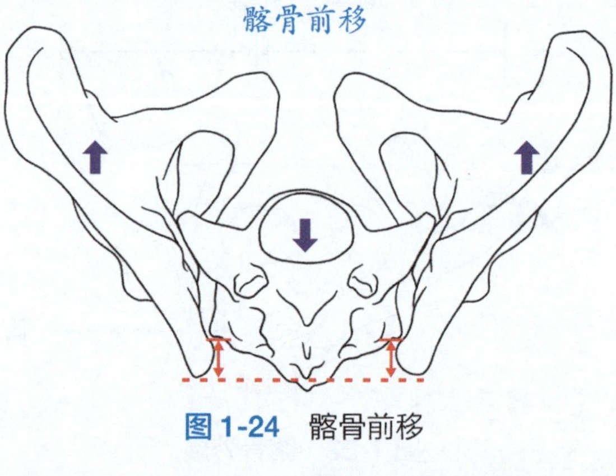

图1-24　髂骨前移

（8）髂骨分离。

发育期的儿童，骶髂关节尚未稳定，所以会因为不良姿势或外伤等发生髂骨分离（图1-25），特别是会突然发生脊柱侧弯。

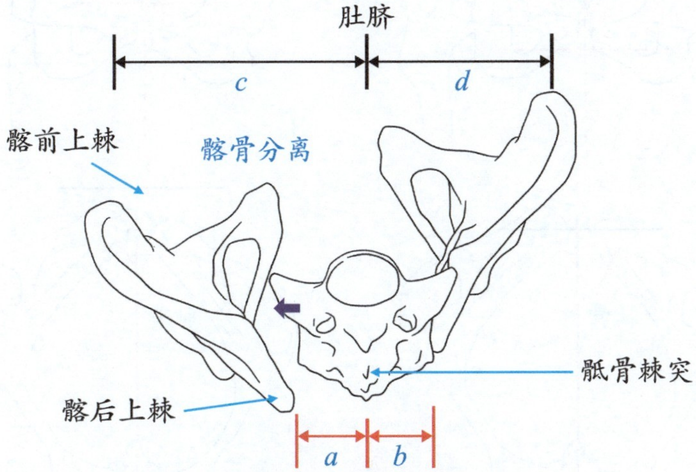

图1-25　髂骨分离

（二）耻骨联合运动

耻骨联合作为骶髂关节运动的轴，在临床上也非常重要。耻骨联合的运动（图1-26）如下。

（1）耻骨上滑：髂骨旋后时，或者髂骨上移时发生。

（2）耻骨下滑：髂骨旋前时，或者髂骨下移时发生。

（3）耻骨前滑：髂骨内收时发生。

（4）耻骨后滑：髂骨外展时发生。

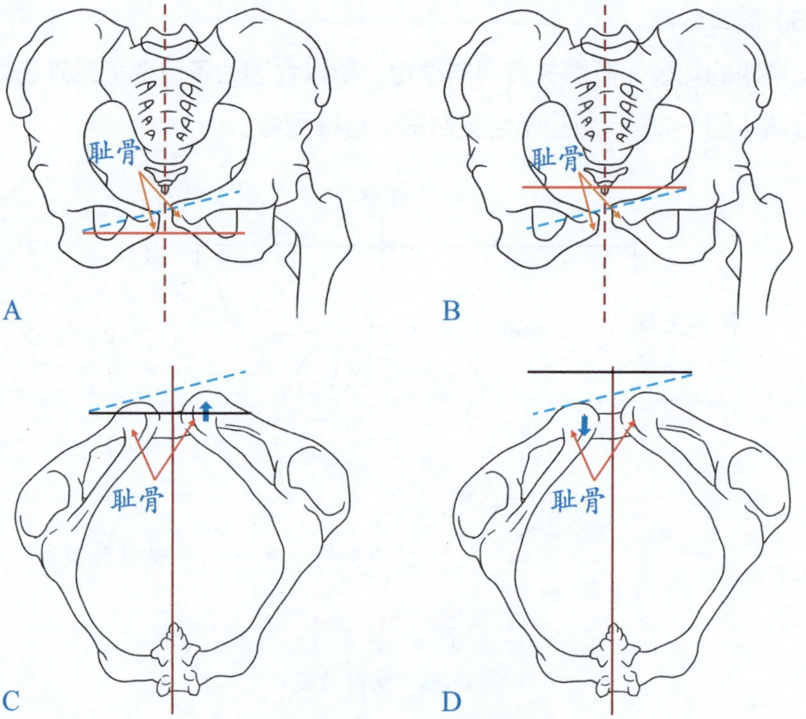

A. 耻骨上滑 B. 耻骨下滑
C. 耻骨前滑 D. 耻骨后滑

图 1-26 耻骨联合运动

如果长时间用一侧下肢支撑站立，则耻骨联合会发生向前滑/上滑的运动（图1-27）。

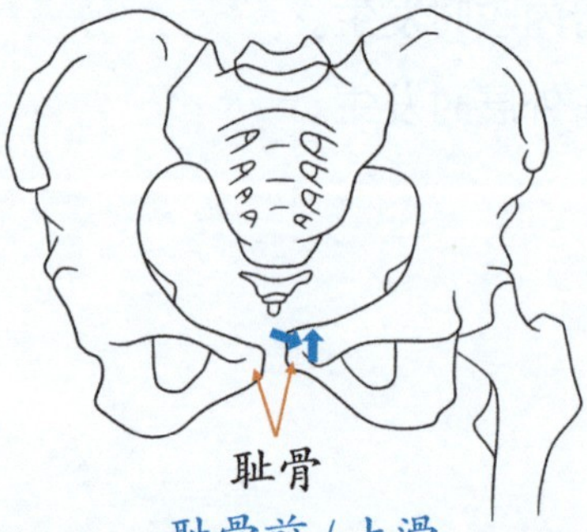

图 1-27 单腿久站时耻骨联合的运动

第三节 骨盆带的功能生物力学

一、骶骨点头

骶骨如果做点头运动，则骶骨底会向前移动，骶骨和髂骨之间会产生空间，所以为了骨盆的稳定性，两侧髂嵴距离变近，两侧坐骨结节距离会变远。骶骨如果发生点头运动，则髂骨会相对旋后，如果发生单侧点头运动，则会发生骶骨向对侧旋转。如果骶骨继续运动发展为向前扭转，则骶骨会向对侧旋转、同侧侧屈。骶骨向前扭转侧的髂骨会发生旋后，髋关节会外展（原因可能是骶骨以髂骨为基准发生了向同侧侧屈，导致髂骨相对向下移动，或者腰骶关节打开，导致髂骨下移）。如果是髂骨旋后导致的问题，同侧下肢会从外观上或功能上变短（因为髋臼会向上/前移动）。骶骨的点头运动会以骶2为轴相对髂骨发生，沿着短关节面向下滑，沿着长关节面向后滑，骶骨尖会将髂骨向外推，使髂骨发生内收。骶骨的点头运动会受到骶髂韧带、骶棘韧带、骶结节韧带的限制。

骶骨发生点头运动（图1-28）时，骶髂关节闭合，会比反点头运动稳定。但是过度的点头运动会限制运动，增加压力；另外，会引发其他部位的代偿作用，导致损伤。站立或步行困难的患者（腰痛、椎管狭窄、小关节紊乱、脑瘫等）的体重向后移动时会发生这样的现象。

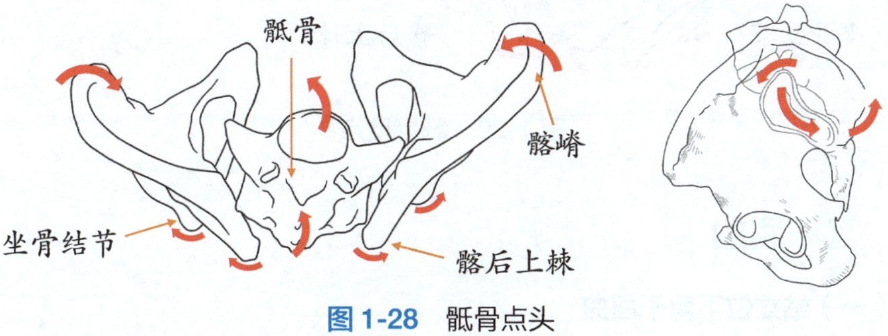

图1-28 骶骨点头

二、骶骨反点头

如果骶骨做反点头运动，骶骨就会向外推髂嵴，两侧髂嵴之间的距离会变远，两侧坐骨结节之间的距离会变近。髂骨会相对旋前。如果是单侧反点头，则同侧髂骨会发生旋前。髂骨旋前会使髋关节内收，同侧下肢会从外观上或功能上变长。骶骨反点头，会以骶2为轴，相对髂骨发生运动，其运动为沿着短关节面向上滑动，沿着长关节面向前滑动，骶骨底向后滑动，骶骨尖向前移动，髂骨发生外展。骶骨的反点头运动会受到骶髂后长韧带的限制。骶骨反点头（图1-29），会使骶髂关节处于打开状态，被动稳定性变差，与点头运动相比，会不稳定。此时，负责主动稳定性的肌肉要参与运动以维持稳定，但是如果骶骨处于反点头状态不能复原，则肌肉要一直参与运动以维持稳定，发生紧张的现象，由此会导致肌肉疲劳及损伤。此现象主要发生在坐位变站立位困难的患者中（脑卒中、脑瘫、腰椎间盘突出、腰部韧带痛、急性腰痛等），并且站立位下，患者重心向前转移，步行也可能变困难。

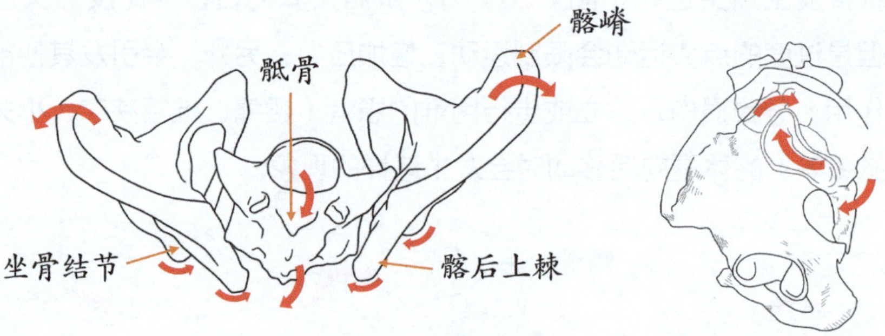

图1-29　骶骨反点头

三、躯干屈曲

（一）站立位下躯干屈曲

站立位下躯干屈曲如图1-30所示。

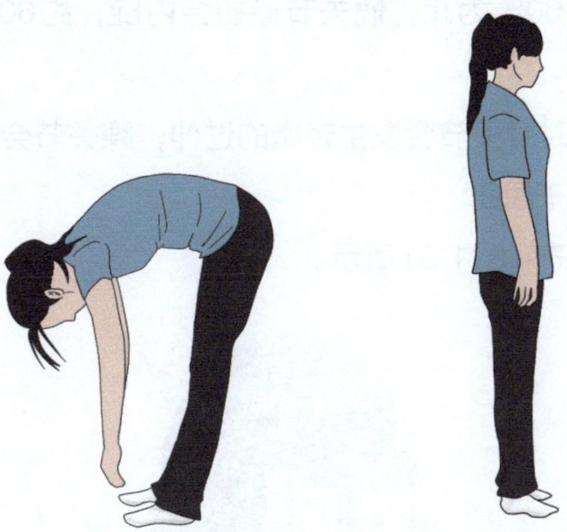

图 1-30　站立位下躯干屈曲

（1）腰椎关节突关节会打开，棘突间距变远。脊柱的椎体会轻微地向前剪切，髓核会被向后推。

（2）屈曲初期，骶骨和髂骨会以冠状面为轴，同时发生运动（Kapandji，1974）。

（3）骨盆带会以踝关节为中心向后移动，到躯干屈曲约60° 为止，会相对髋关节发生前倾。从仰卧位变坐位时也会发生相同的运动。

（4）躯干屈曲时，髂骨左右侧会发生相同程度的运动。大部分人在躯干屈曲到50°~60° 的过程中，髂骨和骶骨会对称地向前移动；屈曲到约60° 以后，由于后面深层组织会紧绷，会引发骶髂关节运动。此时髂骨会相对髋关节继续发生向前旋转，骶骨会停止运动，骶骨尖会相对髂骨向前移动，骶骨开始反点头运动。此时骶骨的前倾角度变小，使腰椎前凸幅度减小。骶骨反点头在以下情况下发生。

- 由于腰椎屈曲，在骶骨底施加直接的向后的力时。
- 骨盆带前倾导致骶结节韧带、骶棘韧带最大限度拉伸时。

（5）开始屈曲后，到约60° 为止，两侧髂后上棘之间的距离变远，髂前上棘之间的距离变近；约60° 以后，两侧髂后上棘之间的距离会变近，髂前上棘之间的距离会变远。

（6）屈曲到约60°为止，髋关节最初会内旋；约60°以后髋关节会开始外旋。

（7）躯干屈曲时膝关节会发生轻微的过伸，踝关节会发生跖屈。

（二）坐位下躯干屈曲

坐位下躯干屈曲如图1-31所示。

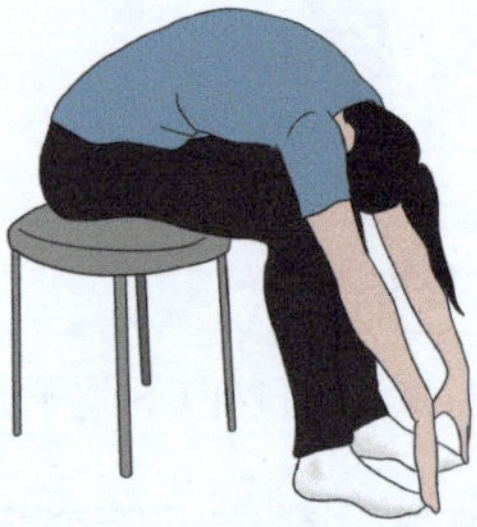

图1-31　坐位下躯干屈曲

躯干屈曲的初期，髂骨会向前旋转，骶骨反点头。之后骶髂后长韧带的张力会增加，骶骨点头，髂骨会向后旋转（Kapandji，1974）。

四、躯干伸展

（一）站立位下躯干伸展

站立位下躯干伸展如图1-32所示。

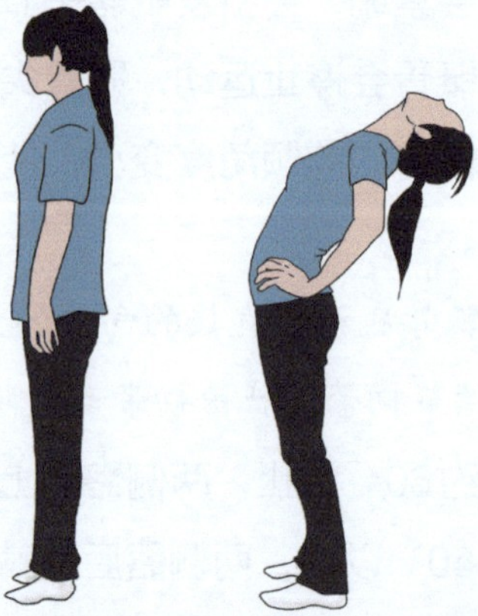

图1-32　站立位下躯干伸展

（1）腰椎的关节突关节会关闭，棘突间距会变近，脊柱的椎体会轻微地向后剪切，髓核会被推向前。

（2）骨盆带会以髋关节为中心后倾。

（3）会发生骶骨点头运动。

（4）两侧髂嵴和两侧髂后上棘之间的距离变近。

（5）髋关节会发生外旋。

（6）会发生股四头肌的离心收缩。

（二）坐位下躯干伸展

坐位下躯干伸展如图1-33所示。

躯干伸展初期骨盆没有运动，主要在腰椎部分发生伸展。躯干最大限度伸展时骶髂后长韧带的张力增加，骶骨点头，髂骨会发生向后旋转，为了使运动幅度最大化，两侧髂后上棘之间的距离会变近，髂骨外展。

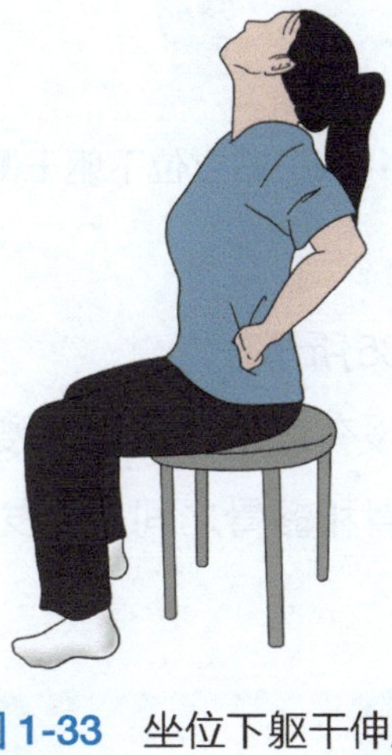

图1-33 坐位下躯干伸展

五、躯干侧屈

（一）站立位下躯干侧屈

站立位下躯干侧屈如图1-34所示。

（1）腰椎如果在中立位下发生侧屈，则关节突关节会向同侧侧屈，关节闭合，并且向对侧旋转。脊柱椎体会向同侧发生轻微的向外剪切。

（2）骶髂关节发生侧屈侧骶骨与髂骨之间会发生骶骨向前扭转，即骶骨发生向侧屈侧侧屈与对侧旋转。

（3）髂嵴和骶骨之间的距离，侧屈侧会变近，对侧会变远。

（4）躯干侧屈侧髋关节会发生外展，对侧发生内收。

（5）躯干侧屈侧踝关节会发生旋前，对侧发生旋后。

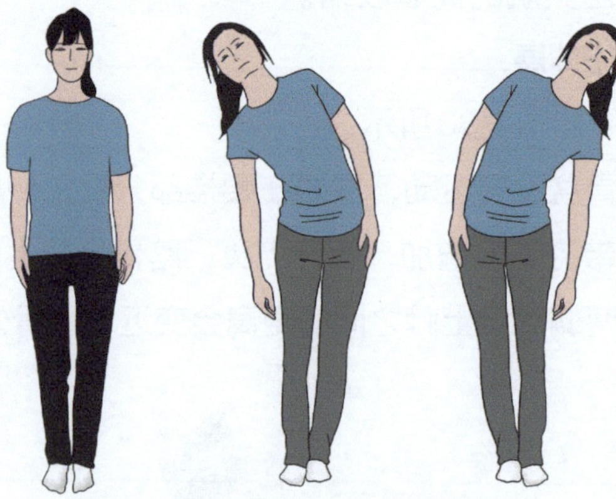

图 1-34　站立位下躯干侧屈

（二）坐位下躯干侧屈

坐位下躯干侧屈如图1-35所示。

躯干侧屈的初期，骨盆没有运动，主要在腰椎部位发生侧屈。躯干最大限度侧屈时，骶髂关节的骶骨和髂骨之间，会发生骶骨向前扭转。

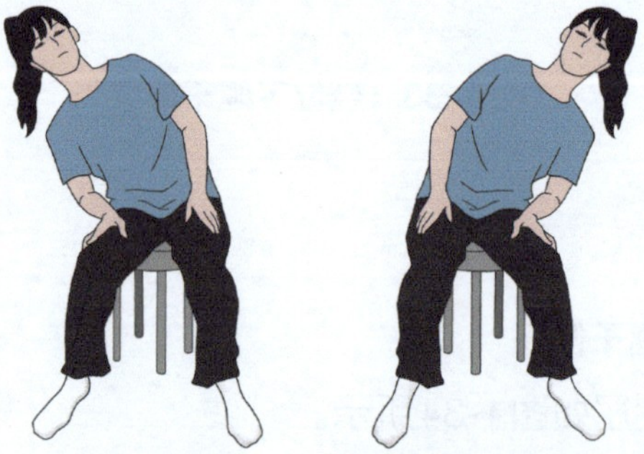

图 1-35　坐位下躯干侧屈

六、躯干旋转

（一）站立位下躯干旋转

站立位下躯干旋转如图1-36所示。

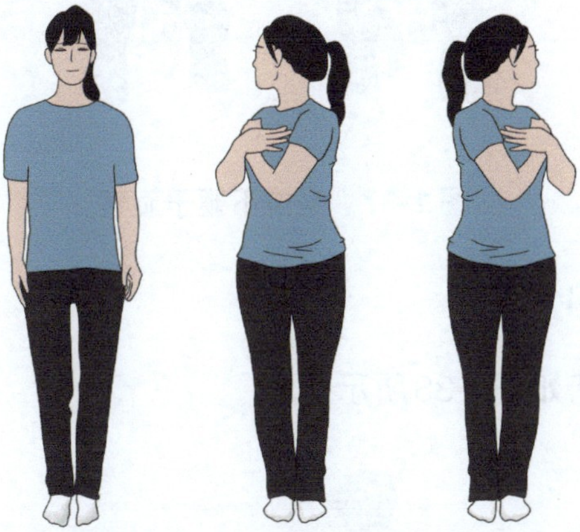

图1-36 站立位下躯干旋转

（1）腰椎在中立姿势下旋转时，关节突关节会发生向对侧的轻微侧屈和同侧分离、同侧旋转，椎体会向同侧发生轻微的扭转。

（2）骶髂关节的运动是骶骨和髂骨之间，发生旋转侧的向前扭转，即骶骨会发生向旋转侧同侧侧屈和对侧旋转。其原因是，骶骨的运动是相对固定的踝关节进行的。虽然骶骨和髂骨看上去发生了同侧的旋转，但其实以整体来看旋转是相对发生的。

（3）髂骨会发生向同侧内收和向后旋转、向对侧外展和向前旋转。

（4）髋关节会发生向旋转侧内旋，对侧则发生外旋。

（5）踝关节会发生向旋转侧旋后，对侧则发生旋前。

（二）坐位下躯干旋转

坐位下躯干旋转如图1-37所示。

躯干旋转的初期，骨盆没有运动，主要在腰椎部位发生旋转。躯干最大限度旋转时，骶髂关节的骶骨和髂骨之间，旋转侧会发生骶骨单侧反点头，对侧会发生单侧点头运动，这是由于髂骨固定，骶骨发生了运动。

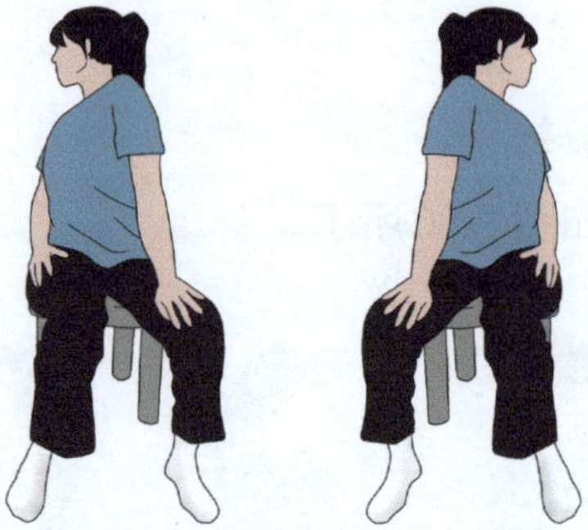

图 1-37　坐位下躯干旋转

七、单肩背包的姿势

单肩背包的姿势如图1-38所示。

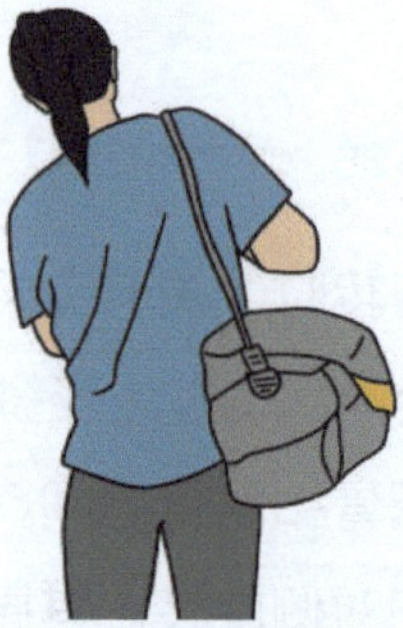

图 1-38　单肩背包的姿势

（1）背包侧的骨盆会变高。

（2）腰椎会向背包侧的对侧发生侧凸。

（3）腰5会向背包侧对侧发生侧屈和旋转。

（4）骶骨向背包侧发生向后扭转，向同侧侧屈和轻微地旋转。

（5）背包侧髋关节会发生内收，对侧髋关节会发生外展。

（6）背包侧踝关节会旋后。

八、骶骨的耦合运动

耦合运动是指在一个运动平面发生运动时，在另一个运动平面发生轻微运动的情况，是指侧屈和旋转，侧屈时会自动发生轻微的旋转，旋转时会自动发生轻微的侧屈。侧屈和旋转方向相反的情况叫法则1，侧屈和旋转方向相同的情况叫法则2。骶骨的耦合运动如图1-39所示。

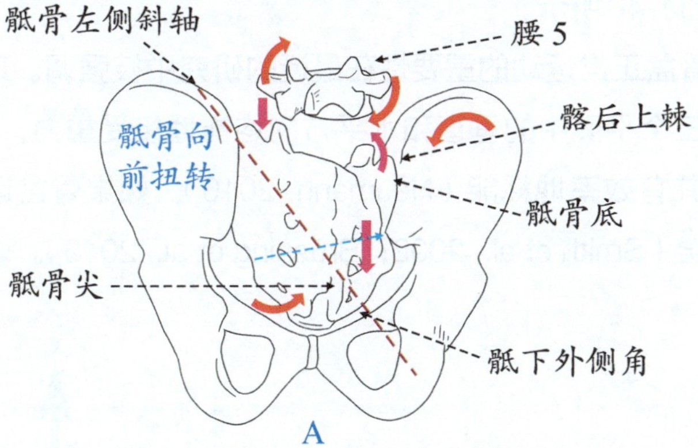

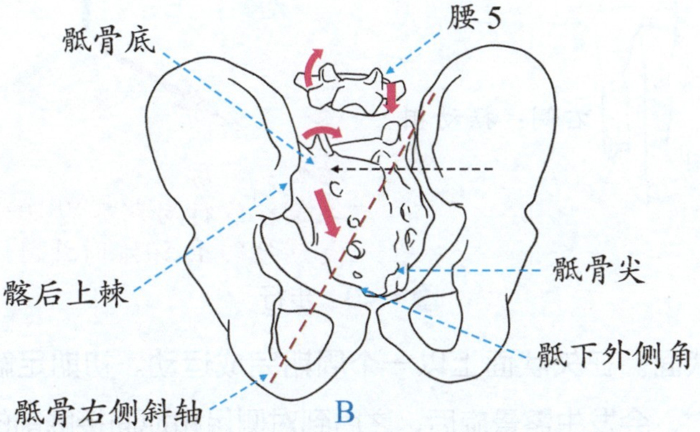

A. 骨盆在中立姿势下侧屈和旋转的方向会相反

B. 骨盆在非中立姿势下侧屈和旋转的方向会相同

图1-39 骶骨的耦合运动

（1）骶骨向前扭转：相当于法则1，主要在躯干和骨盆在中立姿势下侧屈或旋转时发生，侧屈和旋转方向会相反。举例来说，骶骨向右侧侧屈时，会发生向左侧的旋转。

（2）骶骨向后扭转：相当于法则2，主要在躯干和骨盆在非中立姿势下侧屈或旋转时发生，侧屈和旋转方向会相同。举例来说，骶骨向左侧侧屈时，会发生向左侧的旋转。

九、步行时的骨盆运动

步行如图1-40所示。

步行中骨盆正常运动的重要性在最近的研究中被强调。理论上，人类步行中骨盆在三个平面中的垂直和水平方向均衡地接受重力，使运动最适当，让步态柔和并有效率地耗能（Neumann, 2010）。如果骨盆运动受限，会导致上肢的代偿（Smith et al., 2002；Bruening et al., 2015）。

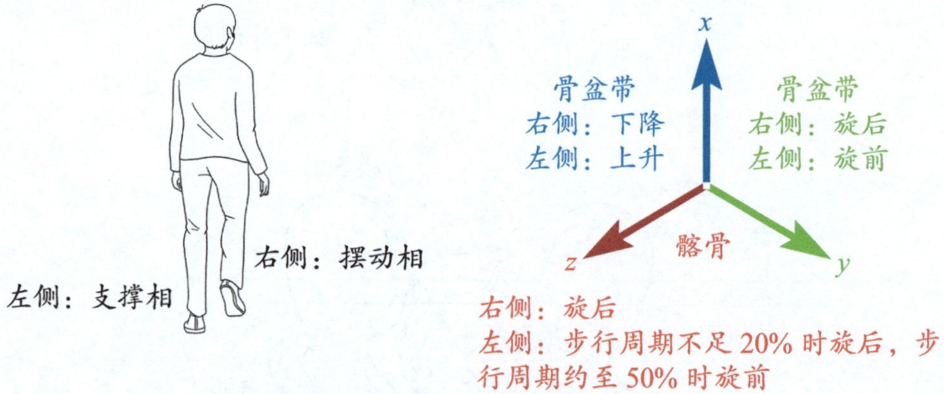

图1-40 步行

（1）矢状面。在矢状面上以一个周期完成运动。初期足触地时，步行周期前20%时，会发生髂骨旋后，之后到对侧足和地面接触前的步行周期的50%为止，髂骨会发生旋前，重复这种周期（Smith et al., 2002；Bruening et al., 2015）。步行期间通常骨盆会维持矢状面上的髂骨旋前（O'Neill et al., 2015）。

（2）冠状面。在冠状面上以一个周期完成运动。骨盆在步行周期前20%时会下降，之后会上升；对侧足与地面接触时，骨盆会回到约中立位置。初期相对足来看，骨盆看起来像在持续上升（Cara et al., 2017），但是几位学者以支撑侧的腿为中心来考虑，将骨盆视作下降（Levangie et al., 2011）。

（3）水平面。在水平面上以一个周期完成运动。右足刚开始触地时，骨盆右侧旋前、左侧旋后。这样的现象持续至双足支撑阶段，之后足跟离地时骨盆的旋转方向就会变化（Levangie et al., 2011）。

第四节　骨盆的稳定性

身体的运动由周围感觉情报输入、对输入的情报进行中枢处理及统合、输出运动命令等过程构成。为了在肌肉收缩和关节运动发生前，使运动控制最佳化，需要先保证姿势的稳定性。通常，骨盆的稳定性包括由与骨骼相关的关节面的形态、关节的大小及位置、韧带等构成的被动稳定性和通过肌肉作用形成的主动稳定性。被动稳定性被称为结构闭锁，主动稳定性被称为力量闭锁。被动稳定性在中立位下会最大化，肌肉的耗能会减至最小，可以预防肌肉过度紧张，能使肌肉功能最佳化，可以提高在运动时的能量使用效率。但是若出于某种原因，骨盆关节位置发生变化，则被动稳定性会被扰乱，为了克服不稳定，关节周围的肌肉紧张度会增加。肌肉紧张度增加，则运动时的耗能也会增加。另外，为了代偿骨盆关节柔韧性的不足，相邻的其他关节会发生过度的代偿动作，而为了执行这样的代偿动作，负责代偿运动的肌群也会发生过度收缩。这样的运动控制错误反复发生，就会发生运动学习，大脑中的运动信息处理中枢也会熟悉这样的错误姿势及动作，久而久之会将错误信息视为正常信息。随着姿势及运动错误的持续，包括使动作快速有效变化的敏捷性、使稳定性提高的平衡性、使运动准确且持续执行的协调性的感觉处理系统会产生变化，根据个体水平不同，功能障碍程度和损伤危险性也会增加。所以骨盆的正确姿势是身体运动有效率地进行的先决条件（Kendall et al.，2005）。骨盆的稳定性非常重要，骨盆通过被动稳定性和主动稳定性的协同作用来产生稳定性。负责骶髂关节的被动稳定性的韧带、负责主动稳定性的肌肉系统与重力的组合，对骶髂关节稳定性做出贡献，稳定性并不是单纯的深层稳定肌的独一特性（Stevens et al.，2007）。这种机制在骨盆有效率地做功时，会使髂骨和骶骨之间的剪切力适中，让躯干、骨盆、下肢之间的负荷能够有效地传递（Snijders et al.，1993）。稳定性本身是即时性的现象，与柔韧性是相对的（McGill et al.，2003）。机械的刚性特性或力的闭锁和压迫，会导致骶髂关节稳定性过小或过大。骶髂关节的变形会使患者做出代偿动作，这会导致力的闭锁或压迫，其特征是肌肉过度紧张及僵硬。这样的结果，会使人体运动学的连接自由度为零或减少，关节活动度或稳定性也会减少（Huson，2007）。

一、被动稳定性

骶髂关节的稳定性主要是通过一部分的骨骼构造和很强的内在性及外在性韧带的组合维持的（Schunke et al.，1938）。这也被称为结构闭锁，是指不需要外在力量的关节闭锁状态。骨盆由滑膜关节和纤维关节组成的，负责被动稳定性的部分如下。被动稳定性结构如图1-41所示。

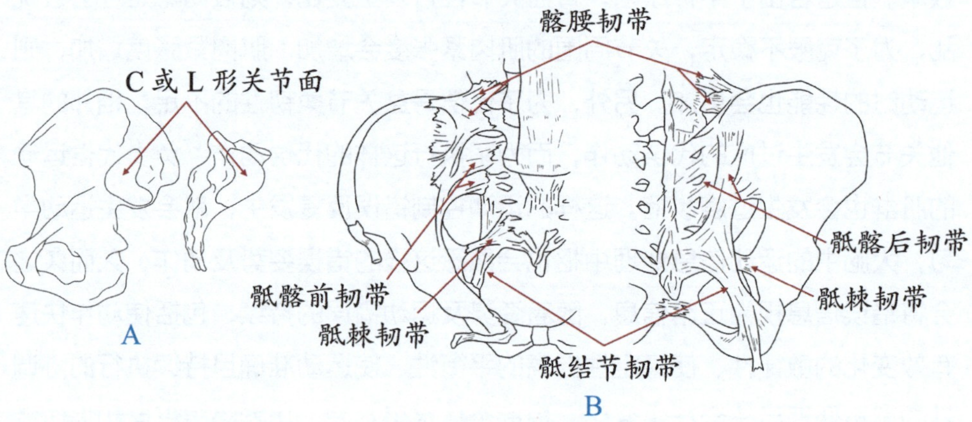

A. 关节面　B. 韧带

图1-41　被动稳定性结构

（1）滑膜关节的C或L形关节面。

（2）关节面的大小。

（3）关节面的形态。

（4）关节面的粗糙程度。

（5）关节面位置。

（6）韧带。

■ 髂腰韧带。

■ 骶髂前韧带。

■ 骶髂后韧带。

■ 骶结节韧带。

■ 骶棘韧带。

二、主动稳定性

主动稳定性又被称为力量闭锁，是指关节处于打开状态时会不稳定，此时为了稳定关节需要力。负责主动稳定性的组织由与关节囊和骨盆相关的36块肌肉组成。

力量闭锁受神经控制的瞬间，肌肉有效地进行收缩对中和重力有帮助，对维持正常姿势也是必需的（Wingerden et al.，2004）。

■ 为了以最小的耗能执行运动及维持功能，需要关节处于正常的位置和保持动态（或者力量型）稳定性（Vleeming et al.，2008）。

骶髂关节的力量闭锁与很多肌肉相关，股直肌、缝匠肌、臀大肌及腘绳肌等肌肉，拥有能够影响骶髂关节的合适的力臂。

肌肉收缩的效果取决于是开链运动还是闭链运动，以及骨盆是否被充分支撑（Vleeming & Stoeckart，2007）。为了支撑和稳定骨盆，需要5种肌肉系统相互作用。

与力量闭锁相关的组织如下。

（1）关节囊。

（2）躯干相关肌肉如图1-42、表1-4所示。

■ 腹直肌。

■ 腰方肌。

■ 竖脊肌。

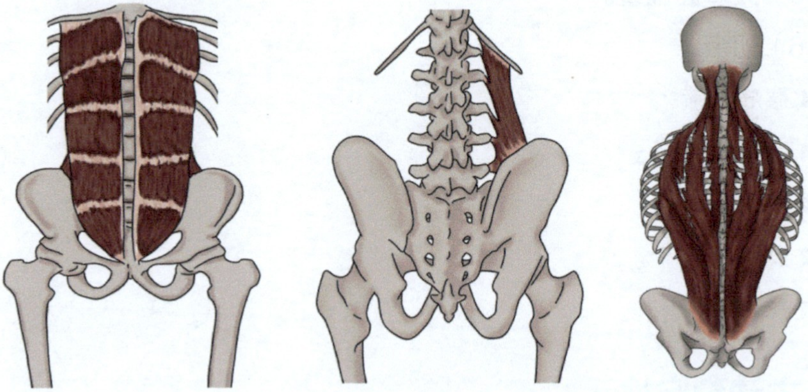

A. 腹直肌 B. 腰方肌 C. 竖脊肌

图 1-42 躯干相关肌肉

表 1-4 躯干相关肌肉的起止点及功能

肌肉	起点	止点	功能
腹直肌	耻骨和耻骨联合	胸骨剑突和第 5~7 肋软骨	保持腹压；躯干屈曲；保持骨盆稳定性
腰方肌	髂嵴和髂腰韧带的后面部分	第 12 肋骨和第 1~4 腰椎横突	躯干向同侧侧屈；辅助呼气
竖脊肌	第 11、12 胸椎和腰椎棘突、髂嵴、骶骨	肋角、脊椎的横突和棘突	脊柱伸展

（3）臀部和大腿相关肌肉如图 1-43、表 1-5 所示。

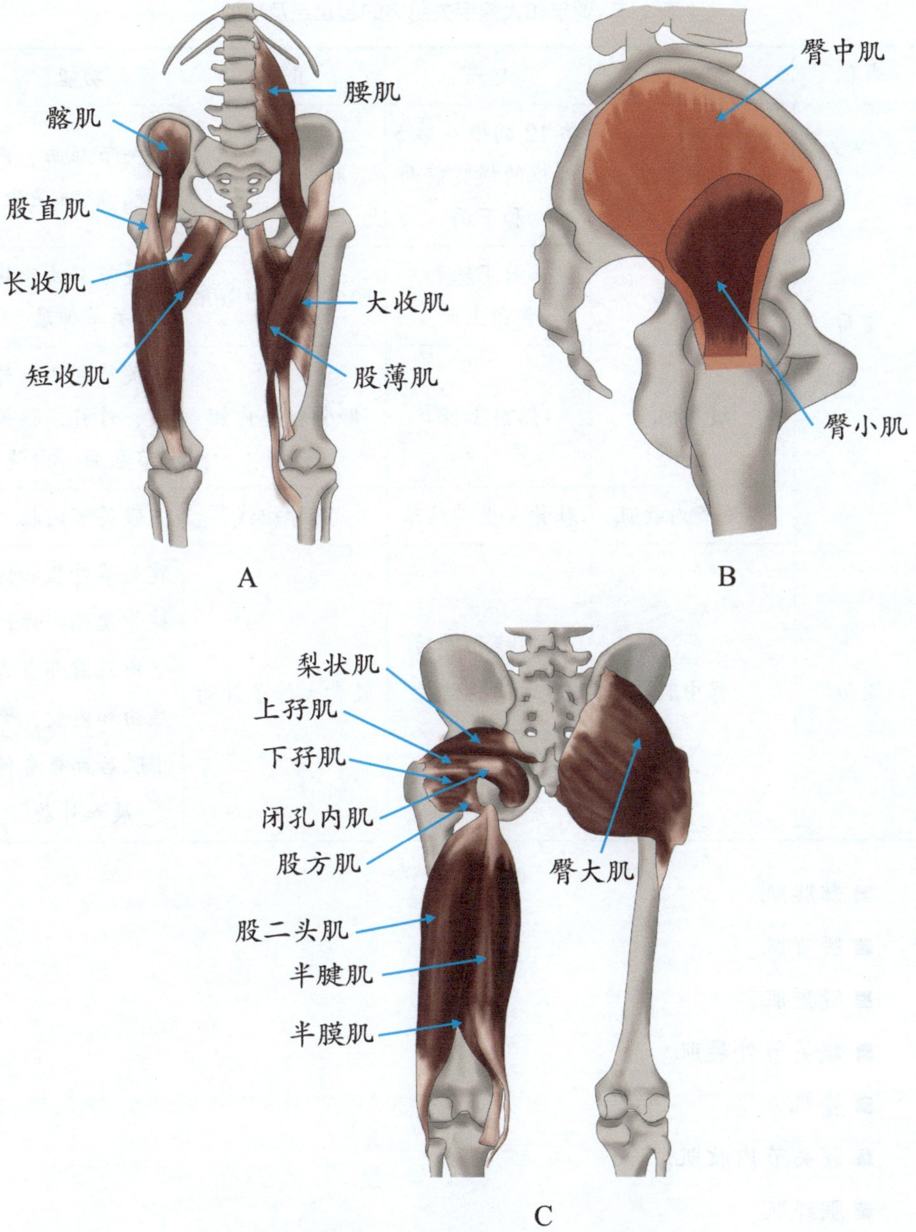

A. 前面肌肉 B. 侧面肌肉 C. 后面肌肉

图 1-43 臀部和大腿相关肌肉

表 1-5 臀部和大腿相关肌肉的起止点及功能

部位	肌肉	起点	止点	功能
前面	髂腰肌	第 12 胸椎～第 5 腰椎的横突前面和下面	股骨小转子	髋关节屈曲、内旋，腰椎屈曲
	股直肌	髂前下棘和髋臼上面	胫骨粗隆和髌骨	髋关节屈曲和膝关节伸展
	缝匠肌	髂前上棘	胫骨粗隆内侧	髋关节屈曲、外展、外旋；膝关节屈曲、内旋
	髋关节内收肌	耻骨或坐骨结节	股骨粗线	髋关节内收
侧面	臀中肌	臀前线和臀后线之间的髂骨翼外面	股骨大转子外面	髋关节外展和保持骨盆稳定性；臀中肌前部负责屈曲和内旋，臀中肌后部负责伸展和外旋

- 髂腰肌。
- 股直肌。
- 缝匠肌。
- 髋关节外展肌。
- 臀肌。
- 髋关节内收肌。
- 腘绳肌。
- 髋关节外旋肌。
- 髋关节内旋肌。
- 梨状肌。

三、稳定骨盆的5种肌肉系统

为了稳定骨盆，1个内部稳定性系统和4个稳定性亚系统为了生产有效的力而相互作用。系统间如果发生相互作用，则可以缓和地面反作用力的冲击，使身体功能最佳化。

如果这些系统中有一个出现障碍，就会引起骨盆对线不良、稳定性变差，会对肌肉激活程度、收缩时间及其他系统和其他部位功能产生不良影响，重复的冲击力会传递到躯干和上肢，以及下肢，导致损伤。所以使骨盆稳定的5个系统的相互作用非常重要。对5个系统的介绍如下。

（一）内部稳定性系统

内部稳定性系统由内部肌肉系统和外部肌肉系统组成，系统的主要作用是有效传递下肢和躯干之间的力量；另外也会使腹腔内压力、胸腰筋膜的紧张度、骶髂关节稳定性，以及腰椎部分的稳定性提高。内部稳定性系统不会对运动产生积极的贡献，但增加的腹腔内压力，能够对运动中的脊柱进行减压和牵引。

另外，腹腔内压力、骨盆稳定性及胸腰筋膜稳定性的增加，会以离心收缩的形式在速度控制及稳定性方面对躯干屈曲和侧屈产生帮助。总的来说，内部稳定性系统是子系统，在执行步行等正常功能运动中是必需的，会引发均衡和与姿势相关的正确控制（Ekstrom et al.，2007）。

1. 内部肌肉系统

除了大肌肉覆盖关节以外，为了稳定骨盆（特别是重力中心点S2），首先有4块内部肌肉会同时收缩，分别是多裂肌、腹横肌、盆底肌，以及膈肌等。

这样的内部肌肉收缩会对脊柱和骶髂关节的稳定性产生影响（Richardson et al.，2002；O'Sullivan et al.，2002；Hodges et al.，2003；Beales et al.，2009）。很多研究表明腹内斜肌/腹外斜肌和腹横肌的收缩会导致骨盆的力量闭锁（Hungersford et al.，2007；Beales et al.，2009，2010；Hu et al.，

2010)。相反，这些肌肉的运动减少，骨盆无法发力时，患者会产生不适当的代偿模式（Hu et al.，2010)。内部肌肉系统如图1-44所示。

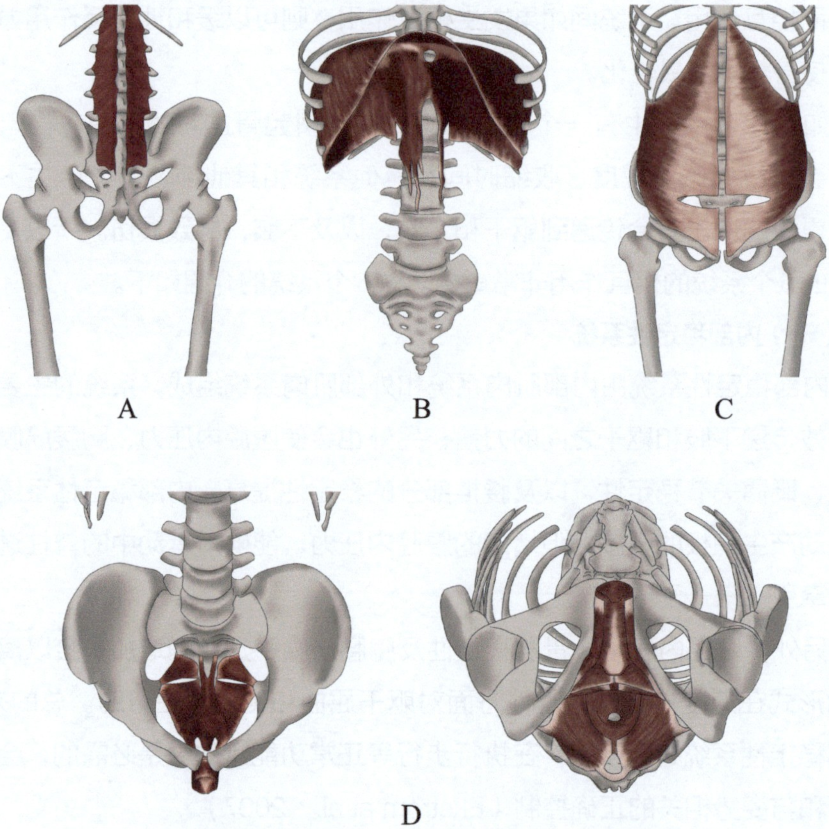

A. 多裂肌　B. 膈肌　C. 腹横肌　D. 盆底肌

图1-44　内部肌肉系统

（1）多裂肌。多裂肌大小与年龄没有关系，这是因为为了保证脊柱稳定性，要求直立姿势或运动期间受重力时，对抗重力的过程中运动幅度必须小（Ikezoe et al.，2012；Ota et al.，2012)。例如，为了保证腰部稳定性，多裂肌深层纤维会在预测到负荷的时候，在上肢运动开始之前被募集（Moseley et al.，2002)。

（2）膈肌。膈肌是呼吸中使用的主要肌肉。膈肌是由隔开胸腔和腹腔的肌肉和纤维质组织构成的C形拱形结构。拱形结构是向上拱的，拱形结构的上部表面形成胸腔底部，下部表面形成腹腔的顶部（Drake et al.，2005）。膈肌可以增加腹腔内压力，有助于分娩，向食道增加压力，预防反流，帮助呕吐、大便及小便排出体外（Mazumdar，2018）。

（3）腹横肌。腹横肌在腹内斜肌、腹外斜肌下面，是位于腹部肌肉最里层的扁肌，会挤压肋骨和内脏，保证胸椎和骨盆的稳定性（Aruin et al.，1995）。腹横肌与膈肌一起帮助产妇分娩，与腹内斜肌、腹外斜肌一起稳定脊柱和骨盆。据推测，作为预测动作的肌肉，腹横肌的收缩可以将椎间盘的垂直压力减少至40%（Hodges et al.，1997）。

（4）盆底肌。盆底肌形成腹部及骨盆腔的下方边界（Davis et al.，2003）。盆底肌与腹横肌及多裂肌一起发挥作用，控制腹腔内压力，稳定脊柱，支撑骨盆（Mohseni-Bandpei et al.，2011）。

2. 外部肌肉系统

内部肌肉的肌力不足时，外部肌肉会辅助稳定骨盆。外部肌肉系统如图1-45所示。

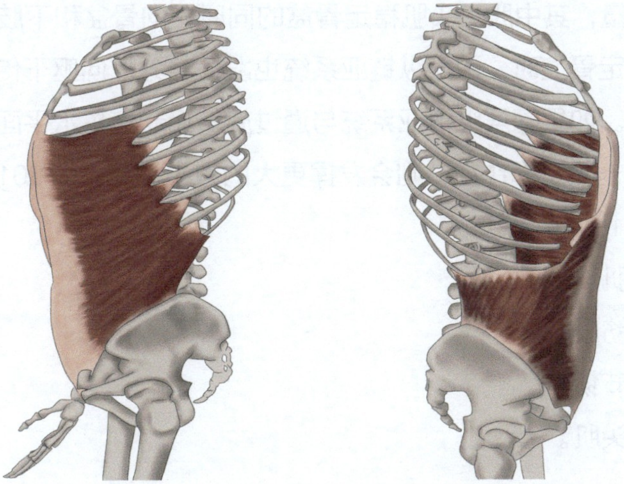

A　　B

A. 腹外斜肌　B. 腹内斜肌

图1-45　外部肌肉系统

（1）腹外斜肌。腹外斜肌的收缩会将胸部向下拉，并压迫腹腔，使腹腔内压力增加。一侧腹外斜肌收缩会引发躯干向同侧侧屈和对侧旋转。例如右侧腹外斜肌收缩就会导致躯干向右侧侧屈和左侧旋转。一侧腹内斜肌收缩除了会引发躯干向同侧旋转外，其他功能与腹外斜肌相似（Conte et al., 2012）。

（2）腹内斜肌。腹内斜肌执行两种主要功能。第一，腹内斜肌发挥着对膈肌的拮抗作用。吸气时腹内斜肌放松，膈肌收缩，胸腔下壁向下，肺容积增加，肺部填充空气。腹内斜肌收缩时会挤压腹部的器官，使膈肌向胸腔推进，减小肺容积，形成呼气动作。腹内斜肌在呼气中是最活跃的腹肌（Ito et al., 2016）。第二，一侧腹内斜肌的收缩会引发躯干向同侧旋转和同侧侧屈。如果躯干要做旋转运动，则腹内斜肌会与对侧腹外斜肌协同发生作用。例如：右侧腹内斜肌和左侧腹外斜肌同时收缩就会发生躯干向右侧旋转（Moore et al.，2006）。

（二）深层纵链亚系统

深层纵链亚系统的主要功能是在步行动作中通过胸腰筋膜和竖脊肌向骨盆上部传递能量，其中股二头肌稳定骨盆的同时，向骨盆和下肢垂直传递力量。另外，稳定骨盆时，深层纵链亚系统也发挥着分散向躯干传递的地面反作用力的作用。如果深层纵链亚系统与通过旋转运动产生水平面上的力量的后斜链亚系统一起发挥作用，则会发挥更大的效果（Clark，2014）。深层纵链亚系统如图1-46所示。

（1）竖脊肌。

（2）胸腰筋膜。

（3）骶结节韧带。

（4）股二头肌。

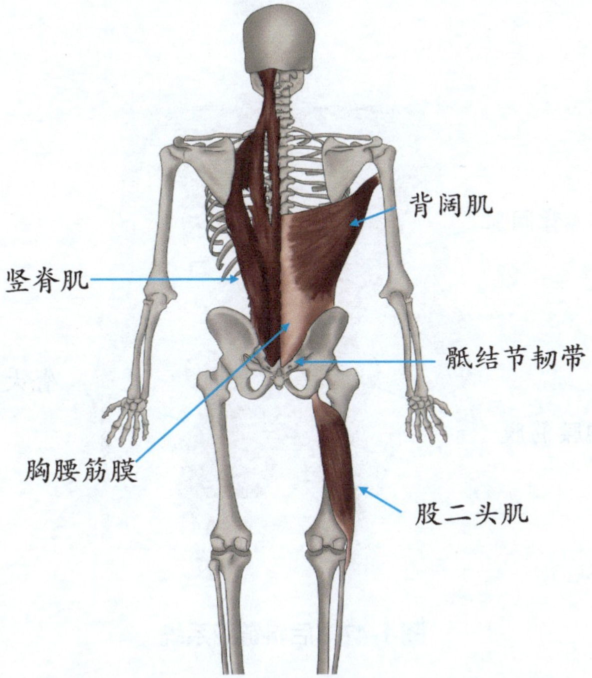

图 1-46 深层纵链亚系统

（三）后斜链亚系统

后斜链亚系统（图1-47）作为身体中最大的肌肉系统，能稳定腰椎和骶髂关节及髋关节，参与旋转运动和髋关节的伸展，在传递躯干与下肢之间的力量上发挥重要作用。后斜链亚系统由胸腰筋膜、背阔肌和臀大肌组成，与深层纵链亚系统一同发挥将通过旋转运动产生的水平面上的力分散的作用。背阔肌和臀大肌附着在与骶骨连接的胸腰筋膜上（Vleeming et al.，1995；Mooney et al.，2001）。这样的肌纤维的排布会在骶髂关节发生垂直收缩的力量，稳定骶髂关节；另外，在步行或跑步时，会发挥将水平面上的力传递向矢状面的作用。后斜链亚系统会在挥高尔夫球杆、挥棒球棒或掷球等旋转运动中发挥重要作用。后斜链亚系统所有的功能障碍，都会引发骶髂关节的不稳定和腰椎疼痛。臀大肌或背阔肌的弱化，会增加股二头肌的紧张变形（Clark，2014）。

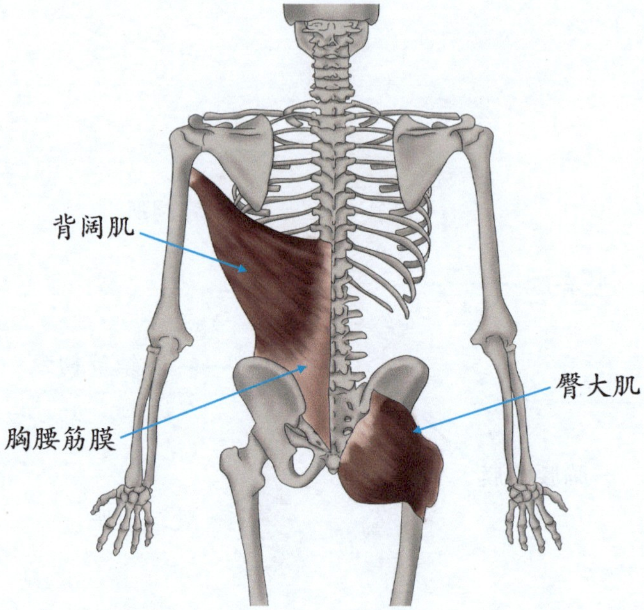

图 1-47　后斜链亚系统

（1）背阔肌。

（2）胸腰筋膜。

（3）臀大肌。

（四）前斜链亚系统

前斜链亚系统发挥着对后斜链亚系统的拮抗作用，并能稳定腰椎和骶髂关节及髋关节；另外，参与躯干旋转运动和髋关节屈曲，在传递躯干和下肢之间的力量上发挥重要的作用（Clark et al., 2014）。前斜链亚系统如图1-48所示。

（1）腹外斜肌。

（2）腹内斜肌。

（3）内收肌。

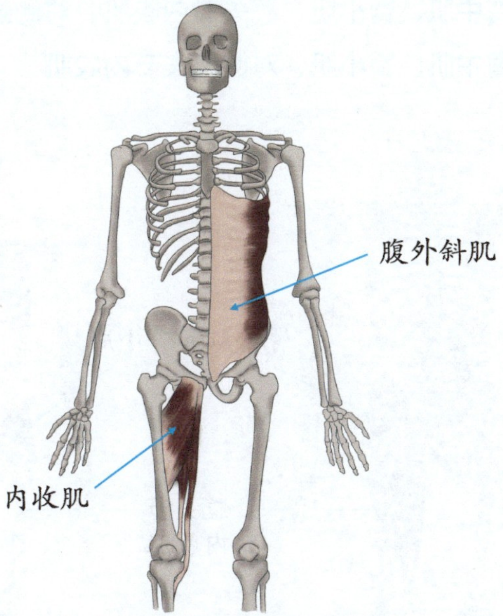

图 1-48　前斜链亚系统

（五）侧链亚系统

通常一侧下肢支撑身体体重时，保持平衡会更困难。例如左侧下肢支撑体重时，会发生右侧腰痛的现象，这样的问题与侧链亚系统有关。侧链亚系统是负责冠状面运动的，特别是在用一侧下肢保持姿势或步行、做弓步或爬楼梯时，发挥保持稳定性的作用（Clark et al.，2014）。为了这种稳定性，侧链亚系统有两种模式：第一种是同侧臀中肌和臀小肌及髋关节内收肌与对侧腰方肌一起发挥作用，稳定躯干；第二种是对侧髋关节内收肌和臀中肌一起发挥作用稳定骨盆。如果这些肌肉不同时收缩，则骨盆在冠状面的排列会不正。骨盆排列的变化，往往会引发侧链亚系统的功能障碍，这与腰痛和髋关节疼痛相关联，是常见的功能障碍（Alec Levesque，2019）。侧链亚系统如图1-49所示。

1. 第一种：臀中肌、臀小肌、髋关节内收肌、对侧腰方肌

2. 第二种：臀中肌、臀小肌、对侧髋关节内收肌

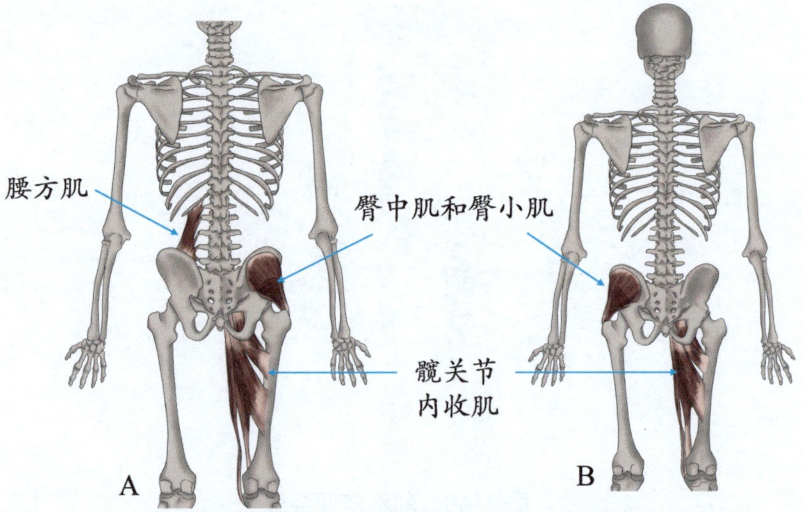

A. 臀中肌、臀小肌、髋关节内收肌、对侧腰方肌

B. 臀中肌、臀小肌、对侧髋关节内收肌

图 1-49 侧链亚系统

（1）臀中肌及臀小肌的前部纤维会使髋关节屈曲，拉动大转子使髋关节产生内旋（Pratt et al.，2004；Beck，2000）。

（2）髋关节内收肌与同侧臀中肌的主要功能是使髋关节内收、内旋；另外，会辅助髋关节稍微屈曲，及骨盆前倾（Platzer et al.，2004）。

（3）腰方肌作为辅助呼吸的肌肉，在吸气时可以辅助横膈肌发挥功能。如果腰方肌的髂骨端固定，进行收缩会拉动同侧肋骨使躯干发生同侧侧屈。相反，如果腰方肌的肋骨端固定，进行收缩则会拉动同侧髂骨使其发生上移。此外，腰方肌还能维持骨盆、腰骶关节的稳定性，防止脊柱排列混乱。腰方肌力量变弱，可能会引发脊柱侧弯。

第二章 骨盆的评估

正确的评估有助于治疗师掌握对患者有用的信息。正确制定骨盆治疗方案和实施治疗，可以排除不必要的步骤，使治疗师对患者能够进行有效率的治疗，对减少时间的浪费、降低能量消耗有帮助；另外，也可以预防症状复发。治疗结束后，为了检测现在使用的治疗方法是否有效，就必须进行再评估，通过此结果决定是继续使用现在的治疗方法，还是实行新的治疗方法或治疗其他部位。为了进行正确的评估，治疗师必须要掌握解剖学、功能解剖学、运动力学等多种知识，还要了解患者的病史、影像学评估[X射线检查、磁共振成像（MRI）等]结果，仔细地观察、触诊，并进行动态运动评估。

骨盆的评估会以中立姿势为基准，通过观察预测状态，通过触诊确认状态，通过动态运动评估判断有无问题（图2-1）。

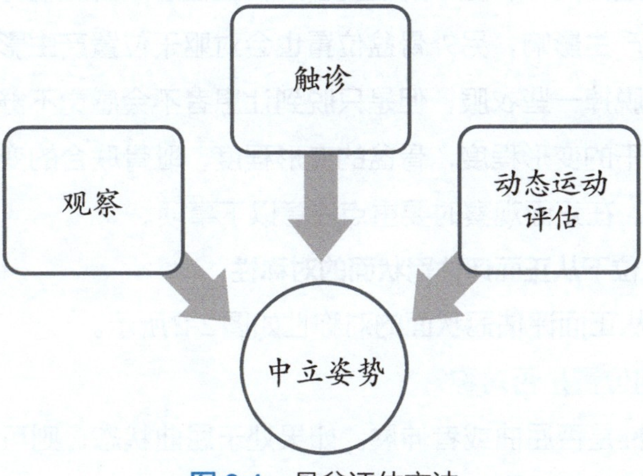

图 2-1　骨盆评估方法

第一节 观察

要在站立位或者坐位下从正面或者后面比较患者左右对称的垂直线，从侧面比较前后的重力线，以及在卧位下通过垂直线评估患者整体的姿势，另外要仔细观察患者所有运动。观察是为了正确评估和治疗所必需的过程，不是毫无计划进行的，要以特殊的目标确定一定的策略后，有选择性地进行。观察的主要目的是得到非正常对线、非正常运动等方面的信息。观察基本上在站立位下开始，之后是坐位和卧位以及运动状态，以此顺序进行。检查者通过仔细观察得到信息，可以减少对患者身体症状的评估步骤，有助于节约时间。检查者需要用优势眼，比较患者左右两侧的对称程度。这样的信息，对评估患者的现状很重要。

一、正面观察

正面观察不仅有助于了解患者身体左右侧的变形程度，而且对了解旋转变形程度也有帮助。正面观察时，要评估躯干和骨盆，以及耻骨联合及髋关节的左右位置是否对称。躯干的位置会对骨盆位置产生影响，骨盆位置又会对髋关节位置产生影响，另外骨盆位置也会对躯干位置产生影响。在进行观察时，患者需脱掉一些衣服，但是只脱到让患者不会感觉不舒服的程度，之后依次观察躯干的变形程度，骨盆的变形程度，耻骨联合的变形程度，髋关节的变形程度。在正面观察时要重点注意以下事项。

（一）站立位下从正面评估冠状面的对称性

站立位下从正面评估冠状面的对称性如图2-2所示。

1. 躯干的位置是否对称?

要评估腰椎是否屈曲或者伸展。如果处于屈曲状态，则可以预测为骶骨反点头；如果处于伸展状态，则可以预测为骶骨点头。要注意观察躯干侧屈或偏移、旋转等是否有变形。如果有侧屈或偏移，则可以预测为对侧骶骨扭转；如果有旋转，则可以预测为同侧骶骨向前扭转或者对侧骶骨向后扭转。

如果有屈曲加旋转，则可以预测为骶骨向旋转侧的对侧发生向后扭转；如果有伸展加旋转，则可以预测为骶骨向旋转侧的同侧发生向前扭转。

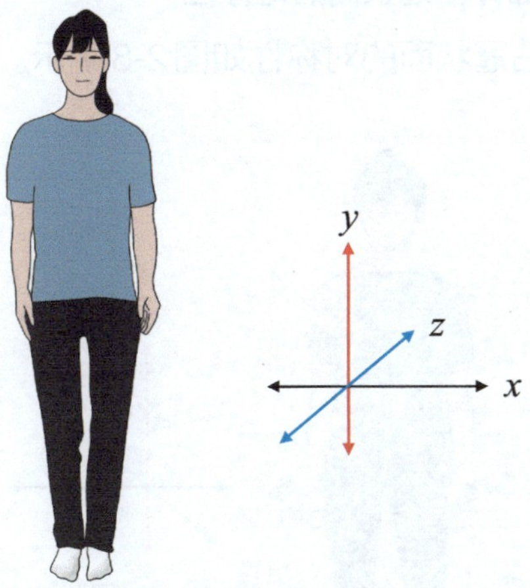

图 2-2 站立位下从正面评估冠状面的对称性

2. 骨盆的位置是否对称?

要评估骨盆是否向一侧偏移。如果有偏移，则可以预测为同侧骶骨扭转。要评估两侧髂嵴高度是否对称。如果一侧高，则可以预测该侧髂骨旋后；如果一侧低，则可以预测该侧髂骨旋前。要评估是否有骨盆的旋转。如果骨盆有旋转，则可以预测为腰5会向旋转侧的对侧旋转，旋转侧同侧髋关节内旋、对侧髋关节外旋。

3. 耻骨联合的位置如何?

要评估髂前上棘看上去是否比耻骨联合向前，耻骨联合是否比髂前上棘向前，髂前上棘和耻骨联合是否位于冠状面上。如果髂前上棘看起来比耻骨联合向前，则可以预测为骨盆前倾；如果耻骨联合看上去比髂前上棘向前，则可以预测为骨盆后倾。

4. 髋关节的位置是否对称?

要评估髋关节是否外展或者内收。如果处于外展状态，则可以预测为髂骨旋后；如果处于内收状态，则可以预测为髂骨旋前。要观察髋关节是否内旋或外旋。如果髋关节处于内旋状态，则可预测为髂骨外展；如果髋关节处于外旋状态，则可以预测为髂骨内收。

（二）坐位下从正面评估冠状面的对称性

坐位下从正面评估冠状面的对称性如图2-3所示。

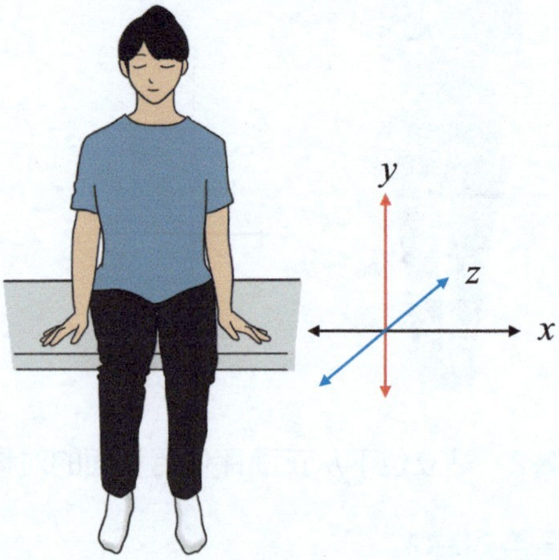

图 2-3　坐位下从正面评估冠状面的对称性

1. 躯干的位置是否对称?

坐位下观察是否有弯腰驼背或过度挺胸挺腰的情况。如果处于弯腰驼背状态，则可以预测为骶骨反点头；如果处于过度挺胸挺腰的状态，则可以预测为骶骨点头。要观察躯干是否有侧屈或偏移、旋转等变形。如果处于侧屈或偏移的状态，则可以预测为对侧骶骨扭转；如果处于旋转状态，则可以预测为同侧骶骨向前扭转，或者对侧骶骨向后扭转。

2. 骨盆位置是否对称?

要评估骨盆是否向一侧偏移。如果处于偏移状态，则可以预测为同侧骶骨扭转。要评估两侧髂嵴的高度是否对称。如果一侧高，则可以预测为髂骨旋后；如果一侧低，则可以预测为髂骨旋前。要评估是否有骨盆的旋转。如果骨盆有旋转，则可以预测为腰5向对侧旋转和同侧髋关节内旋，对侧髋关节外旋。

3. 髋关节的位置是否对称?

要评估髋关节是否外展或内收。如果处于外展状态，则可以预测为髂骨旋后；如果处于内收状态，则可以预测为髂骨旋前。要观察髋关节是否内旋或外旋。如果处于外旋状态，则可以预测为髂骨外展；如果处于内旋状态，则可以预测为髂骨内收。

二、后面观察

后面观察不只是为了了解左右侧的变形程度，也是为了了解旋转变形程度。进行后面观察时要评估骨盆及髋关节左右位置是否对称。以观察骨盆的变形程度、骨盆上躯干的变形程度、髋关节的变形程度的顺序进行观察。后面观察的重点注意事项如下。

（一）站立位下从后面评估冠状面的对称性

站立位下从后面评估冠状面的对称性如图2-4所示。

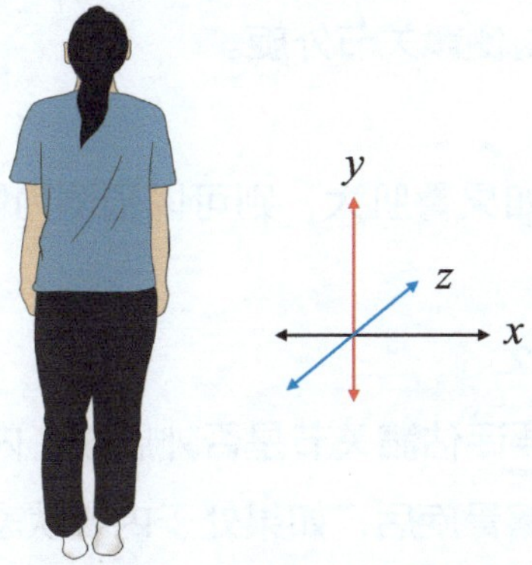

图 2-4　站立位下从后面评估冠状面的对称性

1. 躯干位置是否对称?

与正面观察一样，要评估腰椎是否屈曲或者伸展。如果处于屈曲状态，则可以预测为骶骨反点头；如果处于伸展状态，则可以预测为骶骨点头。要注意观察躯干是否有侧屈或偏移、旋转等变形。如果有侧屈或偏移，则可以预测为对侧骶骨扭转；如果有旋转，则可以预测为旋转侧骶骨向前扭转或者对侧骶骨向后扭转。如果有屈曲加旋转，则可以预测为骶骨向旋转侧的对侧发生向后扭转；如果有伸展加旋转，则可以预测为骶骨向旋转侧的同侧发生向前扭转。

2. 脊柱棘突的排列状态是否正常?

要评估脊柱棘突是否位于一条直线上，还是存在左右偏移。如果存在偏移，则可以预测为骨盆存在变形。

3. 竖脊肌是否对称?

要评估左右竖脊肌是否对称。如果一侧高，则可以预测为同侧骶骨向前扭转，对侧骶骨向后扭转。

4. 骨盆位置是否对称?

与正面观察一样，要评估骨盆一侧是否有偏移。如果有偏移，则可以预测为同侧骶骨扭转。要评估两侧髂嵴高度是否对称。如果一侧高，则可以预测该侧髂骨旋后；如果一侧低，则可以预测该侧髂骨旋前。要评估是否有骨盆的旋转。如果骨盆有旋转，则可以预测为腰5会向旋转侧的对侧旋转，旋转侧同侧髋关节内旋、对侧髋关节外旋。

5. 臀肌大小

要评估臀肌大小。如果臀肌大，则可以预测为髂骨旋后；如果臀肌小，则可以预测为髂骨旋前。

6. 髋关节是否对称?

与正面观察一样，要评估髋关节是否外展或者内收。如果髋关节处于外展状态，则可以预测为髂骨旋后；如果处于内收状态，则可以预测为髂骨旋前。要观察髋关节是否内旋或外旋。如果髋关节处于内旋状态，则可预测为髂骨外展；如果髋关节处于外旋状态，则可以预测为髂骨内收。

（二）坐位下从后面评估冠状面的对称性

坐位下从后面评估冠状面的对称性如图2-5所示。

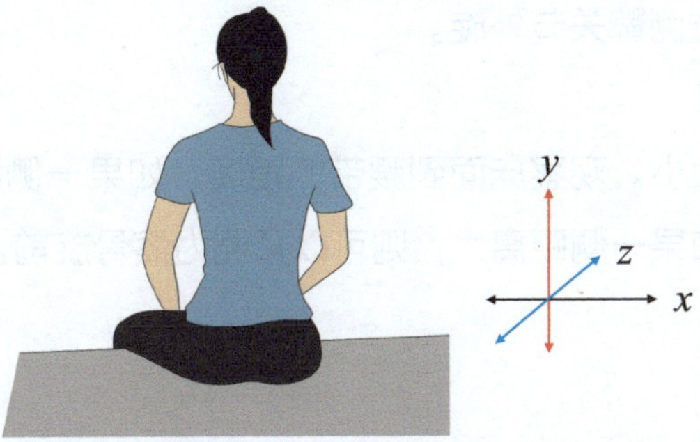

图 2-5 坐位下从后面评估冠状面的对称性

1. 躯干的位置是否对称?

与正面观察一样，坐位下观察是否有弯腰驼背或过度挺胸挺腰的情况。如果处于弯腰驼背状态，则可以预测为骶骨反点头；如果处于过度挺胸挺腰的状态，则可以预测为骶骨点头。要观察躯干是否有侧屈或偏移、旋转等变形。如果处于侧屈或偏移的状态，则可以预测为对侧骶骨扭转；如果处于旋转状态，则可以预测为同侧骶骨向前扭转，或者对侧骶骨向后扭转。如果有屈曲加旋转，则可以预测为骶骨向旋转侧的对侧发生向后扭转；如果有伸展，则可以预测为骶骨向旋转侧的同侧发生向前扭转。

2. 脊柱棘突排列是否正常?

要评估脊柱棘突是否处于一条直线上，有无左右偏移。如果有左右偏移，则可以预测为骨盆存在变形。

3. 竖脊肌是否对称?

要评估左右竖脊肌是否对称。如果一侧高，则可以预测为同侧的骶骨发生向前扭转，对侧的骶骨发生向后扭转。

4. 骨盆的位置是否对称?

要评估骨盆是否向一侧偏移。如果有偏移，则可以预测为同侧骶骨扭转。要评估两侧髂嵴最高点的高度是否对称。如果一侧高，则可以预测该侧髂骨旋后；如果一侧低，则可以预测该侧髂骨旋前。要评估是否有骨盆的旋转。如果骨盆有旋转，则可以预测为腰5会向旋转侧的对侧旋转，旋转侧同侧髋关节内旋、对侧髋关节外旋。

5. 臀肌大小?

要评估臀肌大小。观察床面到腰带的距离，如果一侧距离小，则可以预测为髂骨旋后；如果一侧距离大，则可以预测为髂骨旋前。

三、侧面观察

身体侧面的观察要在左右两侧都进行，这样可以了解身体的正、后面变形和旋转变形的程度。侧面观察的重点注意事项如下。

（一）站立位下从侧面评估矢状面的对称性

站立位下从侧面评估矢状面的对称性如图2-6所示。

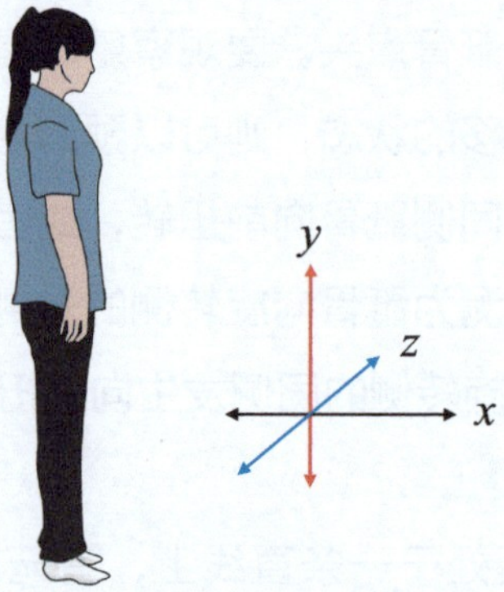

图 2-6 站立位下从侧面评估矢状面的对称性

1. 腰5是否前凸?

腰5如果前凸，则可以预测为骶骨点头。

2. 腰5是否后凸?

腰5如果后凸，则可以预测为骶骨反点头。

3. 髂前上棘和髂后上棘的位置如何?

通常髂前上棘位于比髂后上棘低11° 的位置上。如果髂前上棘与髂后上棘的角度大于11° ，则可以预测为髂骨旋前；如果髂前上棘与髂后上棘的角度小于11° ，则可以预测为髂骨旋后。

（二）坐位下从侧面评估矢状面的对称性

坐位下从侧面评估矢状面的对称性如图2-7所示。

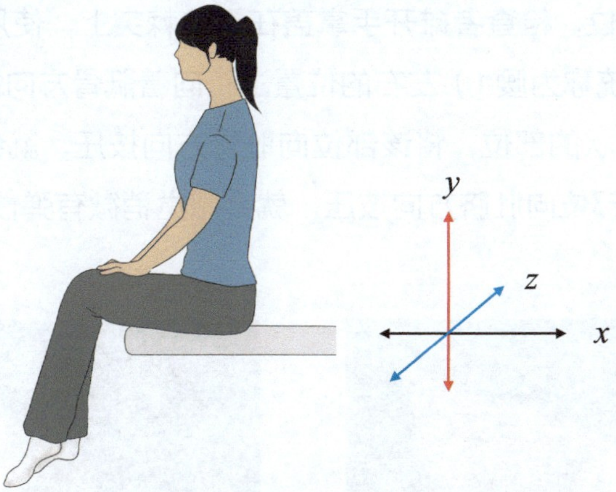

图2-7　坐位下从侧面评估矢状面的对称性

1. 骨盆在中立位上后倾，还是前倾?

如果骨盆后倾，则可以预测为髋关节屈曲运动受限；如果前倾，则可以预测为腰5前凸。

2. 腰5是否前凸?

腰5如果前凸，则可以预测为骶骨点头。

3. 腰5是否后凸?

腰5如果后凸，则可以预测为骶骨反点头。

第二节　触诊

检查者通过观察躯干发现脊柱问题后，为了更加准确具体地了解问题点，则需要仔细地进行触诊，以触诊结果为依据，正确选择治疗方法和步骤。触诊过程中，检查部位一定要充分放松。触诊过程多少会有些困难和不全面，所以为了更有效地进行触诊，检查者需要更多地进行练习。

一、需要触诊的部位

（一）腰骶关节

患者呈俯卧位，检查者摊开手掌盖在脊柱棘突上，使月骨置于腰1（第1腰椎，在书中统称为腰1）左右的位置上；向着骶骨方向慢慢将手滑下去，就会遇到呈阶梯状的部位，将该部位向耻骨方向按压，就会感觉没有弹性、发硬；将腰5的部位向肚脐方向按压，就会感觉稍微有弹性，有关节运动之感（图2-8）。

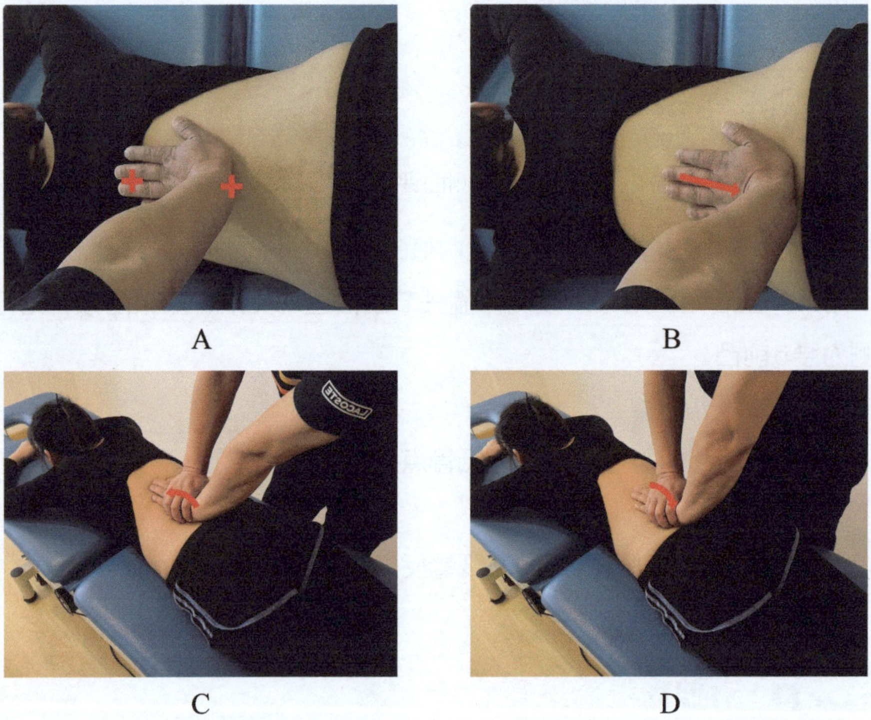

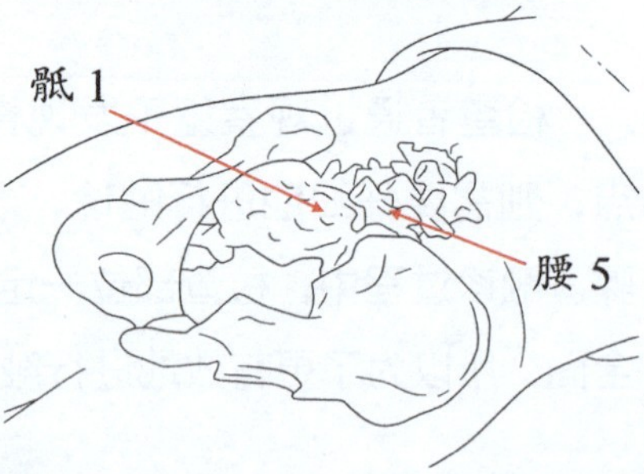

A. 将手掌置于腰 1 左右位置

B. 手向着骶骨方向慢慢滑下，找到呈阶梯状的部位

C. 腰 5——稍微有弹性和关节运动的感觉

D. 骶骨——没有弹性、发硬

图 2-8 腰骶关节

该部位有以下肌肉附着。

■ 多裂肌。

■ 竖脊肌。

（二）腰5横突

腰5横突属于不太容易摸到的部位，应在腰最大限度地放松的状态下进行触诊。在腰5棘突向外侧移1cm左右的位置，轻轻按压触诊进行确认（图2-9）。横突会让人感觉有些硬硬的，像里面有木头一样。

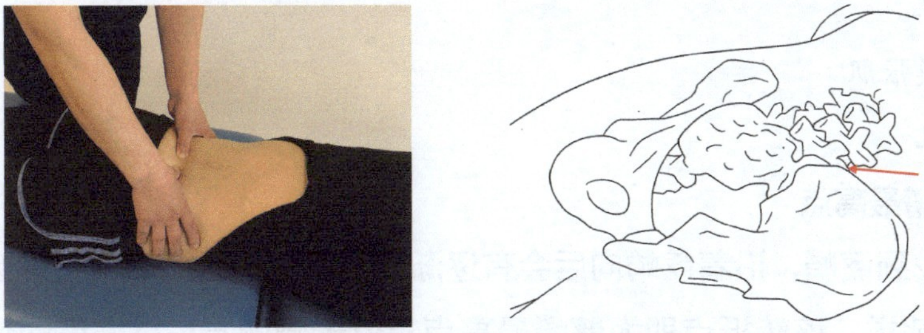

轻轻按压腰 5 棘突旁约 1cm 的位置，进行触诊

图 2-9　腰 5 横突

该部位有以下肌肉附着。

■ 横突棘肌群。

（三）髂嵴

患者在俯卧位或者坐位下接受触诊，检查者手指沿着腰两侧向前找到髂前上棘，再沿着腰两侧向后找到髂后上棘（图2-10）。髂前上棘和髂后上棘之间就是髂嵴。

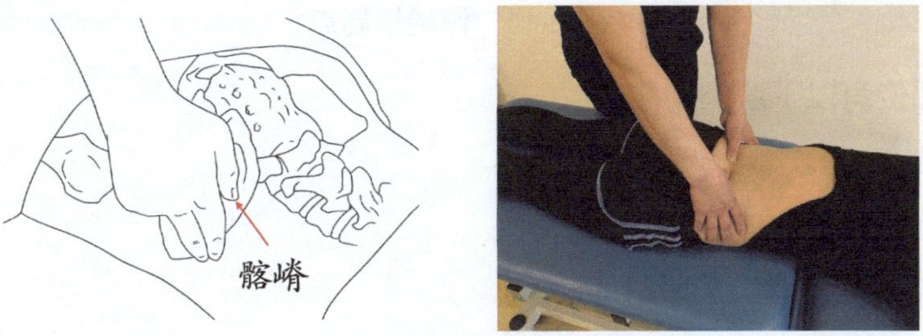

触诊腰两侧

图 2-10　髂嵴

该部位有以下肌肉附着。

■ 背阔肌。

■ 竖脊肌。

■ 腰方肌。

■ 腹外斜肌。

■ 腹内斜肌。

■ 腹横肌。

■ 臀大肌。

■ 阔筋膜张肌。

■ 多裂肌。

（四）髂嵴最高点

先触诊找到髂嵴，沿着髂嵴向后会有逐渐变高的感觉，到最高点后会有突然变低的感觉，该转折点即为髂嵴最高点，位于腰侧方稍微偏后的位置（图2-11）。

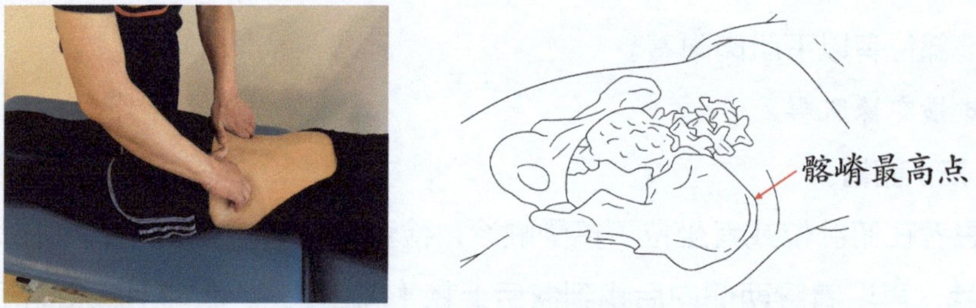

触诊腰两侧，沿着髂嵴向后，就会感觉到髂嵴稍微有变高的感觉，在达到最高点后突然有变低的感觉，那个转折点就是髂嵴最高点

图 2-11　髂嵴最高点

该部位有以下肌肉附着。

■ 竖脊肌。

■ 背阔肌。

（五）髂后上棘

髂后上棘位于髂嵴最后面，在距离骶骨底中心线约5cm的位置。髂后

上棘像酒窝一样凹陷，检查者可以先用眼睛确认，然后轻轻触诊此处进行确认。如果触诊困难，则可以用豌豆骨，画圆进行触诊（图2-12）。

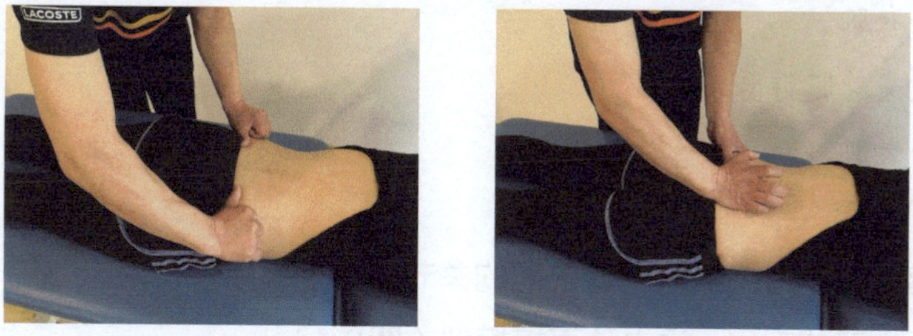

A　　　　　　　　B

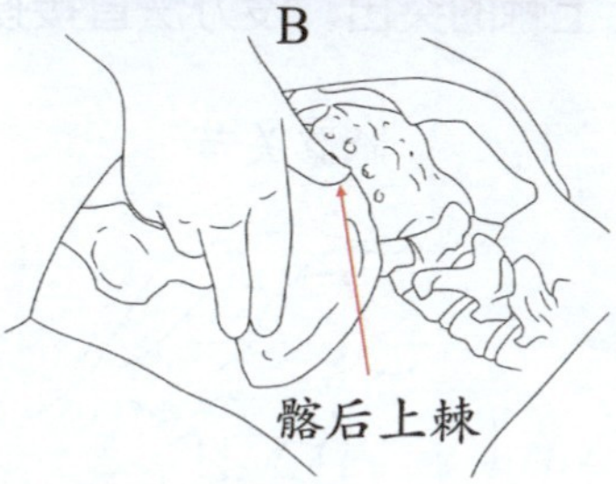

A. 用眼睛确认像酒窝一样凹陷的部位，再轻轻触诊以确认
B. 用豌豆骨画圆进行确诊

图 2-12　髂后上棘

该部位有以下肌肉附着。

- 背阔肌。
- 臀大肌。

（六）骶骨棘突

从髂后上棘向骶骨的中心线进行触诊（图2-13）。感受着骶骨棘突，上下进行触诊。骶2棘突大约位于髂后上棘的水平位置上。

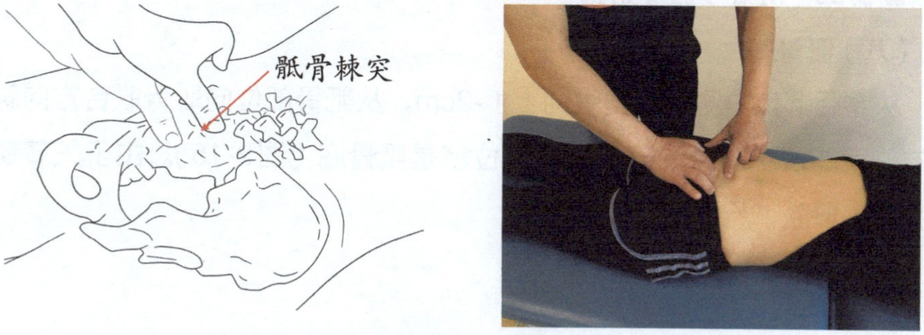

触诊骶骨中心线

图 2-13　骶骨棘突

该部位有以下肌肉附着。

- 背阔肌。
- 竖脊肌。
- 横突棘肌群。
- 臀大肌。

（七）骶髂关节

骶髂关节作为骶骨和髂骨之间的关节，位于髂后上棘附近，由于关节韧带和髂后上棘的突出，没办法直接摸到（图2-14）。

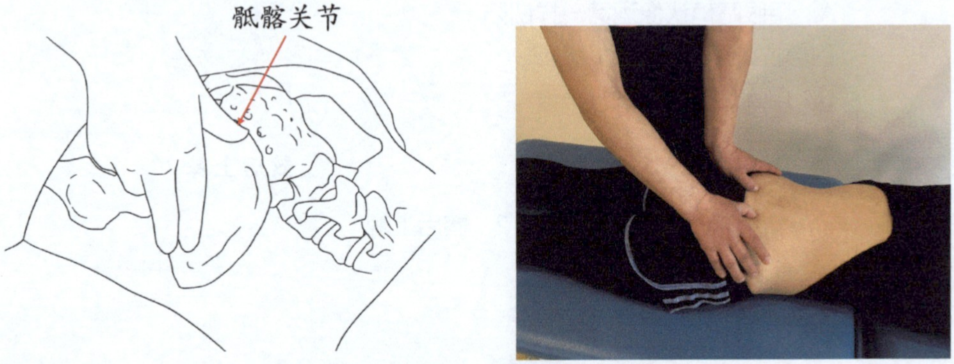

由于髂后上棘的突出，无法直接摸到骶髂关节

图 2-14　骶髂关节

该部位有以下肌肉附着。

- 梨状肌：附着于骶骨前面。
- 髂肌：附着于髂骨前面。

（八）骶骨底

从髂后上棘内侧推着皮肤向上1~2cm，从骶骨部位向耻骨联合方向斜着轻推，就能按到硬硬的部位，此部位就是骶骨底（图2-15）。由于关节韧带和肌肉的覆盖，所以不好摸到。

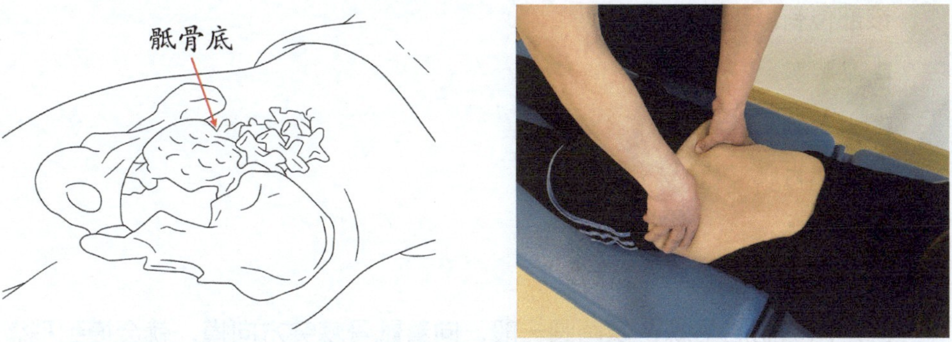

从髂后上棘内侧推着皮肤向上 1~2cm 后，从骶骨部位向耻骨联合方向斜着轻推，就能按到硬硬的部位

图 2-15　骶骨底

该部位有以下肌肉附着。

- ■ 背阔肌。
- ■ 竖脊肌。
- ■ 横突棘肌群。

（九）骶骨外侧面

轻轻触诊髂后上棘和骶下外侧角之间的外侧部分，寻找硬硬的部位，该部位即为骶骨外侧面（图2-16）。

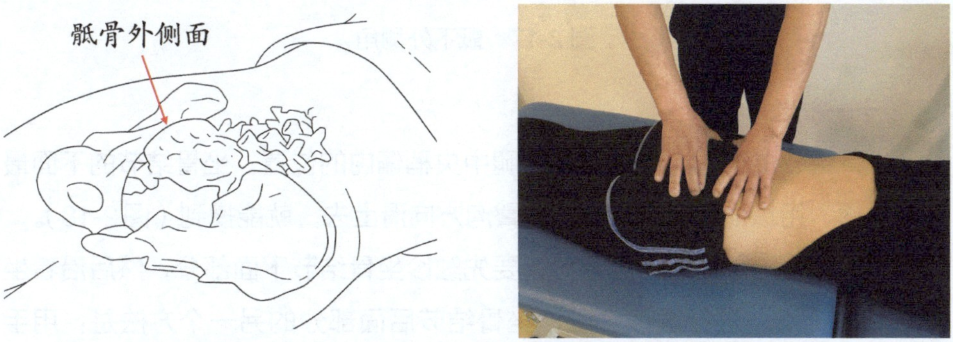

在髂后上棘和骶下外侧角之间，从外侧轻轻触诊，就能摸到硬硬的部分

图 2-16　骶骨外侧面

该部位有以下肌肉附着。

- 梨状肌。
- 上孖肌。
- 闭孔内肌。
- 下孖肌。

（十）骶下外侧角

固定两侧髂后上棘，像画圆一般，向着骶骨棘突方向摸，就会摸到稍微凹陷的位置，此部位就是骶管裂孔；从骶管裂孔稍微向下、向外侧触诊，就能摸到骶下外侧角（图2-17）。

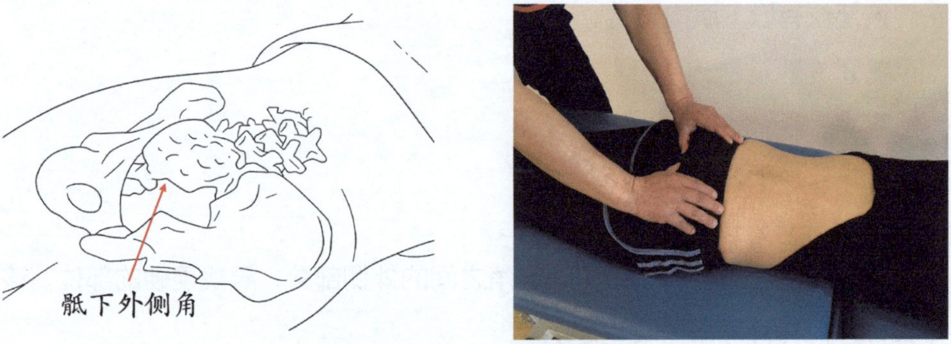

在骶骨偏外侧、下侧的部位触诊

图 2-17　骶下外侧角

（十一）坐骨结节

坐骨结节位于臀沟深处，在大腿中央稍偏内的位置。坐骨结节的下面最容易触诊，用掌根或拇指从腿部向臀沟方向滑上去，就能摸到（图2-18）。

为了触诊坐骨结节后面部分，要先触诊坐骨结节下面部分，然后沿着坐骨结节向上滑，进行触诊。触诊坐骨结节后面部分的另一个方法是：用手指抵在臀沟位置，以此为轴，将手掌盖在臀大肌上，用月骨进行触诊（图2-19）。此时患者最大限度屈膝，更容易触诊。

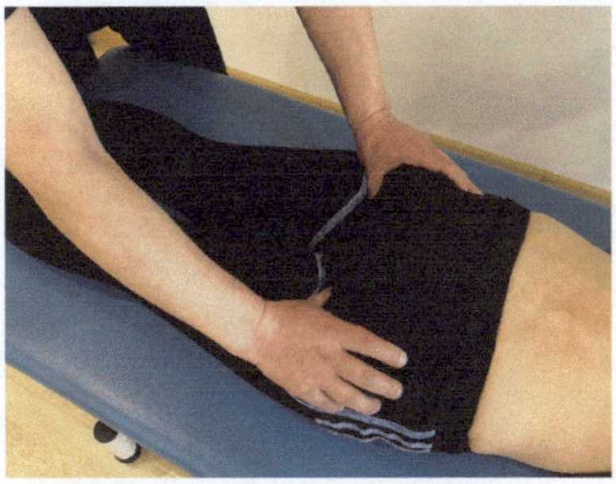

A

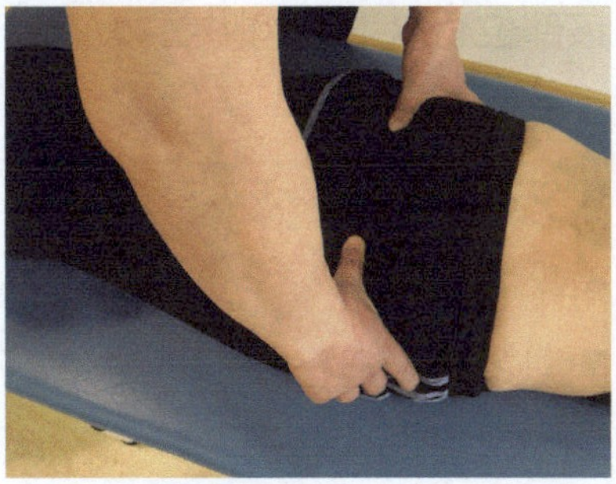

B

A. 坐骨结节下面，从腿侧在臀沟处向上进行触诊

B. 坐骨结节后面，在触诊坐骨结节下面后沿着坐骨结节向上滑，从后往前触诊

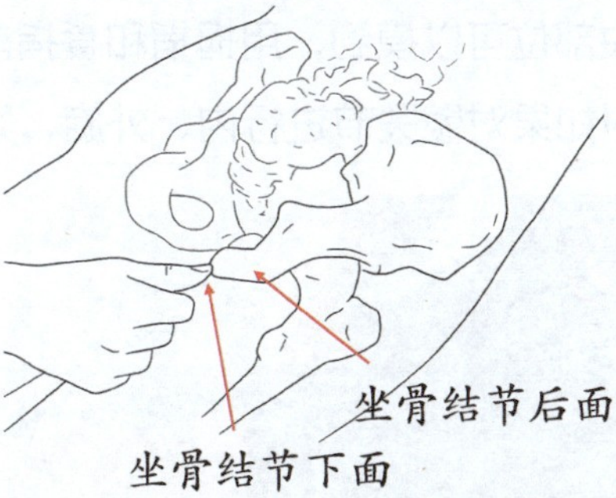

图 2-18 坐骨结节

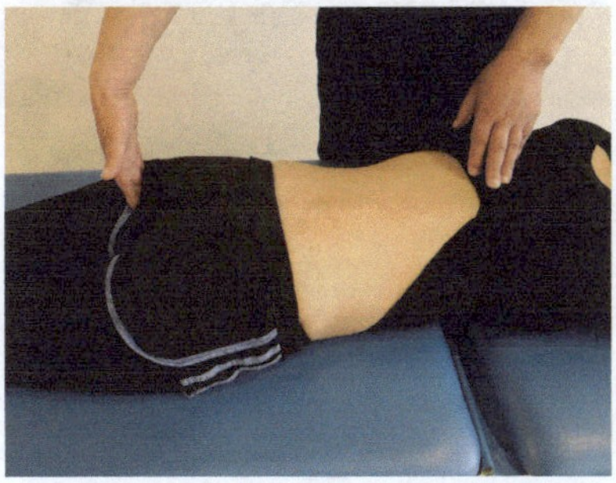

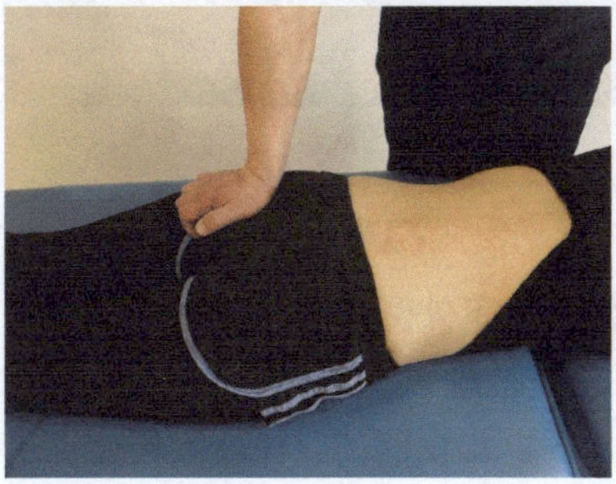

将手指放在臀沟处，以此为轴，屈指用手掌盖住臀大肌进行触诊

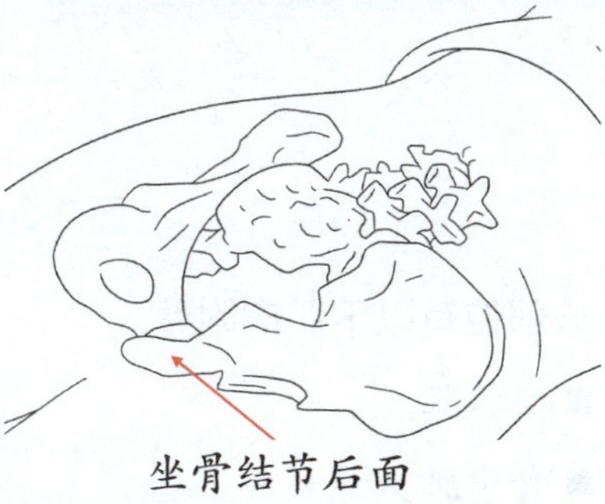

图 2-19 坐骨结节后面

该部位有以下肌肉附着。

- 大收肌。
- 下孖肌。
- 股方肌。
- 腘绳肌。

（十二）股骨大转子

股骨大转子大小约为4cm × 4cm，触诊骶下外侧角后，向外在大腿侧面中央部位可以摸到，用拇指和食指前后抓住股骨大转子进行触诊（图2-20）。此时如果对髋关节进行内、外旋，则可以更加明确地摸到股骨大转子。

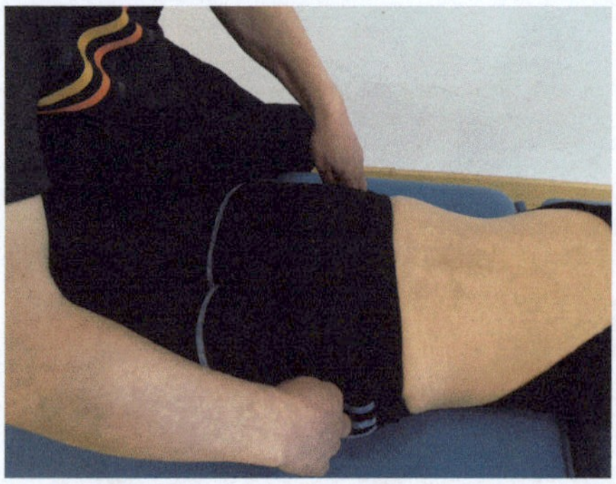

A

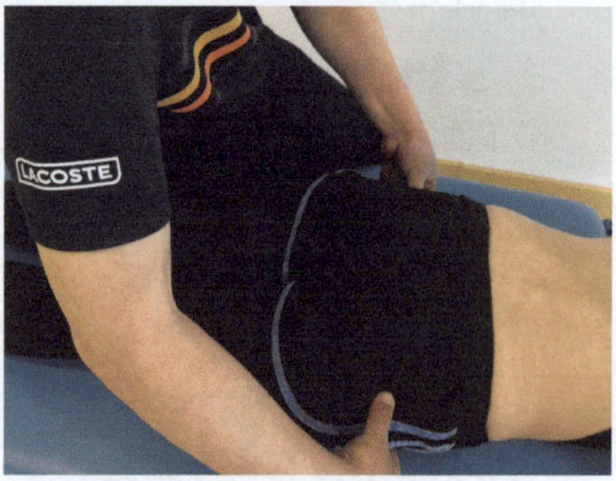

B

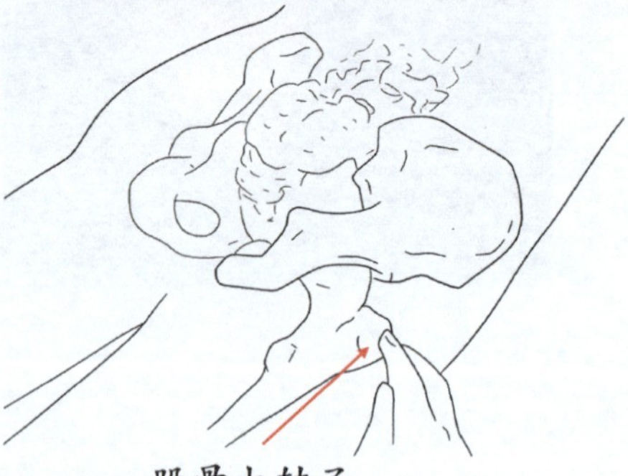

A. 触诊骶下外侧角后，在腿两侧的中央部位进行触诊

B. 用拇指和食指前后抓住股骨大转子进行触诊

图 2-20 股骨大转子

该部位有以下肌肉附着。

- 梨状肌。
- 臀中肌。

■ 臀小肌。

■ 上孖肌。

■ 闭孔内肌。

■ 下孖肌。

■ 股外侧肌。

（十三）髂前上棘

髂前上棘位于髂嵴最前面，肉眼看也是比较突出的（图2-21）。如果触诊困难，则可以用豌豆骨以画圆的方式触诊，就容易摸到髂前上棘。

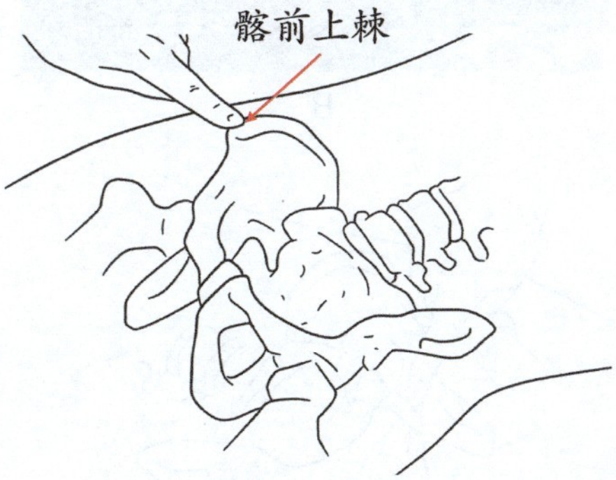

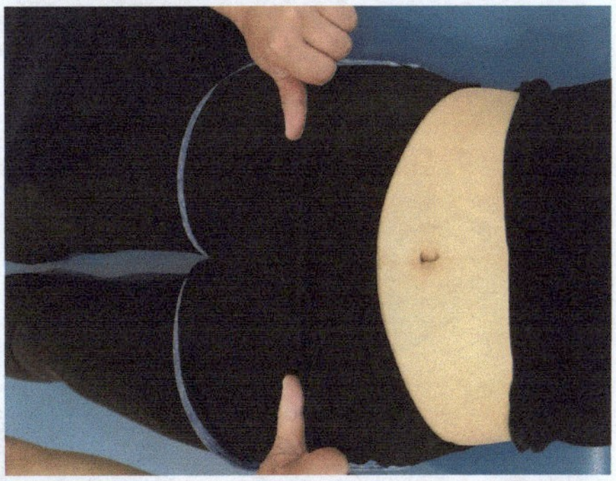

位于髂嵴最前端

图 2-21　髂前上棘

该部位有以下肌肉附着。

■ 阔筋膜张肌。

■ 缝匠肌。

（十四）耻骨和耻骨联合

耻骨位于与股骨大转子前面相同的高度，在腹前部的最下方位置。摊开手掌盖住腹部，徐徐向下按，直到触诊到耻骨；之后用拇指对耻骨联合进行触诊（图2-22）。

该部位有以下肌肉附着。

■ 腹直肌。

■ 耻骨肌。

■ 长收肌。

■ 股薄肌。

■ 短收肌。

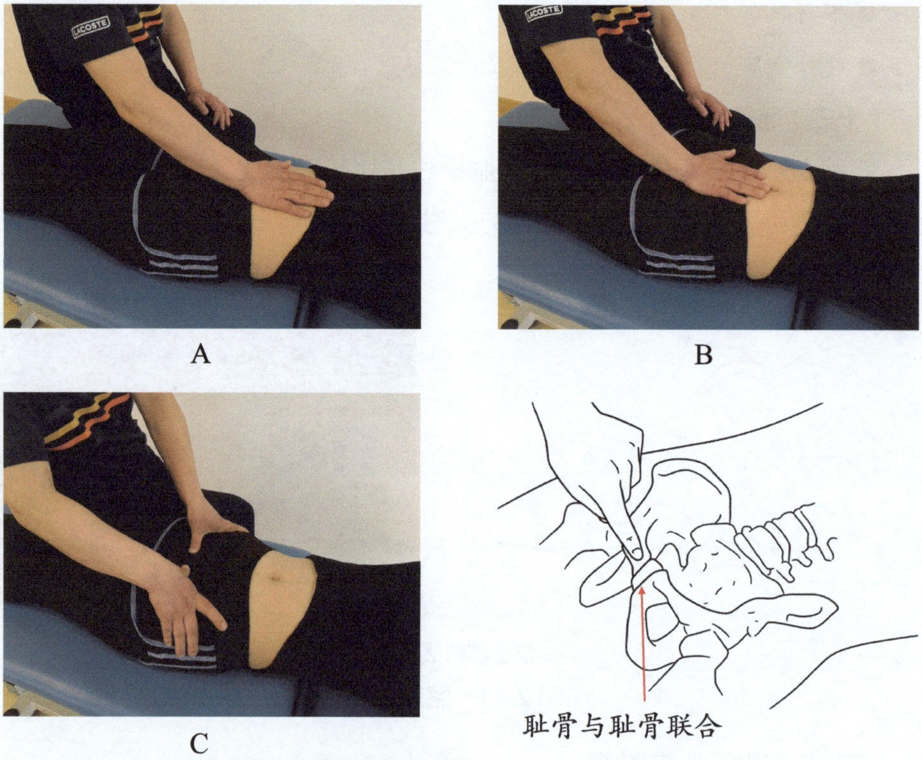

A. 摊开手掌盖住腹部

B. 向下慢慢对腹部进行触诊，直至摸到耻骨

C. 用拇指对耻骨联合进行触诊

图 2-22 耻骨与耻骨联合

二、骶骨的触诊评估

骶骨的触诊要在俯卧位下进行。通过触诊评估出骶骨的点头、反点头、单侧点头、单侧反点头、向前扭转、向后扭转。

（一）骶骨的点头、反点头

骶骨的点头和反点头可以通过触诊骶骨底和骶骨尖，以及腰5来进行评估。利用双手拇指触诊骶骨底，利用手掌触诊骶骨尖，之后用拇指对腰骶关节进行触诊（图2-23）。如果有骶骨的点头，骶骨底就会以骶2为轴，向前移动，使髂后上棘与骶骨底之间的骶沟深度增加；骶骨尖会向后移动，使骶骨与腰5的角度变大，腰5的棘突会变深。如果有骶骨的反点头，骶骨底就会以骶2为轴，向后移动，使髂后上棘与骶骨底之间的骶沟深度变浅或变平；骶骨尖会向前移动，使骶骨与腰5的角度变小，腰5的棘突会变平或后凸。

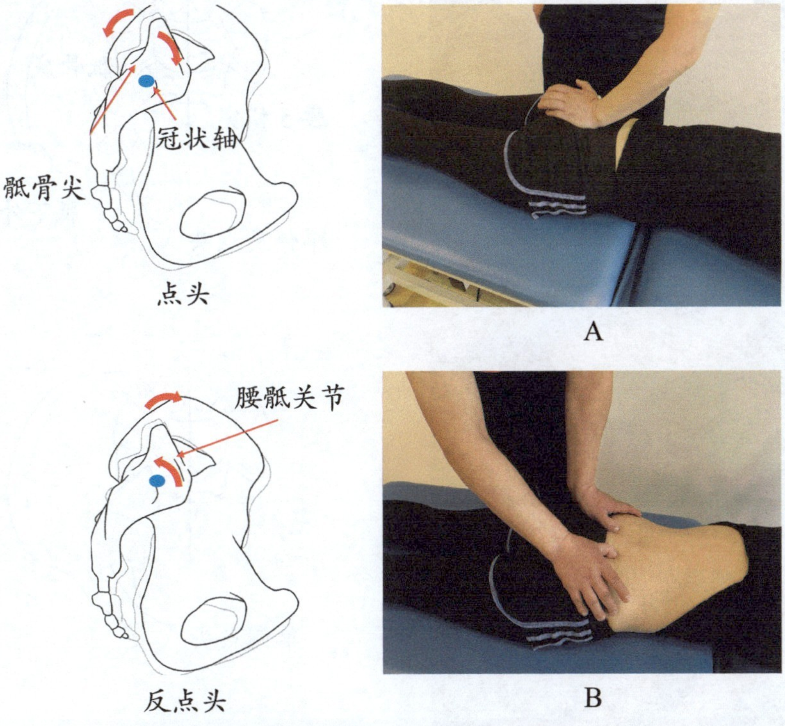

A. 用手掌对骶骨尖进行触诊　B. 用拇指对腰骶关节进行触诊

图2-23　骶骨的点头、反点头

（二）骶骨的单侧点头、单侧反点头

骶骨的单侧点头和单侧反点头，可以通过触诊骶骨底和骶下外侧角，以及腰5横突进行评估。利用双手拇指对两侧骶骨底和骶下外侧角，以及腰5横突进行一次触诊（图2-24）。如果是单侧点头，则骶骨底会比正常侧深，骶下外侧角会比正常侧偏前，同侧腰5横突较高。如果是单侧反点头，则骶骨底会比正常侧浅或平，骶下外侧角会比正常侧偏后，同侧腰5横突较低。

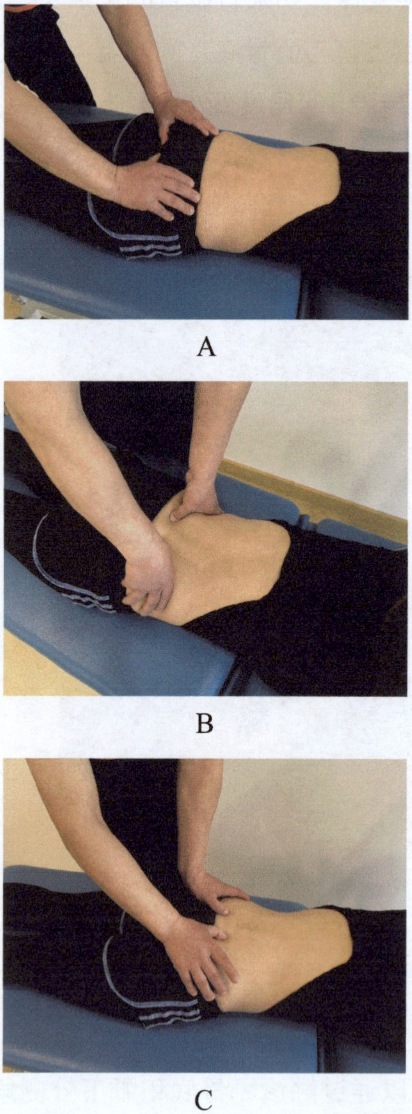

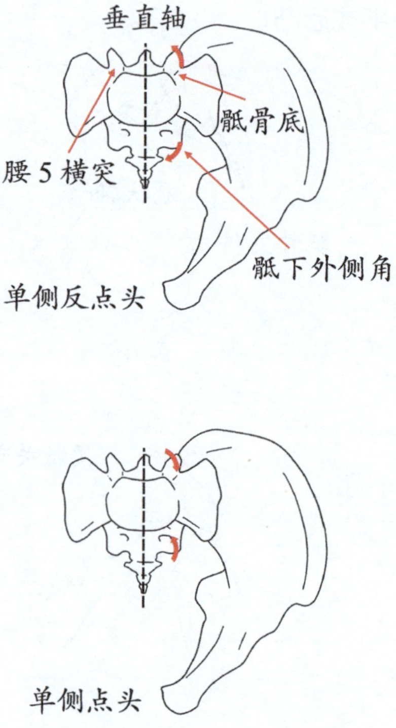

A. 骶下外侧角的触诊
B. 骶骨底的触诊
C. 腰5横突的触诊

图2-24 骶骨的单侧点头、单侧反点头

（三）骶骨向前扭转、向后扭转

骶骨向前扭转和向后扭转，可以通过触诊骶骨外侧面和骶骨底、骶下外侧角、腰5横突来进行评估（图2-25）。检查者利用双手拇指对骶骨外侧面的4点进行触诊，掌握骶骨的状态，评估骶骨是向哪一侧侧屈的。如果触诊骶骨外侧面4点时，下面两点在上面两点的左侧，则意味着右侧屈。

另一种方法是对骶下外侧角的两侧进行触诊，如果触诊结果为一侧低于另一侧，则说明骶骨向低的那一侧发生了侧屈。如果骶骨在腰5处于正常或前凸状态下发生了侧屈，则会发生向对侧旋转，提示骶骨向前扭转。如果骶骨在腰5后凸状态下发生侧屈，则会发生向同侧旋转，提示骶骨向后扭转。

还有一个方法：如果右侧髂后上棘和髂嵴最高点比左侧高，而髂前上棘比左侧低的话，则可以预测为髂骨右侧旋前，此时可以通过骶骨的侧屈情况，预测骶骨是左侧向前扭转还是右侧向后扭转。如果骶骨是向右侧侧屈的状态，就说明发生了骶骨右侧向后扭转；如果骶骨是向左侧屈，则说明发生了骶骨左侧向前扭转。

向前扭转时，骶骨底比正常侧深，骶下外侧角比正常侧低，比同侧腰5的横突高，是向对侧侧屈的状态。向后扭转时，骶骨底比正常侧浅或平，骶下外侧角比正常侧高，同侧腰5的横突低，是向对侧侧屈的状态。由于单侧点头/反点头与向前/向后扭转的差异并不大，所以有不容易区分的部分，需要注意。单侧点头和单侧向后点头，只有旋转，没有侧屈，而向前扭转和向后扭转会有侧屈发生，所以要通过有无侧屈进行区分。

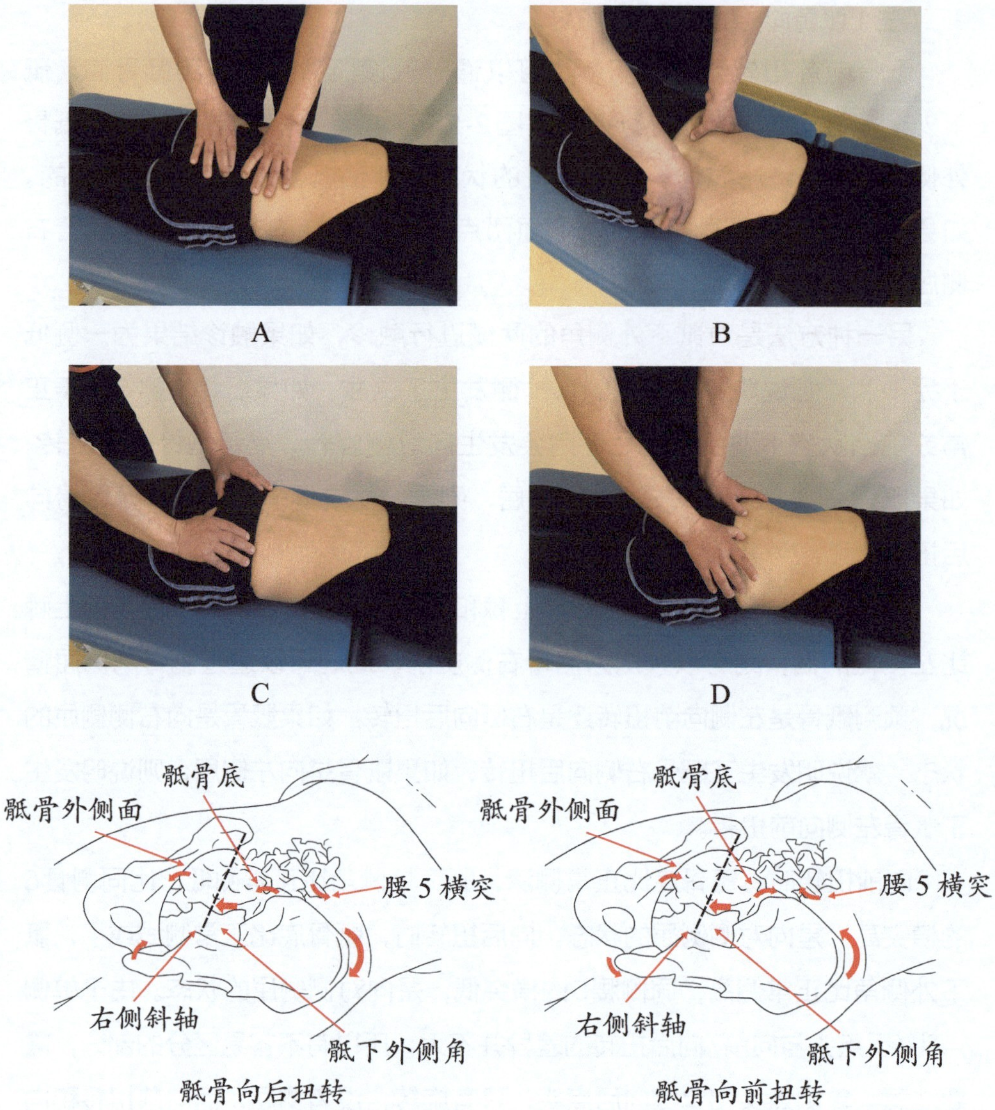

A. 骶骨外侧面的触诊　B. 骶骨底的触诊

C. 骶下外侧角的触诊　D. 腰5横突的触诊

图 2-25　骶骨向前扭转、骶骨向后扭转

三、髂骨的触诊评估

（一）髂骨旋后

髂骨旋后可以通过比较两侧髂后上棘的位置和髂前上棘的位置进行评估。比较两侧髂后上棘比骶2棘突高还是低（图2-26）。如果髂骨旋后，髂后上棘会在比骶2棘突低的位置被触诊到，髂前上棘触诊比对侧高。

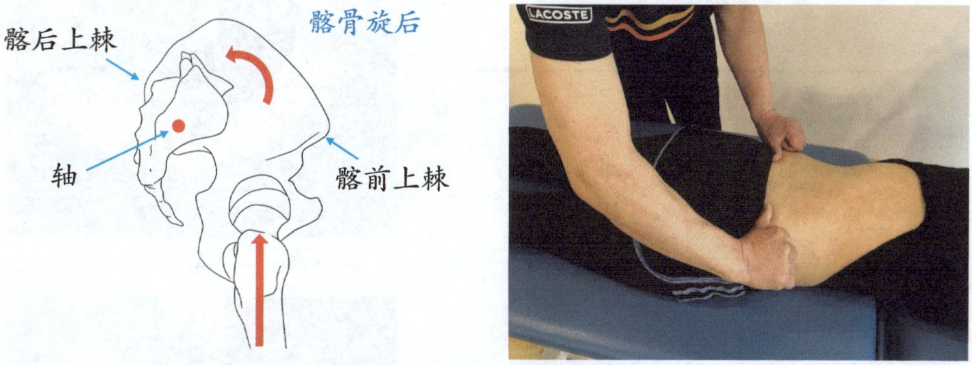

比较两侧髂后上棘位置

图 2-26　髂骨旋后

（二）髂骨旋前

髂骨旋前可以通过比较两侧髂后上棘的位置和髂前上棘的位置进行评估。比较两侧髂后上棘比骶2棘突高还是低（图2-27）。如果髂骨旋前，髂后上棘会在比骶2棘突高的位置被触诊到，一侧髂前上棘比对侧低。

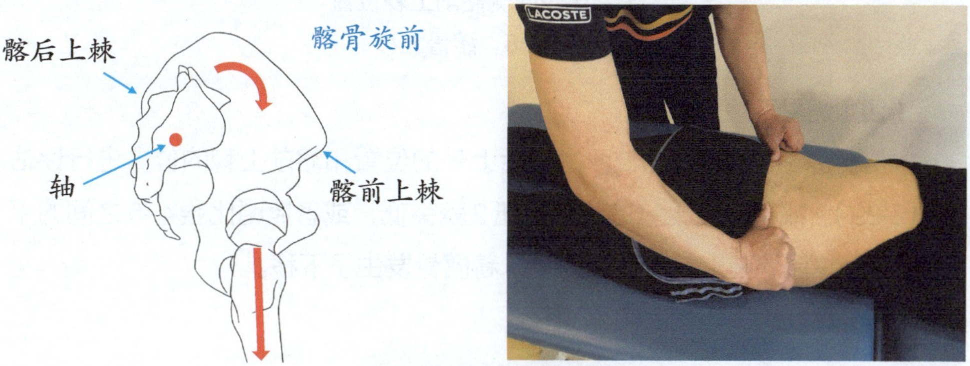

比较两侧髂后上棘位置

图 2-27　髂骨旋前

（三）髂骨上移

髂骨上移可以通过比较两侧髂后上棘的位置和髂前上棘的位置进行评估（图2-28）。如果髂后上棘的位置比骶2棘突高，或者髂嵴比腰4~5之间的平行线高，并且髂前上棘也高，则意味着髂骨发生了上移。

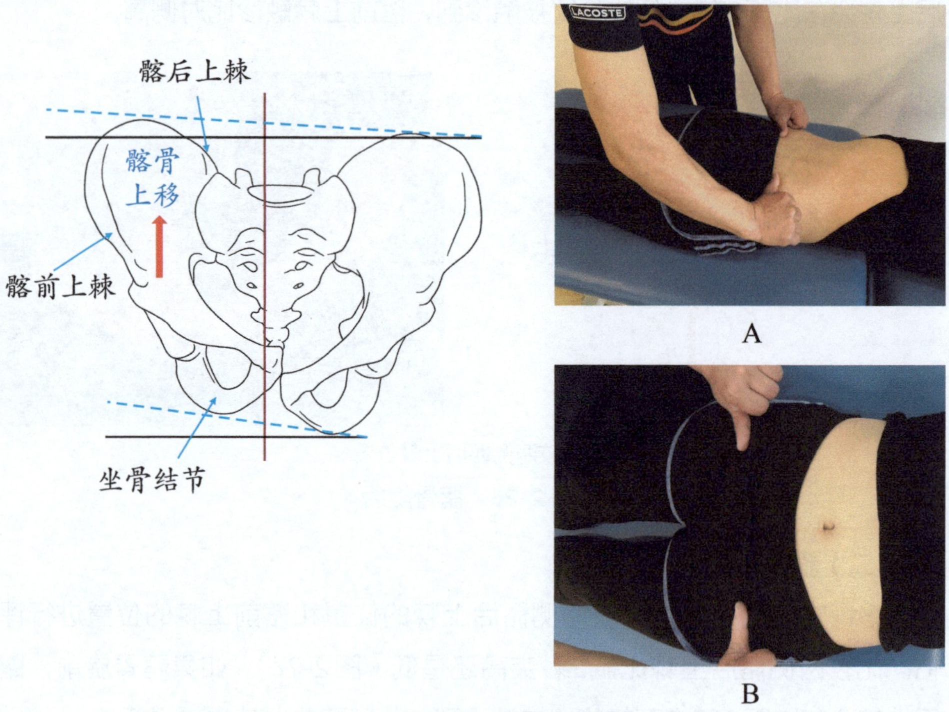

A. 比较两侧髂后上棘位置
B. 比较两侧髂前上棘位置

图 2-28 髂骨上移

（四）髂骨下移

髂骨下移可以通过比较两侧髂后上棘的位置和髂前上棘的位置进行评估（图2-29）。如果髂后上棘的位置比骶2棘突低，或者髂嵴比腰4~5之间的平行线低，并且髂前上棘也低，则意味着髂骨发生了下移。

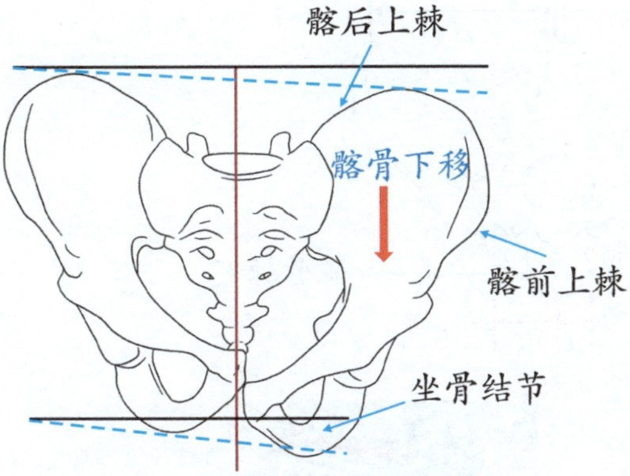

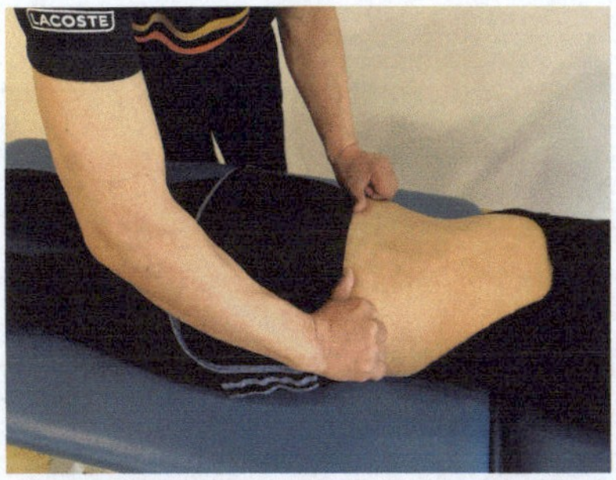

A

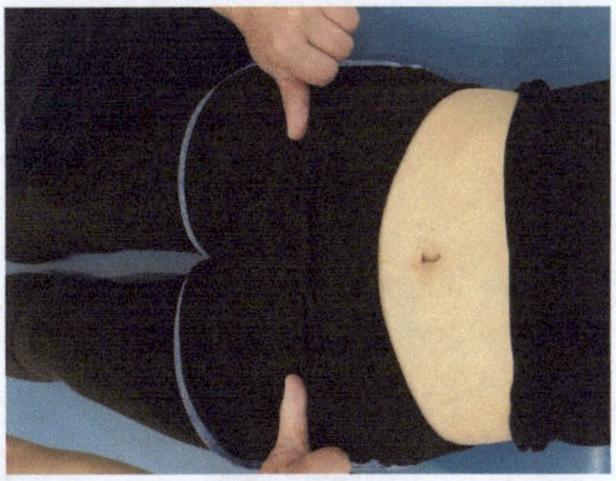

B

A. 比较两侧髂后上棘位置

B. 比较两侧髂前上棘位置

图 2-29　髂骨下移

（五）髂骨外展

髂骨外展的评估通过比较两侧髂后上棘与骶骨棘突的间距，以及两侧髂前上棘与肚脐间的距离进行（图2-30）。

一侧髂后上棘到骶骨棘突的距离，如果小于另一侧，则说明该侧髂骨处于外展状态；另外，肚脐到髂前上棘的距离会比对侧远。

髂骨外展的特征是检查者触诊骶髂后韧带时有粗糙感，患者有疼痛感，以及俯卧位屈膝90° 的状态下，进行髋关节内旋会发生小于45° 的受限运动。

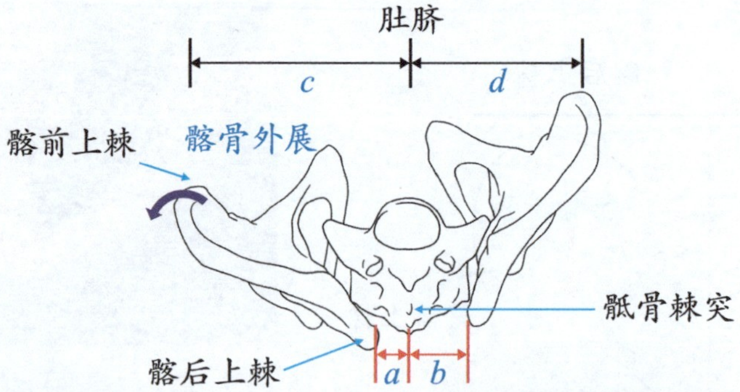

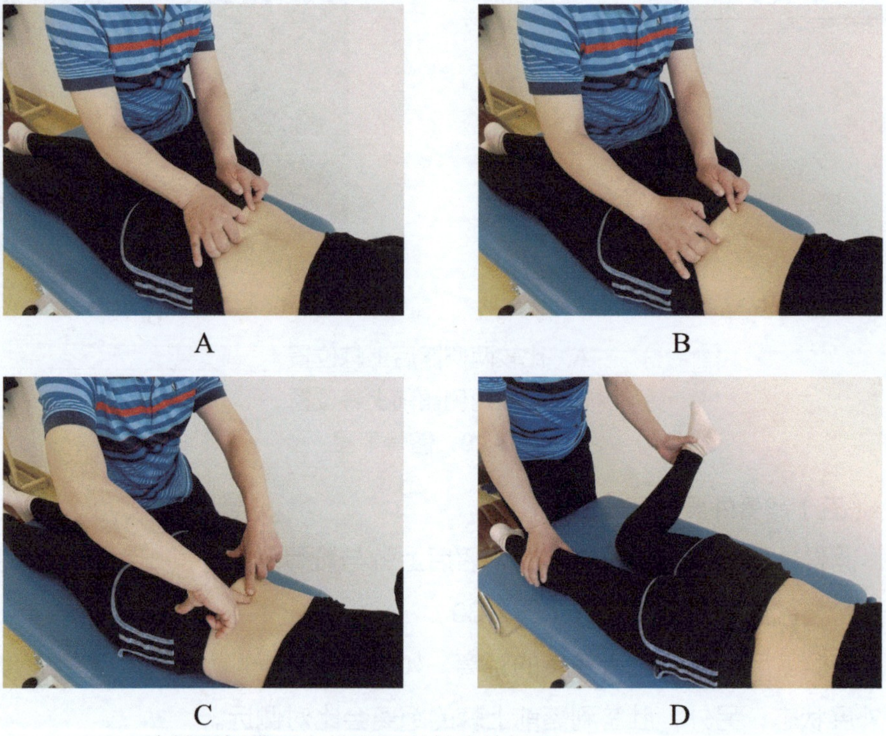

A. 比较两侧髂后上棘和骶骨棘突的间距

B. 检查者触诊骶髂后韧带时有粗糙的感觉，患者有疼痛感

C. 比较肚脐到两侧髂前上棘的间距

D. 比较髋关节内旋幅度

图 2-30 髂骨外展

（六）髂骨内收

髂骨内收的评估通过比较两侧髂后上棘与骶骨棘突的间距，以及两侧髂前上棘与肚脐间的距离进行（图2-31）。

一侧髂后上棘到骶骨棘突之间的距离，如果大于另一侧，则说明该侧髂骨处于内收状态；另外，肚脐到髂前上棘的距离会比对侧近。

髂骨内收的特征是检查者对骶髂前韧带进行触诊时，有受限感，患者有疼痛感，以及俯卧位屈膝90° 的状态下，进行髋关节外旋会发生小于45° 的受限运动。

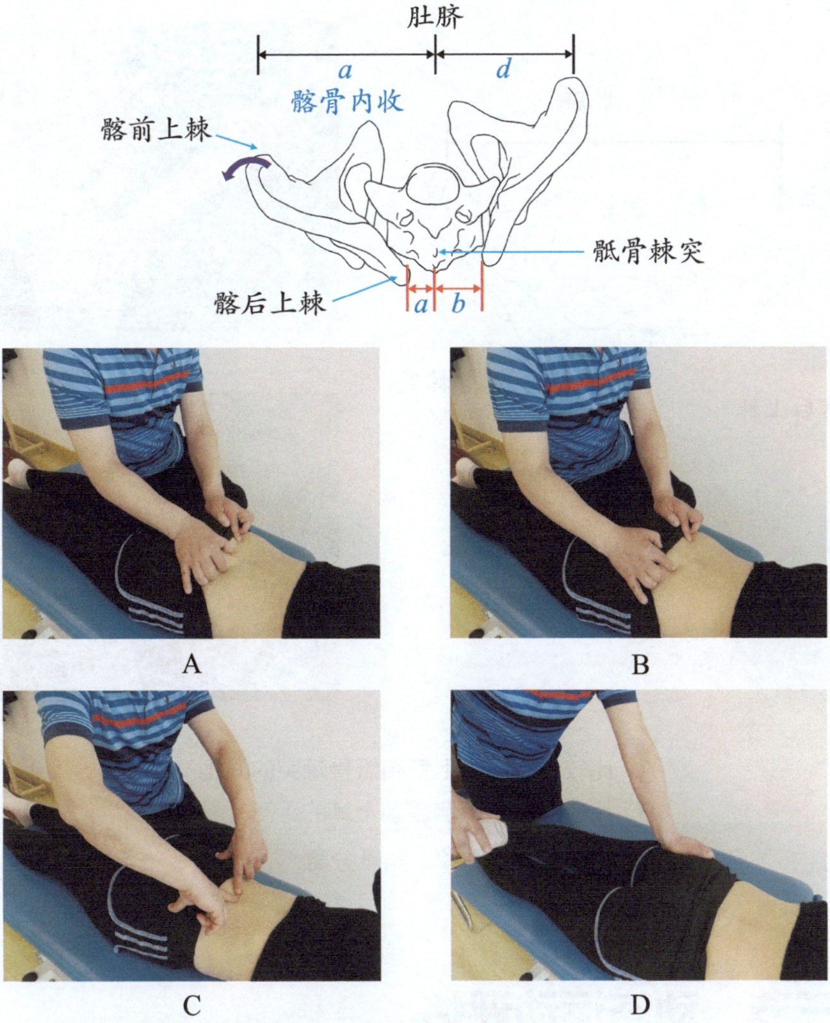

A. 比较两侧髂后上棘和骶骨棘突的间距

B. 检查者触诊骶髂前韧带时有受限的感觉，患者有疼痛感

C. 比较肚脐到两侧髂前上棘的距离

D. 比较髋关节外旋幅度

图 2-31 髂骨内收

（七）髂骶分离

髂骶分离的评估通过比较两侧髂后上棘与骶骨棘突的间距，以及两侧髂前上棘与肚脐间的距离进行（图2-32）。

一侧髂后上棘到骶骨棘突之间的距离大于另一侧，并且肚脐到髂前上棘的距离也大于另一侧，则说明该侧髂骶处于分离状态。

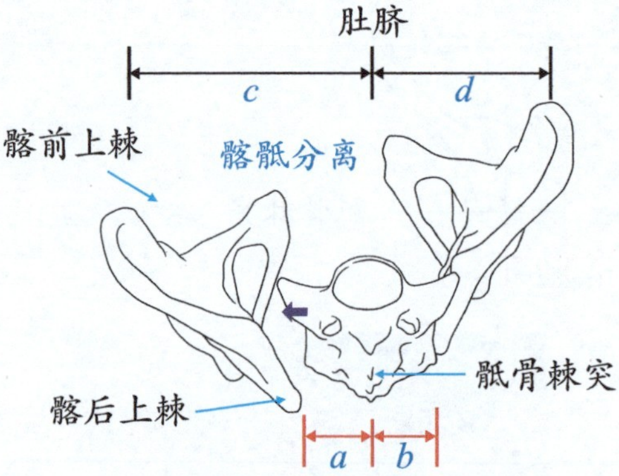

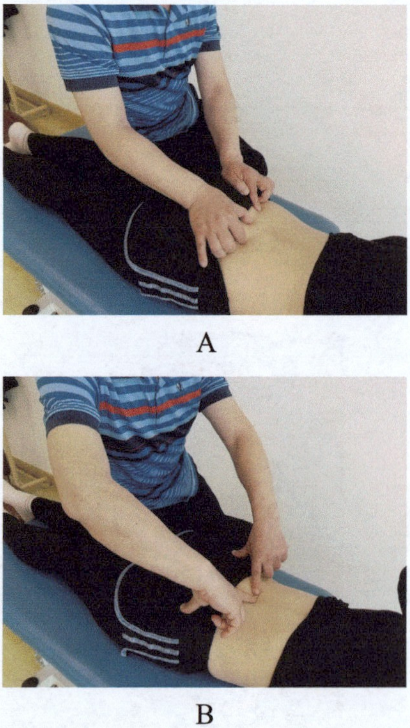

A. 比较两侧髂后上棘和骶骨棘突的间距
B. 比较肚脐到两侧髂前上棘的距离

图 2-32 髂骶分离

第三节 动态运动评估

动态运动的评估可以选择同时实行观察和触诊的方法。

一、躯干屈曲或伸展

躯干屈曲检查是患者在双足并拢后，伸直膝关节的状态下，躯干向前屈曲，双臂自然下垂，检查者观察胸廓和腰部肌肉的不均衡（Reamy et al., 2001）。躯干伸展检查需要患者双足分开与肩同宽后，在伸直膝关节的状态下，在骨盆上固定双手，将躯干向后伸展。躯干屈曲或伸展检查如图2-33所示。检查者将拇指放在患者腰5棘突或骶骨上，或者用双手固定患者髂后上棘的两侧，在患者躯干屈曲或伸展的同时，观察并评估患者的运动程度。观察躯干屈曲和伸展的重点事项如下。

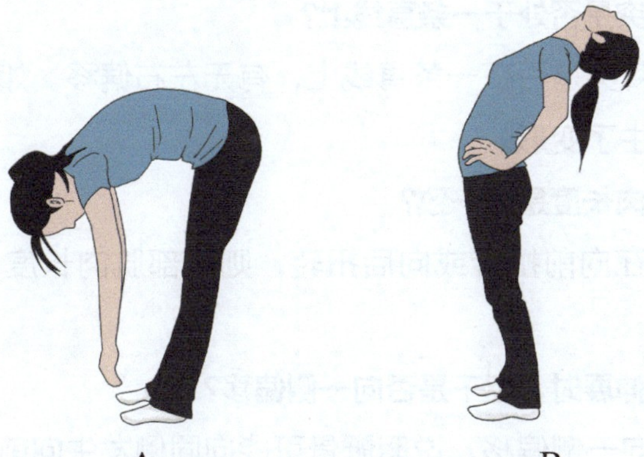

A. 躯干屈曲检查 B. 躯干伸展检查

图 2-33 躯干屈曲或伸展检查

（一）躯干的屈曲程度如何？

骶骨点头及向前扭转，以及髂骨外展及内收都会对躯干屈曲产生影响。躯干屈曲时腰骶关节要发生打开的运动，但如果骶骨处于点头或向前扭转的状态，则会发生运动受限现象。并且躯干屈曲时需要髂后上棘之间距离变远，发生髂骨内收，但如果髂骨处于外展状态，则髂骨内收会受限，导致躯干屈曲受限。另外躯干屈曲60° 以上时，需要髂后上棘之间的距离变近，髂骨发生外展，但如果髂骨处于内收状态，则髂骨外展会受限，导致躯干屈曲受限。

（二）躯干的伸展程度如何？

骶骨反点头及向后扭转，以及髂骨内收都会对躯干伸展产生影响。躯干伸展时腰骶关节要发生关闭的运动，但如果骶骨处于反点头或向后扭转的状态，则会发生运动受限现象。并且躯干伸展时需要髂后上棘之间距离变近，发生髂骨外展，但如果髂骨处于内收状态，则髂骨外展会受限，导致躯干伸展受限。

（三）腰椎棘突的排列是否形成了缓和的曲线？

如果骶骨处于点头状态，则腰5部位会过度伸展。如果骶骨处于反点头状态，则躯干伸展时腰5部位的运动受限，并且腰5、骶1会处于变平的状态。

（四）腰椎棘突是否处于一条直线上？

要评估腰椎棘突是否在一条直线上，有无左右偏移。如果有偏移，则可以预测为骨盆发生了变形。

（五）腰部肌肉长度是否一致？

如果骶骨存在向前扭转或向后扭转，则腰部肌肉长度会出现不对称的现象。

（六）屈曲及伸展时，躯干是否向一侧偏移？

屈曲时躯干向一侧偏移，说明骶骨可能向同侧发生向前扭转；伸展时躯干向一侧偏移，说明骶骨可能向对侧发生向后扭转。

（七）屈曲时臀肌的拉长是否对称？

如果存在髂骨的移位变形，则屈曲时臀肌的拉长会不对称。髂骨旋后侧的臀肌，由于会变短，所以拉长幅度会变小。

（八）伸展时股四头肌的拉长是否对称？

髂骨旋前侧的股四头肌，由于会变短，所以拉长幅度会变小。

二、躯干侧屈

躯干侧屈检查需在患者双足分开与肩同宽后，伸直膝关节，双臂自然下垂，在不让躯干屈曲或伸展的状态下进行。检查者用拇指固定患者腰5横突或关节突关节部位，或者固定患者侧屈侧的骶骨底，观察并评估患者运动程度。躯干侧屈时腰5横突以及骶骨底会向前移。躯干侧屈检查如图2-34所示。躯干侧屈时观察的重点事项如下。

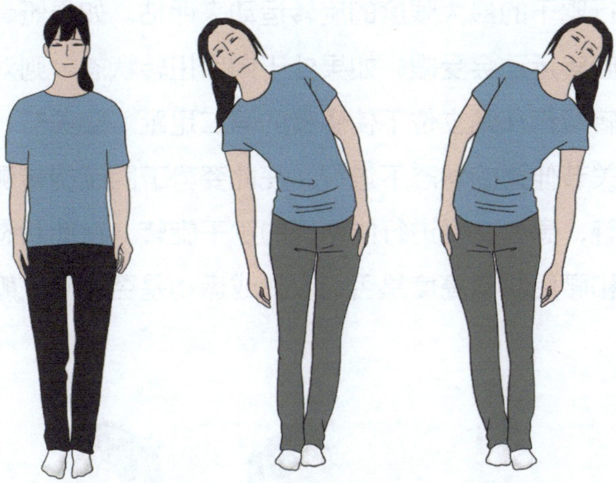

图 2-34　躯干侧屈检查

（一）躯干侧屈程度如何？

骶骨向后扭转会影响躯干侧屈。躯干侧屈时侧屈侧腰骶关节要发生关闭，骶骨要发生向前扭转。如果不发生腰骶关节的关闭或者骶骨向前扭转，则躯干侧屈会受限。骶骨处于向前扭转的状态，躯干向两侧侧屈都会受限，如果骶骨左侧处于向前扭转的状态，躯干右侧屈受限是因为骶骨左侧屈的影响，躯干左侧屈受限是因为腰5右侧屈的影响。

（二）腰椎是否有缓和的曲线？

躯干侧屈时腰椎要有缓和的曲线，如果没有产生缓和的曲线，而是变平，则说明没有发生侧屈。

（三）腰椎是否发生了屈曲、伸展的代偿作用？

如果发生代偿作用，则说明没有发生侧屈。

（四）骨盆是否运动？

骶骨如果没有向前扭转，则骨盆运动会受限。

三、骨盆旋转

固定髂骨，最大限度地旋转骨盆时，旋转侧对侧会发生骶骨向前扭转，同侧会发生骶骨向后扭转。扭转是以斜轴为中心，骶骨发生单侧旋转，扭转可以通过进行躯干的最大限度的旋转运动来评估。如果骶骨处于向前扭转状态，则同侧旋转运动会受限；如果处于向后扭转状态，则对侧旋转运动会受限。躯干旋转检查在站立位下使患者的第二足趾、膝关节、髂前上棘在一条直线上，膝关节伸直的状态下进行。在此姿势下固定旋转侧的髂后上棘和对侧的髂前上棘，患者交替进行向两侧的躯干旋转。在此状态下检查者观察患者同侧胸廓和腰后肌肉高度是否均衡，或运动是否受限。躯干旋转检查如图2-35所示。

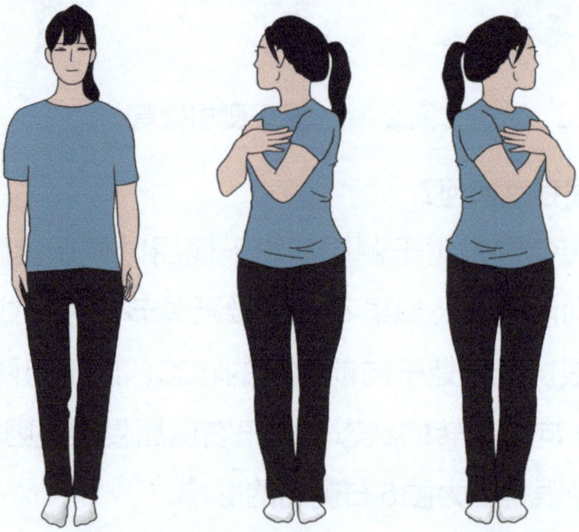

图 2-35　通过躯干旋转进行骨盆活动检查

固定髂骨，旋转骨盆时，观察的重点事项如下。

（一）骨盆的旋转程度如何?

如果骨盆无法旋转，则可以预测为骶骨对侧向后扭转或骶骨同侧向前扭转。如果旋转运动受限，固定髂骨的手所受的阻力会增加。

（二）观察腰椎部位有没有发生屈曲、伸展的代偿作用

发生代偿作用意味着旋转运动受限。

第四节　关节活动度检查

关节活动度检查是通过确定各个关节的活动程度，判断骨盆是否有问题。关节活动度接近0的状态为1阶段，关节活动度在可动范围的1/2为2阶段，完全的关节被动活动范围为3阶段，到关节解剖结构的活动范围为4阶段（Maitland，1980）。

一、骶骨活动度检查

（一）骶骨点头检查

骶骨点头检查如图2-36所示。

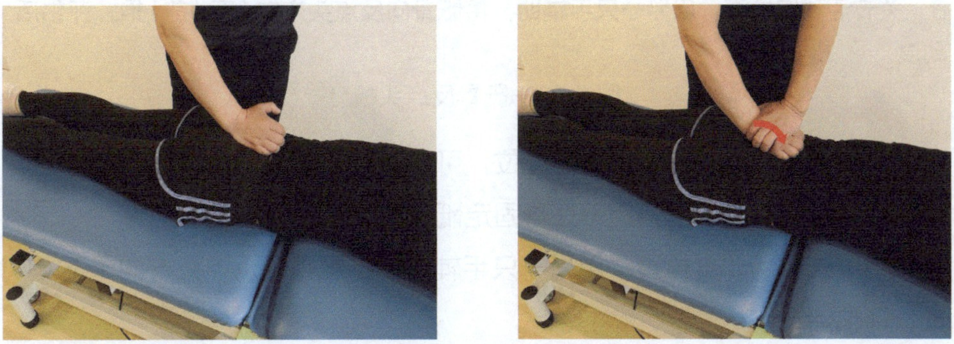

A　　　　B

A. 手的接触部位：用豌豆骨固定骶骨底

B. 关节活动度检查：用另一只手辅助，将骶骨向点头方向（前/上）推，评估活动度

图 2-36　骶骨点头检查

（1）开始姿势：患者采取俯卧位。

（2）手的接触部位：用豌豆骨固定骶骨底。

（3）关节活动度检查：用另一只手辅助，将骶骨向点头方向（前/上）推，评估活动度。

（4）活动受限或者发生疼痛，则判断为阳性。

（二）骶骨反点头检查

骶骨反点头检查如图2-37所示。

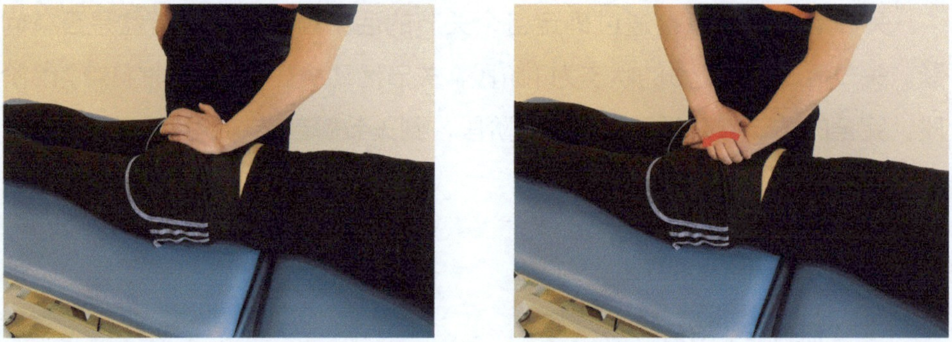

A　　　　　　　　　　　　　　　　B

A. 手的接触部位用豌豆骨固定骶骨尖

B. 关节活动度检查：用另一只手辅助，将骶骨向反点头方向（下/前）推，评估活动度

图 2-37　骶骨反点头检查

（1）开始姿势：患者采取俯卧位，可以在腹部垫上枕头。

（2）手的接触部位：用豌豆骨固定骶骨尖。

（3）关节活动度检查：用另一只手辅助，将骶骨向反点头方向（下/前）推，评估活动度。

（4）活动受限或者发生疼痛，则判断为阳性。

（三）骶骨侧屈检查

骶骨侧屈检查如图2-38所示。

（1）开始姿势：患者采取俯卧位，检查者站在患者骶骨侧屈侧的对侧。

（2）手的接触部位：用一只手的中指固定侧屈侧的骶骨外侧面，并用豌豆骨固定侧屈侧对侧的骶骨外侧面，用手推着皮肤将骶骨向侧屈包住，用另一只手的手掌及手指辅助。

（3）关节活动度检查：将骶骨向侧屈方向旋转，评估活动度。

（4）活动受限或者发生疼痛，则判断为阳性。

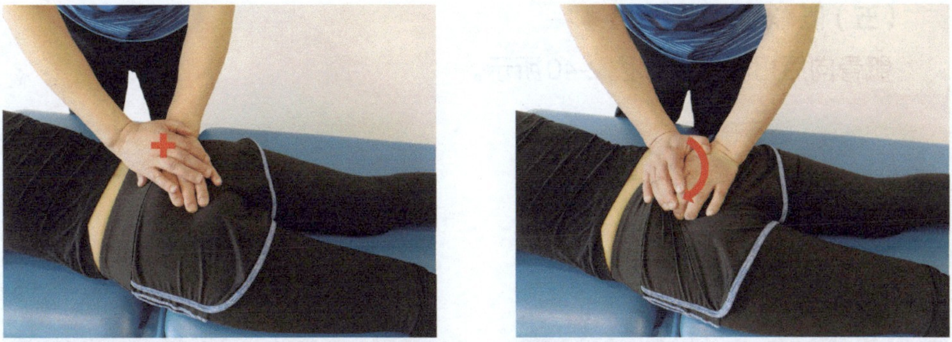

A　　B

A. 手的接触部位：用中指和豌豆骨固定骶骨外侧面，另一只手辅助

B. 关节活动度检查：将骶骨向侧屈方向旋转，评估活动度

图 2-38　骶骨侧屈检查

（四）骶骨向前扭转检查

骶骨向前扭转检查如图2-39所示。

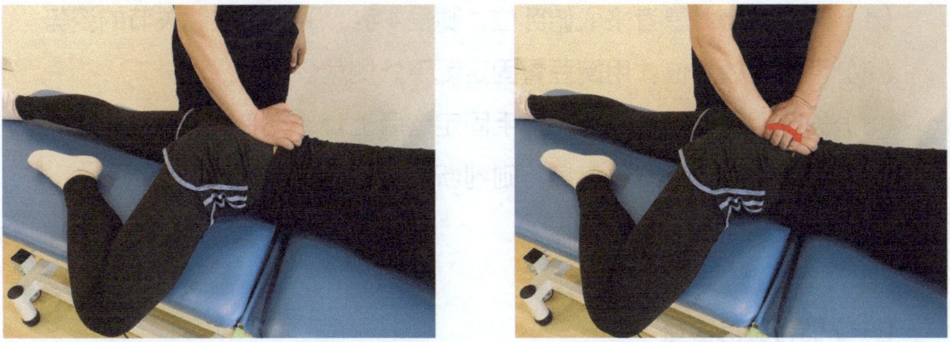

A　　B

A. 手的接触部位：用豌豆骨固定骶骨底

B. 关节活动度检查：另一只手辅助，让骶骨向前、后活动着评估活动度

图 2-39　骶骨向前扭转检查

（1）开始姿势：患者采取俯卧位，腿呈4字，采取锁住髋关节的姿势。

（2）手的接触部位：用豌豆骨固定骶骨底。

（3）关节活动度检查：另一只手辅助，让骶骨向前、后活动着评估活动度。

（4）活动受限或者发生疼痛，则判断为阳性。

（五）骶骨向后扭转检查

骶骨向后扭转检查如图2-40所示。

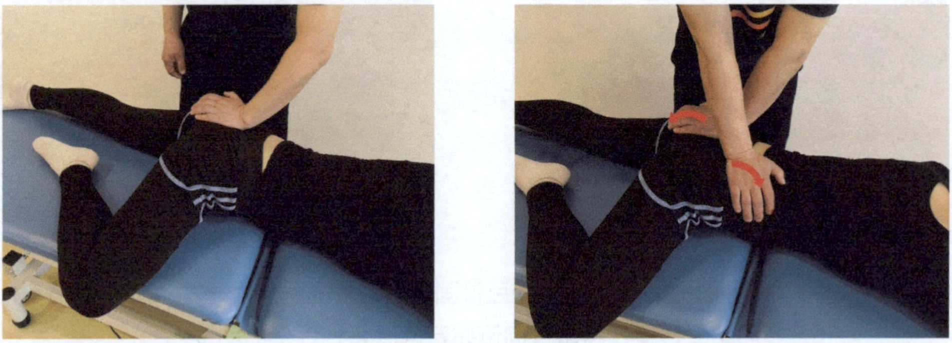

A　　B

A. 手的接触部位：用豌豆骨固定骶下外侧角

B. 关节活动度检查：另一只手固定髂后上棘，交叉推着评估活动度

图2-40　骶骨向后扭转检查

（1）开始姿势：患者采取俯卧位，腿呈4字，采取锁住髋关节的姿势。

（2）手的接触部位：用豌豆骨固定骶下外侧角。

（3）关节活动度检查：另一只手固定髂后上棘，交叉推着评估活动度。

（4）活动受限或者发生疼痛，则判断为阳性。

二、髂骨活动度检查

（一）髂骨旋后检查

通常髂骨旋前则同侧骶骨发生向后扭转的概率高，一旦发生骶骨扭转，腰5就会发生向对侧屈曲、对侧旋转。比如，右侧髂骨旋前，则骶骨发生右侧向后扭转的概率高，会发生骶骨右屈曲、右旋转和腰5左屈曲、左旋转。髂骨旋后检查如图2-41所示。

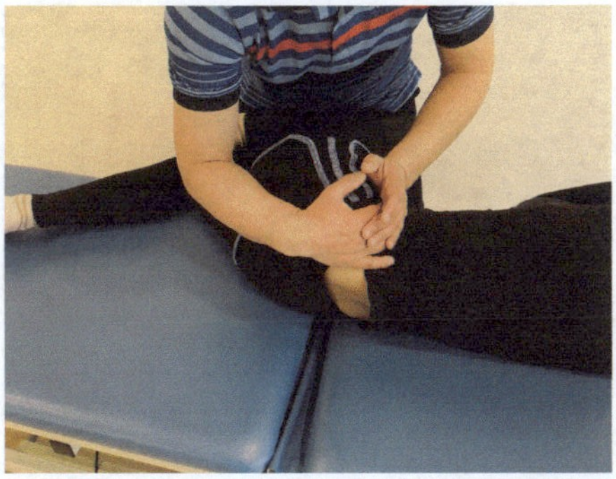

A

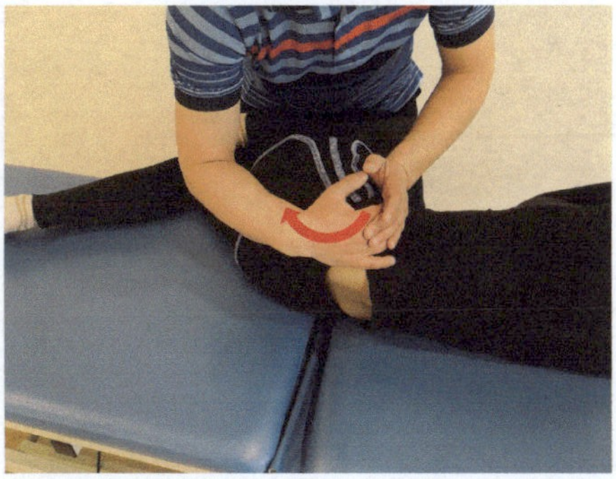

B

A. 手的接触部位：用一只手的手指固定髂前上棘，将上肢从髂骨后绕过去用前臂固定坐骨结节；另一只手固定髂前上棘

B. 关节活动度检查：将髂骨旋后，进行活动度评估

图 2-41　髂骨旋后检查

（1）开始姿势：患者在躯干处于中立位的情况下，采取侧卧姿势。

（2）手的接触部位：用一只手的手指固定髂前上棘，将上肢从髂骨后绕过去用前臂固定坐骨结节；另一只手固定髂前上棘。

（3）关节活动度检查：将髂骨旋后，进行活动度评估。

（4）活动受限或者发生疼痛，则判断为阳性。

（二）髂骨旋前检查

通常髂骨旋后则同侧骶骨发生向前扭转的概率高，腰5就会发生向对侧屈曲、同侧旋转。比如，右侧髂骨旋后，则骶骨发生右侧向前扭转的概率高，会发生骶骨右屈曲、左旋转和腰5左屈曲、右旋转。髂骨旋前检查如图2-42所示。

（1）开始姿势：患者采取俯卧位。

（2）手的接触部位：用一只手的月骨向上推着固定坐骨结节，另一只手的豌豆骨向尾侧方向推着骶骨3~4的棘突位置进行固定，双手手指紧扣。

（3）关节活动度检查：使双手变近，来进行髂骨旋前的活动度评估。

（4）活动受限或者发生疼痛，则判断为阳性。

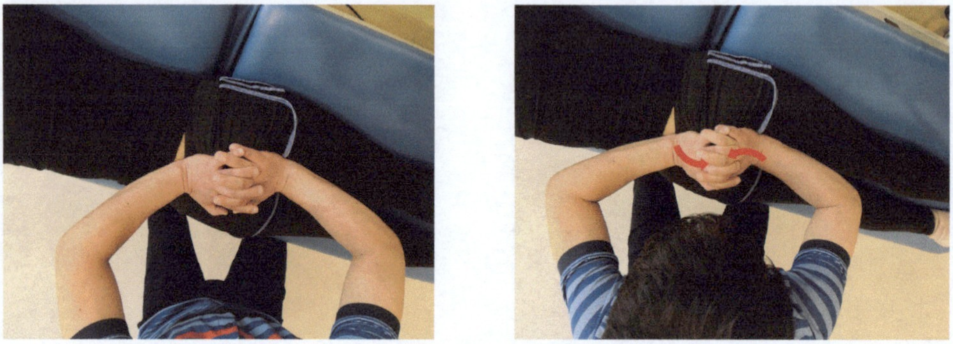

A　　　　　　　　　　　　B

A. 手的接触部位：用一只手固定坐骨结节，另一只手固定骶 3~4 的棘突
B. 关节活动度检查：使双手变近，进行髂骨旋前的活动度评估

图 2-42　髂骨旋前检查

（三）髂骨外展检查

髂骨内收会对骶骨的扭转产生影响，如果没有下肢问题，通常会发生同侧骶骨向前扭转，腰5会向髂骨内收侧的对侧侧屈和髂骨内收侧的同侧旋转。髂骨外展检查如图2-43所示。

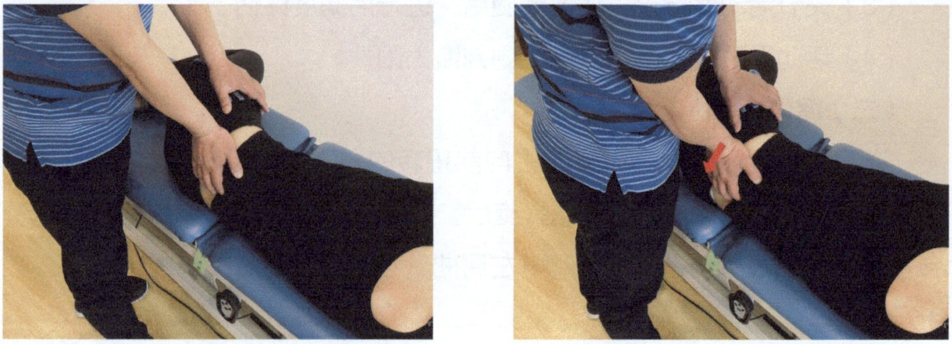

A　　　　　　　　　　　　B

A. 手的接触部位：用月骨部位固定髂后上棘外侧面，另一只手固定髂前上棘
B. 关节活动度检查：将髂后上棘向骶骨棘突方向推，进行髂骨外展的活动度评估

图 2-43　髂骨外展检查

（1）开始姿势：患者在躯干处于中立位的情况下，采取侧卧姿势。

（2）手的接触部位：用月骨部位固定髂后上棘外侧面，另一只手固定髂前上棘。

（3）关节活动度检查：将髂后上棘向骶骨棘突方向推，进行髂骨外展的活动度评估。

（4）活动受限或者发生疼痛，则判断为阳性。

（四）髂骨内收检查

髂骨外展会对骶骨的扭转产生影响，如果没有下肢问题，通常会发生同侧骶骨向后扭转，腰5会向髂骨外展侧的对侧侧屈和髂骨外展侧的对侧旋转。髂骨内收检查如图2-44所示。

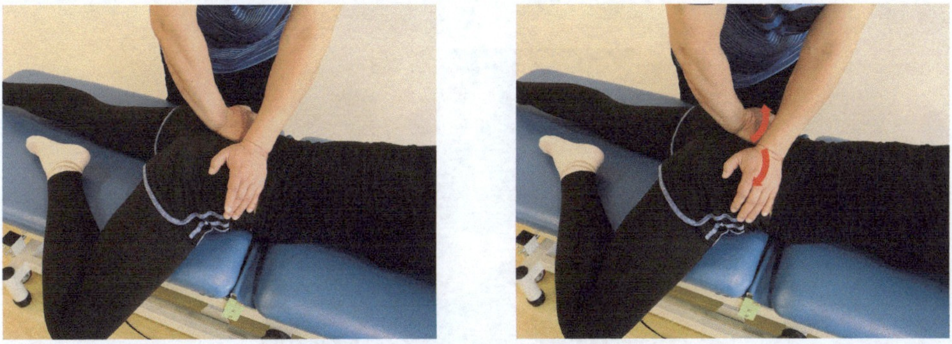

A　　　　　　　　　　　　B

A. 手的接触部位：用月骨部位固定髂后上棘内侧面，用另一只手的豌豆骨部位固定骶骨棘突

B. 关节活动度检查：将骶骨和髂后上棘交叉逆向推，进行活动度评估

图2-44　髂骨内收检查

（1）开始姿势：患者采取俯卧位，腿呈4字。

（2）手的接触部位：用月骨部位固定髂后上棘内侧面，用另一只手的豌豆骨部位固定骶骨棘突。

（3）关节活动度检查：将骶骨和髂后上棘交叉逆向推，进行髂骨内收的活动度评估。

（4）活动受限或者发生疼痛，则判断为阳性。

（五）髂骨上移检查

髂骨下移会使腰方肌力量变弱。髂骨上移检查如图2-45所示。

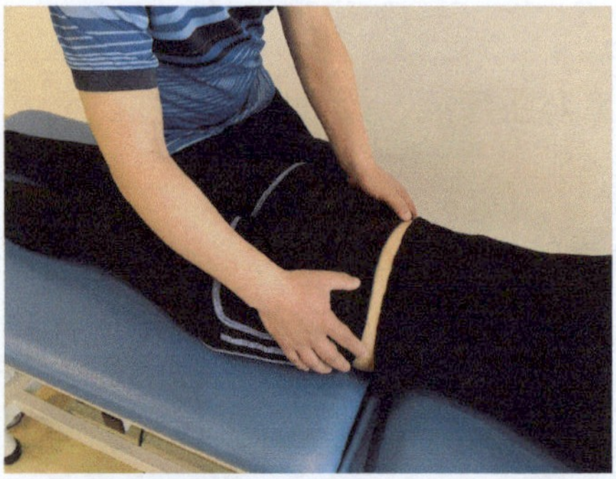

A

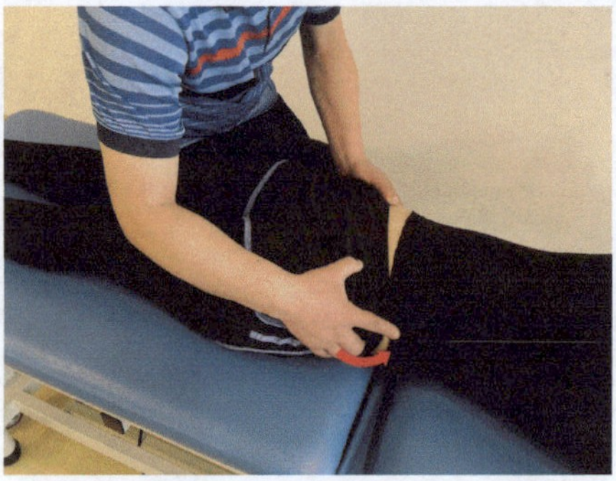

B

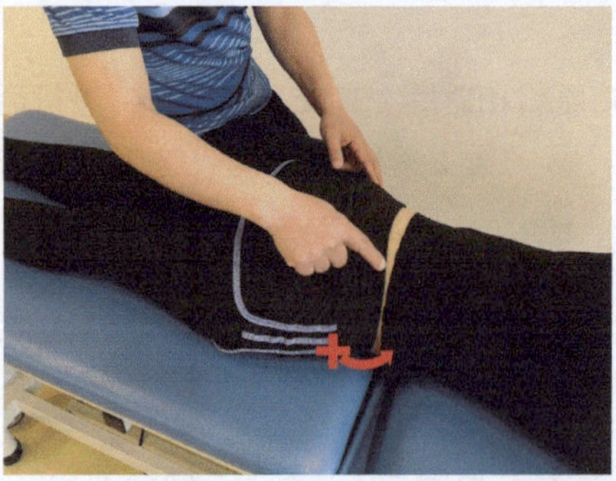

C

A. 手的接触部位：固定两侧髂嵴

B. 关节活动度检查：让患者向上提髋并保持

C. 评估维持提髂的能力

图 2-45　髂骨上移检查

（1）开始姿势：患者采取仰卧位。

（2）手的接触部位：固定两侧髂嵴。

（3）关节活动度检查：让患者向上提髋并保持，评估维持能力。

（4）如果不能保持或者有代偿作用发生，则判定为阳性。

（六）髂骨下移检查

髂骨上移会使腰方肌变短。髂骨下移检查如图2-46所示。

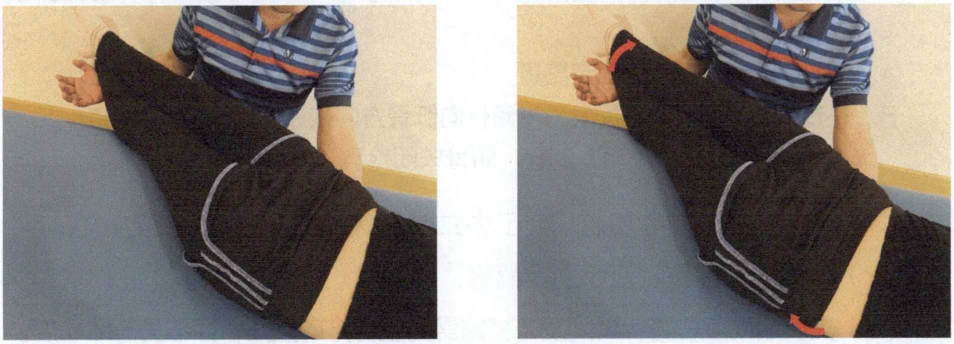

A　　　　　　　　　　　　　　B

A. 手的接触部位：用一只手的手指固定腰1~2的棘突，用另一只手固定腿

B. 关节活动度检查：对肌肉拉伸程度进行评估

图2-46　髂骨下移检查

（1）开始姿势：患者采取仰卧位，将需要拉伸侧的踝关节放在对侧踝关节下面。

（2）手的接触部位：用一只手的手指固定腰1~2的棘突，用另一只手固定腿。

（3）关节活动度检查：拉着腿到腰椎发生活动的部位，对肌肉拉伸程度进行评估。

（4）如果活动度在35°以下，或有僵硬的感觉，则判定为阳性。

（七）髂骨关闭检查

儿童的骶髂关节发育不完全，关节面接近平面，所以髂骨往往会打开。髂骨打开会使支撑体重变困难，这种不稳定性会引发功能性脊柱侧弯。髂骨关闭检查如图2-47所示。

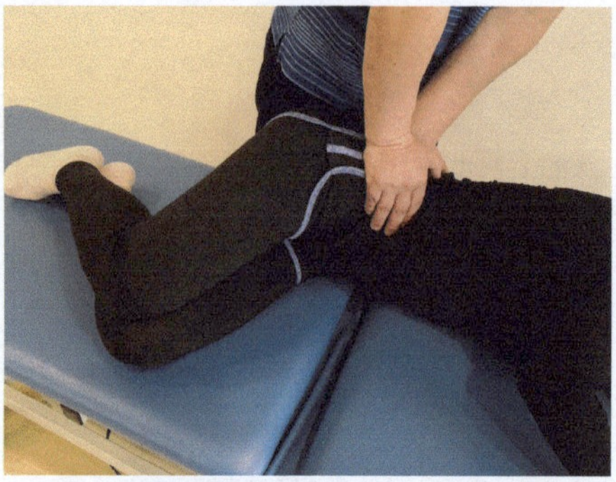

A

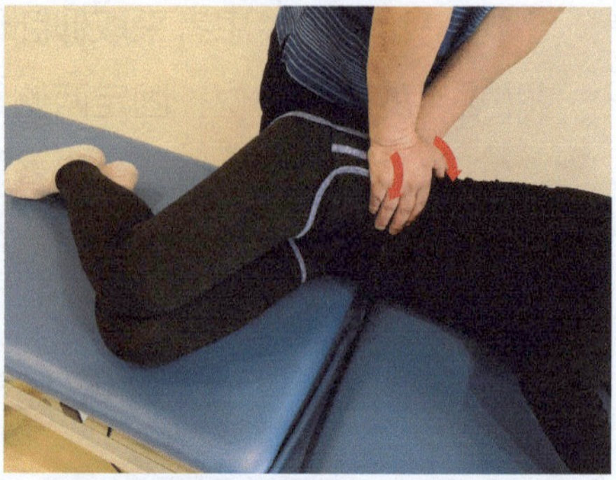

B

A. 手的接触部位：双手固定髂骨

B. 关节活动度检查：瞬间发力将髂骨向骶骨方向按压，评估关节活动度

图 2-47　髂骨关闭检查

（1）开始姿势：患者在躯干处于中立位的状态下采取侧卧姿势。

（2）手的接触部位：双手固定髂骨。

（3）关节活动度检查：瞬间发力将髂骨向骶骨方向按压，评估关节活动度。

（4）如果活动受限，则判定为阳性。

第五节　骶髂关节的疼痛激发试验

为了发现在计算机断层扫描（CT）或者磁共振成像中不容易发现的骶髂关节综合征，治疗师需要进行多种激发疼痛的试验。激发试验中有3个以上呈阳性，则可以怀疑骶髂关节存在问题（Konim et al.，2002）。已知的疼痛激发试验有床边试验、骶骨加压试验、股骨加压试验（Kokmeyer et al.，2002；Laslett et al.，2003，2005）、骨盆挤压试验及骨盆分离试验（Magee，2009）、4字试验、骶骨固定试验等。

这样的试验有助于判断骶髂关节病变、耻骨联合不稳定、髋关节病变、腰4神经根病变、股神经有无受压等情况（Dutton，2008）。

一、床边试验

床边试验是为了确认骶髂关节综合征是否存在的疼痛激发试验。虽然仅凭一个试验无法判断骶髂关节是否有问题，但是可以通过追加其他的试验进行判断（Laslett et al.，2003）。以有疼痛的腿为基准，如果患者主诉两侧都有疼痛，则对两侧都进行试验。床边试验如图2-48所示。

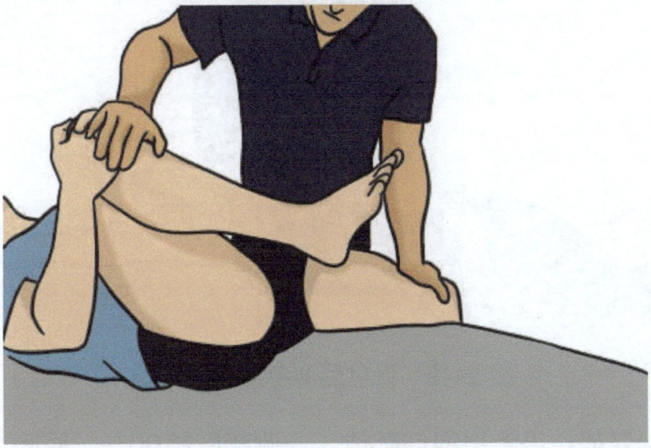

图 2-48　床边试验

（1）开始姿势：患者采取仰卧位，将有疼痛的腿垂到床下，使髋关节发生过度伸展；患者用双手抱住没有疼痛的那侧腿，向胸的方向拉着固定（Dreeyfuss et al.，1996）。

（2）手的接触部位：固定有疼痛侧的膝关节上方和无疼痛侧的膝关节。

（3）疼痛激发试验：将髋关节过伸的那侧腿向地面推，屈膝的那侧腿向胸部推，以此给骶髂关节施加压力（Cook et al.，2013；Kokmeyer et al.，2002）。

（4）如果活动受限或发生疼痛，则可判断为阳性（Dutton，2008）。

二、骨盆后侧疼痛激发试验

骨盆后侧疼痛激发试验也被称作股骨加压试验，是为了判断骶髂关节是否有问题而实行的疼痛激发试验。特别是在孕妇群体中往往被用于检查骶髂后韧带是否有扭伤，区分骨盆疼痛和腰部疼痛（Laslett et al.，2005）。可以追加其他试验，以确认骶髂关节是否存在病变。骨盆后侧疼痛激发试验如图2-49所示。

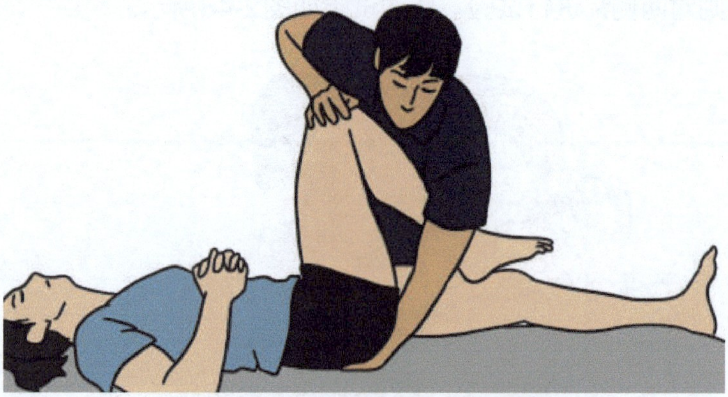

图 2-49　骨盆后侧疼痛激发试验

（1）开始姿势：患者采取仰卧位，一侧腿屈髋90°，屈膝，向正中线追加髋关节内收动作，但要避免过度内收（Vercellini，2011）。

（2）手的接触部位：一只手固定骶骨下端，另一只手固定屈髋侧膝关节。

（3）疼痛激发试验：利用股骨的杠杆，向下垂直用力对骶髂关节施压。

（4）如果活动受限或发生疼痛，则可判断为阳性。

三、骨盆分离试验

骨盆分离试验是为了确认骶髂关节有无问题的疼痛激发试验，用于评估骶髂前韧带有无扭伤、区分骨盆疼痛和腰部疼痛（Cook et al.，2013）。可以追加其他试验，以确认骶髂关节是否存在病变。骨盆分离试验如图2-50所示。

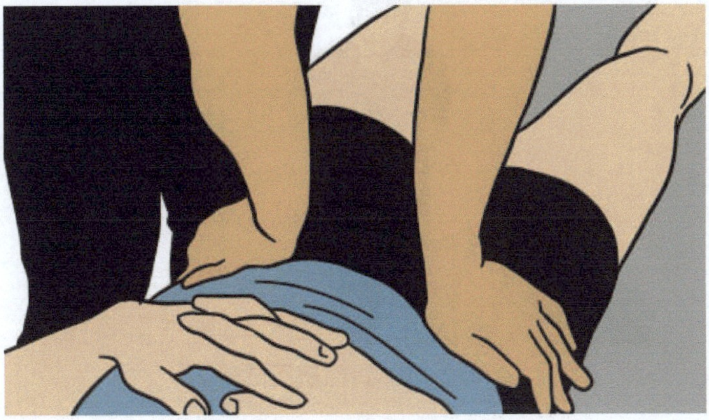

图 2-50　骨盆分离试验

（1）开始姿势：患者采取仰卧位。

（2）手的接触部位：用双手的豌豆骨分别固定两侧髂前上棘。

（3）疼痛激发试验：按住髂前上棘沿垂直方向向后持续施力30秒，给骶髂关节施加压力（Cook et al.，2013）。

（4）如果活动受限或骶髂前韧带有疼痛发生，则可判断为阳性（Buckup，2008）。

四、骨盆挤压试验

骨盆挤压试验也被称作接近试验，是用于重现患者的症状，评估骶髂关节结构，特别是评估骶髂后韧带的疼痛激发试验（Laslett and Williams，1994）。但是骨盆挤压试验在要求精确度的评估中可信度并不是很高。另外骶髂关节的疼痛激发试验的结果，也会受到患者对疼痛的主观认知及治疗师的技术应用等外部因素的影响。所以要追加其他试验，才能确认骶髂关节是否存在病变。骨盆挤压试验如图2-51所示。

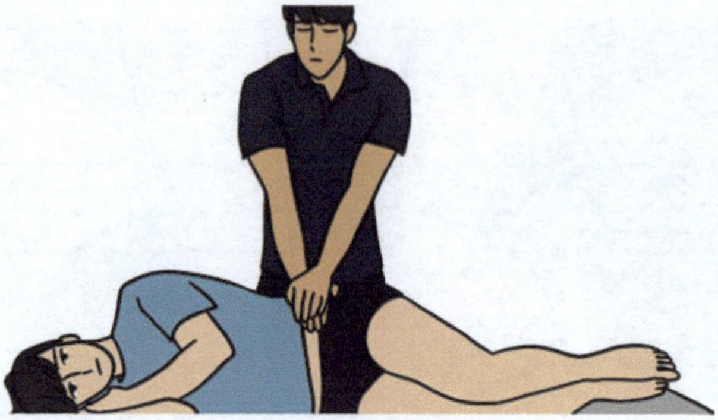

图 2-51　骨盆挤压试验

（1）开始姿势：患者采取侧卧位。

（2）手的接触部位：用双手固定髂嵴上部。

（3）疼痛激发试验：将髂嵴稍微向前/地面方向压，这样的活动会在骶骨前面施加压力，因此骶髂关节所受压力会增加。

（4）如果活动受限或者发生疼痛，则可判断为阳性。

五、骶骨加压试验

骶骨加压试验是用于诊断骶髂关节骨折的疼痛激发试验。其在阳性症状判定上正确度并不是很高，但可以与其他骶髂关节疼痛激发试验组合进行，为骶骨功能障碍提供有效证据（Vercellini，2011）。骶骨加压试验如图2-52所示。

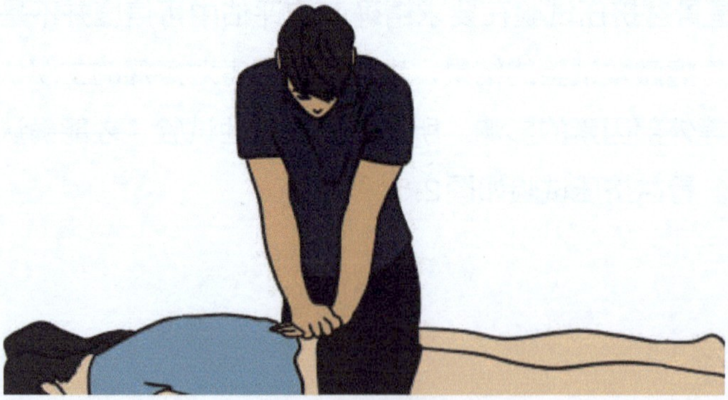

图 2-52　骶骨加压试验

（1）开始姿势：患者采取俯卧位。

（2）手的接触部位：用豌豆骨固定骶骨，另一只手辅助。

（3）疼痛激发试验：将骶骨向上/前像按弹簧一样按，让骶骨能够发生点头运动，向骶髂关节施加压力。

（4）活动受限或骶髂关节发生疼痛，则可以判断为阳性（Broadhurst et al.，1998）。

六、单腿站立试验

单腿站立试验又被称作Stork试验或骶骨固定试验，抑或是屈髋试验，是在临床实操中常用到的试验。此方法能够检查骶髂关节活动度，通过触诊进行骶髂关节的活动度评估。此方法是评估骨盆内稳定性的有用方法（Sturesson et al.，2000）。单腿站立试验如图 2-53所示。

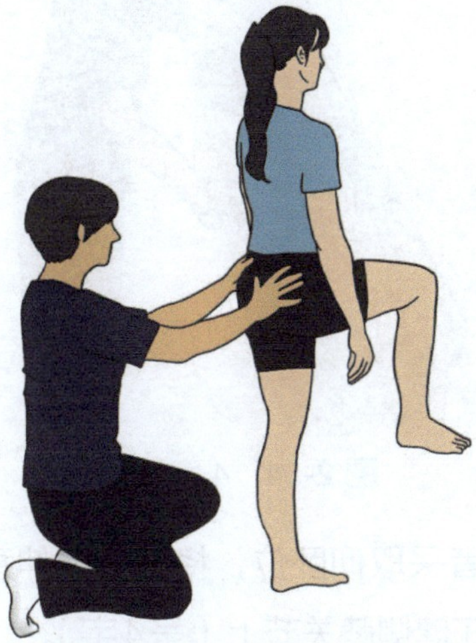

图 2-53　单腿站立试验

（1）开始姿势：患者采取站立位。

（2）手的接触部位：用双侧拇指分别固定双侧髂后上棘及骶骨棘突。

（3）疼痛激发试验：患者将一侧腿屈髋90° 或以上，此时评估骶髂关节的活动质量及幅度（Dutton，2008）。重复比较左右两侧腿。正常情况下髂骨会相对骶骨旋后，髂后上棘会向下移动。左右腿之间的运动质量与幅度也要对称（Magee，2008）。

（4）髂后上棘上的拇指在髋关节屈曲时，如果向头侧方向移动或者活动幅度很小，则可判定为阳性（Hansen et al.，2003）。

七、4字试验

4字试验作为确认骶髂关节及髋关节是否存在病变的方法，也被称为FABER试验，FABER是屈曲、外展、内旋的简写。在腰、骨盆、髋关节部位的疼痛检查中，4字试验常与直腿抬高试验一起被应用（Martin，2007）。4字试验如图2-54所示。

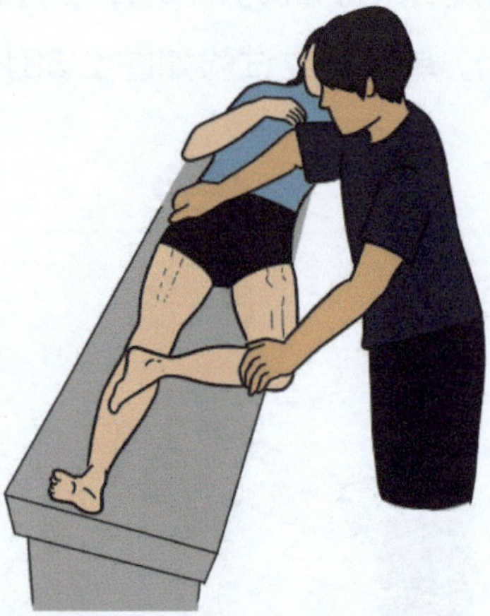

图 2-54　4 字试验

（1）开始姿势：患者采取仰卧位，将健侧腿伸直，患侧腿屈髋及外展，之后屈膝，将踝关节放在健侧膝关节上（呈4字）。

（2）手的接触部位：一只手固定健侧髂前上棘，另一只手固定屈曲的膝关节。

（3）疼痛激发试验：不让髂前上棘活动，将膝关节向床面压，对髋关节及骶髂关节施加压力。

（4）如果由于髋臼的压力，髋关节发生疼痛或者活动受限（Philippon et

al.，2007），骶髂关节部位发生疼痛或活动受限，则可以判断为阳性（Flynn et al.，2008）。此时也可以怀疑髂腰肌短缩。

第六节　X射线检查

通常利用X射线影像的姿势评估在论文或临床上利用率比较高，要找到身体的基准点，以此为基础进行评估。

一、进行X射线检查时需熟知的事项

为了通过X射线影像对姿势进行评估，就要熟知以下部位的形态和位置。要熟知骶骨、髋骨、尾骨等的形态，也要知道髂嵴、骶骨底、髂前上棘、骶下外侧角、坐骨结节、脊柱椎弓根、腰5横突、腰5棘突、腰骶关节、骶髂关节、耻骨联合、股骨大转子、髋臼、闭孔等的位置及形态。骨盆X射线影像如图2-55所示。

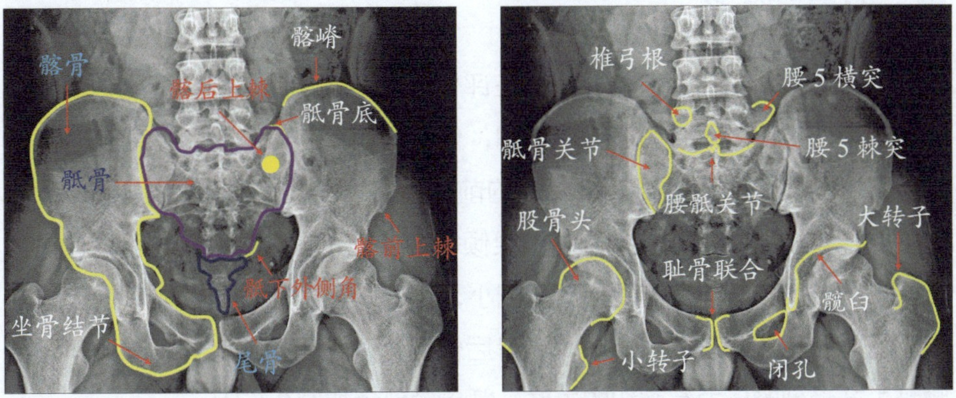

图2-55　骨盆X射线影像

二、腰5侧屈和旋转

测量腰5椎体的上缘延长线与骶骨翼延长线左右两侧的距离。距离短的一侧为侧屈侧。如果左侧短，右侧长，则意味着发生了左侧屈。测量腰5棘突和椎弓根之间的距离。距离长的一侧为旋转侧。如果右侧短，左侧长，则意味着发生了左旋转。腰5的侧屈及旋转如图2-56所示。

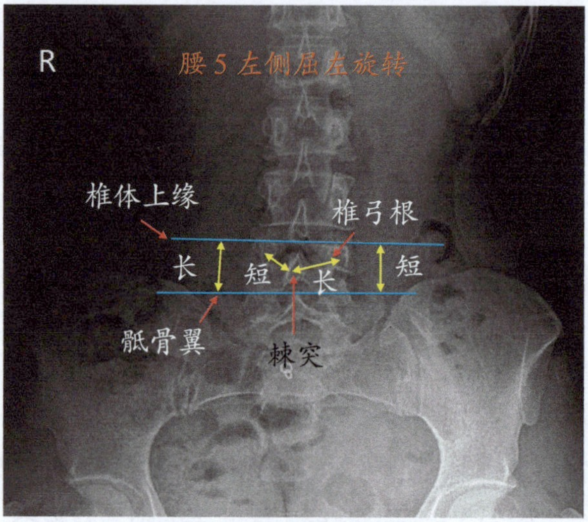

图 2-56　腰 5 的侧屈及旋转

三、骶骨倾斜角

骶骨倾斜角也称为佛格森角，在评估骶骨前倾、后倾时会用到。虽然文献和学者们提出的倾斜角度各有不同，但平均为30°~60°。

骶骨倾斜角的评估要在骶骨底的前和后点两个点，连接起来画一条线，评估此线与水平线形成的夹角。如果倾斜角度比正常范围大，则可以预测为骶骨前倾；如果倾斜角度比正常范围小，则可以预测为骶骨后倾。

骶骨前倾会诱发骶骨点头，骶骨后倾会诱发骶骨反点头。骶骨倾斜角与腰骶关节受到的压力有密切的关联。骶骨倾斜角如图2-57所示。

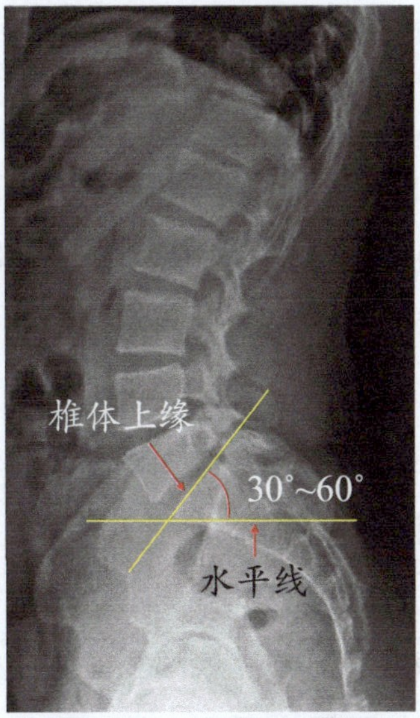

图 2-57　骶骨倾斜角

四、骨盆倾斜角

骨盆的中立位置，不仅对姿势产生影响，也会对体内脏器产生影响，所以评估骨盆的倾斜角很重要。为了评估这部分，要找到髋关节轴的中心点和骶骨椎体上缘中点的连线，评估该线与重力中心线的夹角。骨盆倾斜角平均约为11°（Lee et al.，1999）。骨盆倾斜角如图2-58所示。

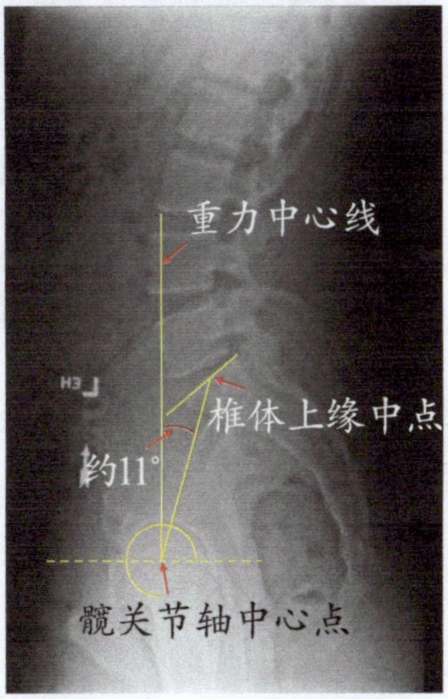

图 2-58　骨盆倾斜角

五、髂骨旋后及旋前

髂骨旋后及旋前可以通过4种方法进行评估。

（1）评估髂前上棘和髂后上棘的连线与水平线的夹角，如果倾斜角度大于正常范围说明髂骨旋前，小于正常范围则说明髂骨旋后。

（2）测量髂嵴到坐骨结节的距离，距离短的那侧意味着髂骨旋前，长的那侧意味着髂骨旋后。

（3）可以评估闭孔，测量闭孔的斜线长度，比较两侧长度，短的那侧意味着髂骨旋前，长的那侧意味着髂骨旋后。

（4）可以通过比较左右髂后上棘和髂前上棘进行评估。如果是髂骨旋后的状态，则会是髂后上棘低，髂前上棘高；如果是髂骨旋前的状态，则会是髂后上棘高，髂前上棘低。髂骨旋后及旋前如图2-59所示。

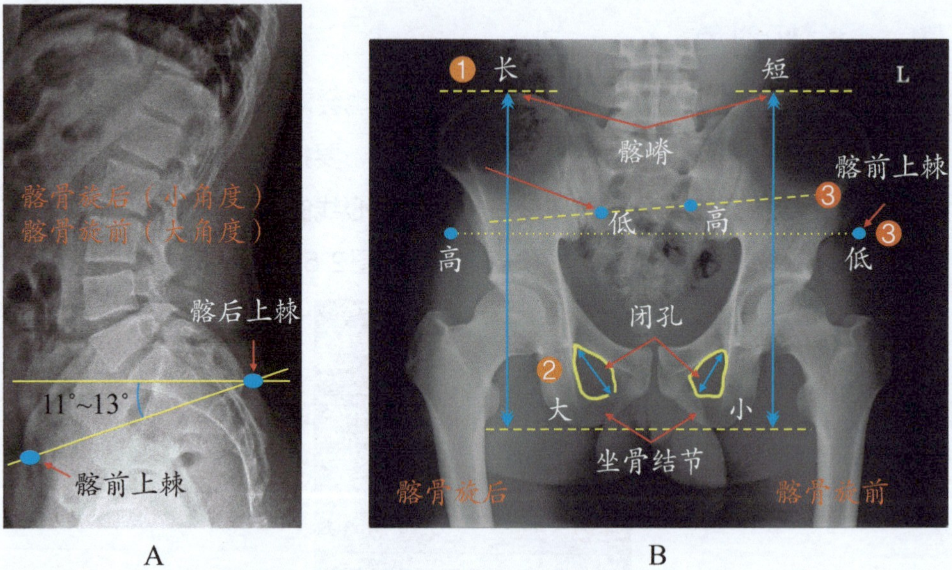

A. 连接髂前上棘和髂后上棘，评估此连线与水平线的夹角

B. 比较：① 髂嵴与坐骨结节间的距离；② 闭孔的斜线长度；③ 髂后上棘与髂前上棘的高低

图 2-59 髂骨旋后及旋前

六、髂骨上移及下移

髂骨上移及下移可以通过腰4~5之间的平行线与髂嵴，还有坐骨结节的位置进行评估。正常情况下髂嵴要在腰4~5之间的平行线位置上。如果髂嵴高于腰4~5之间的平行线，坐骨结节高于对侧，则说明髂骨上移；如果髂嵴低于腰4~5之间的平行线，坐骨结节低于对侧，则说明髂骨下移（图2-60）。

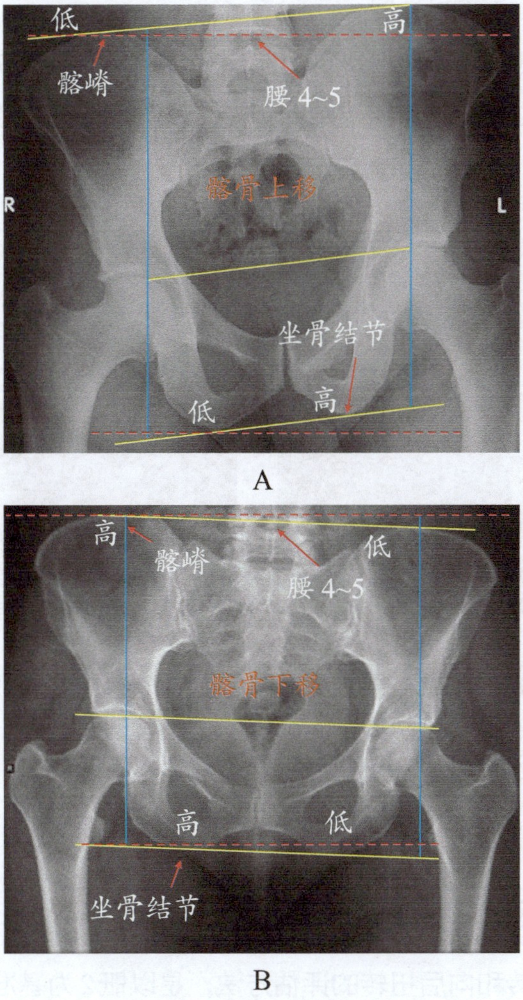

A. 上移　B. 下移

图 2-60　髂骨上移及下移

七、髂骨内收及外展

髂骨内收及外展可以通过4种方法评估。

（1）测量比较双侧髂骨内侧末端到外侧末端的距离。如果距离短，则说明髂骨内收；如果距离长，则说明髂骨外展。

（2）以骶2棘突为基准画重力中心线时，耻骨离重力中心线近的一侧为髂骨内收，远的一侧为髂骨外展。

（3）测量两侧闭孔由内到外的长度，长的那侧为内收，短的那侧为外展。

（4）测量骶2棘突到髂后上棘的距离，长的那侧为内收，短的那侧为外展。髂骨内收及外展如图2-61所示。

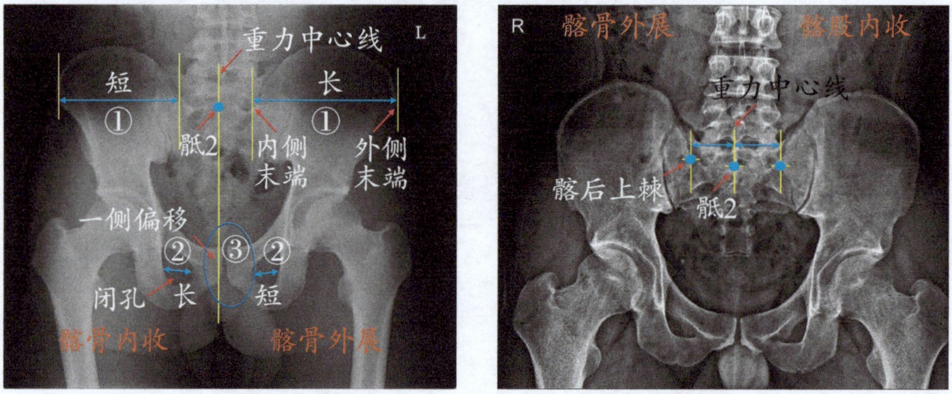

A　　　　　　B

A. ① 髂骨内侧末端到外侧末端的距离；② 闭孔内侧到外侧的长度；③ 重力中心线到耻骨的距离

B. 骶 2 到髂后上棘的距离

图 2-61　髂骨内收及外展

八、骶骨向前扭转及向后扭转

骶骨向前扭转和向后扭转的评估方法，是以骶2为基准测量到骶骨翼的距离。距离短的那侧可以怀疑是向前扭转，长的那侧可以怀疑是向后扭转。此时要追加评估骶骨是向哪一侧侧屈的。骶骨侧屈可以通过两侧骶骨翼的连线与骶骨两侧外侧面的延长线形成的三角形与重力中心线形成的形态进行确认，骶骨向离重力中心线近的那侧发生了侧屈。比较骶2与骶骨翼的连线，如果骶骨向短的那侧发生了侧屈，说明是向前扭转的问题；如果向长的那侧发生了侧屈，则意味着是向后扭转的问题。骶骨向前扭转及向后扭转如图2-62所示。

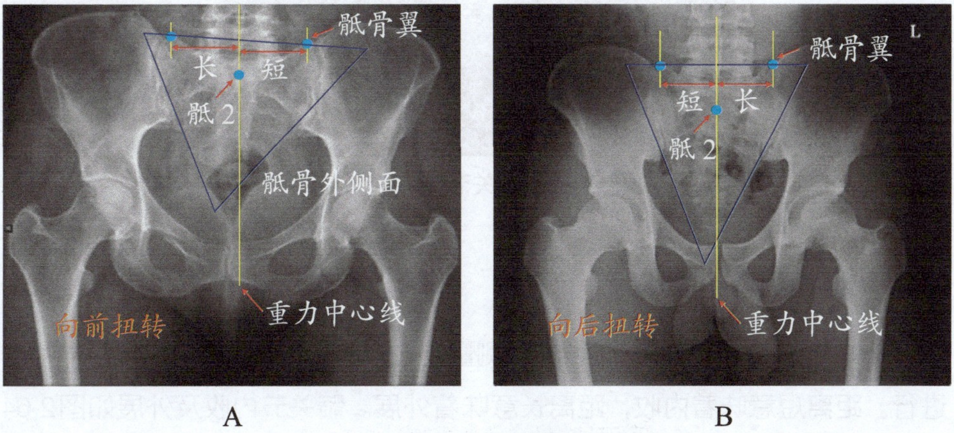

A. 骶骨向前扭转

B. 骶骨向后扭转

图2-62 骶骨向前扭转及向后扭转

九、髋关节内旋及外旋

髋关节内旋及外旋的评估方法是通过股骨头的中心和股骨大转子的外侧连线，比较两侧连线长度。短的那侧意味着外旋，长的那侧意味着内旋。髋关节内旋及外旋如图2-63所示。

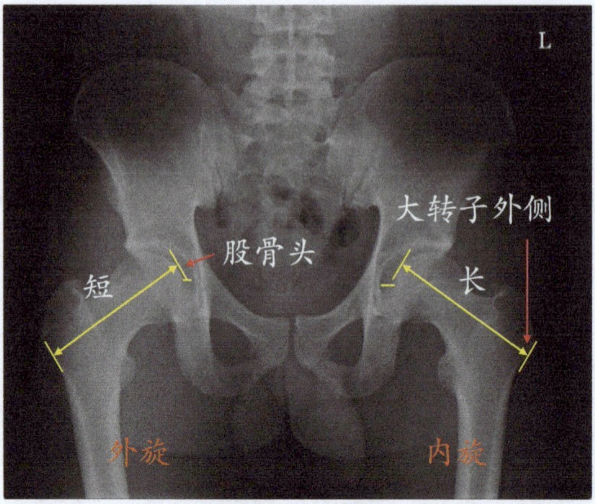

图 2-63　髋关节内旋及外旋

十、髋关节内收及外展

髋关节内收及外展的评估要通过测量闭孔外侧沿和股骨内侧沿部分的距离进行。距离短意味着内收，距离长意味着外展。髋关节内收及外展如图2-64所示。

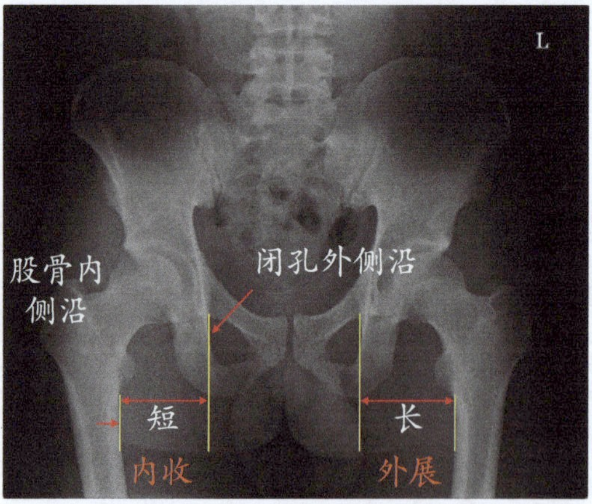

图 2-64　髋关节内收及外展

第三章 骨盆治疗理论基础

有报告指出手法治疗能让被诊断为骶髂关节综合征的患者的疼痛及功能障碍得到有效的改善（Kamail et al.，2013）。为了治疗骨盆，第一，要冰敷及用消炎药减少炎症，如果骶髂关节有严重的炎症，则可以使用骶髂带；第二，要通过肌肉治疗、关节松动术、手法治疗或者运动疗法提高关节活动度；第三，如果骶髂关节不稳定，则要进行提升稳定性及本体感觉的渐进性稳定化训练；第四，对姿势与人体工程学的培训对患者减少再损伤的风险有帮助（Al-Subahi et al.，2017；Zelle et al.，2005）。

这样的治疗方法是为了恢复神经肌肉控制。而为了恢复神经肌肉控制，理想的方法是通过主动、集中、重复地对正确部位进行活动，使错误的关节位置不均衡的肌肉，以及神经通路得到恢复，以此恢复正常姿势和柔韧性以及身体功能。为了腰椎和骨盆的稳定，要使附着在骨盆和脊柱上提供骨盆和脊柱之间稳定性的整体肌肉不发生代偿，诱发脊柱最深层的直接附着在脊柱上、负责提供躯干稳定性的局部肌肉共同收缩。为此患者需要具有一定的认知功能（O'Sullivan et al.，2000）。为了保障肌肉活性，则需要正确对肌肉进行触诊并恢复相应关节的中立位置（Kumar et al.，2011）。

以这种背景为基础，总结出了神经肌肉控制及恢复（neuromuscular control resetting，NCR）的概念。

在中立位置上的关节运动和正确的肌肉活动，以及神经肌肉系统的统合控制，构成最佳的身体功能。满足以上所有条件的正确柔韧的活动，我们称之为神经肌肉控制。以此为背景，NCR概念中最重要的目的就是研究能够确保最佳的身体功能、恢复神经肌肉控制的能力的方法。NCR概念中有两个基本的前提，在制定评估及治疗方案时，它们被当作最重要的核心概念进行说明。

第一，矫正错误的关节、恢复正确的肌肉活动、重建神经肌肉控制的过程，是恢复正常活动的必要条件。

第二，与日常生活相互作用的身体活动，是通过最佳的运动控制和功能活动完成的。

第一节　NCR 概念的治疗原则

在NCR概念中确定治疗方式时，上述两种基本前提是最重要的基本要素。在NCR概念追求的治疗方式中，重要的治疗原则如下。

一、中立位置下肌肉和关节的功能及神经肌肉控制是最有效的

关节在中立位置发挥功能，可以使关节软骨受到均衡的压力，让关节状态维持得更加良好，并可以使关节软骨的炎症性变化最小化（Rothbart，2013）；另外，可以减少关节损伤或过度使用造成的损伤。这样的关节状态，是增强神经肌肉控制、增进运动功能的基础，有助于维持肌力和最佳关节活动度，在关节活动期间使能量消耗最小化。中立位置是肌肉处于没有缩短或伸长的位置，在这个状态下肌力和耐力及神经肌肉控制能力会更强。如果关节处于非中立位置，会导致关节变形和多种症状，使关节无法维持中立位置，则关节活动的效率会明显降低；另外，肌肉的状态也会诱发不均衡的活动，往往会成为引发继发性的关节位置改变及适应性肌肉不均衡的重要原因（Kluding & Santos，2008）。所以，恢复关节中立位置的治疗，是预防限制关节活动的继发性神经肌肉控制减弱和适应性肌肉变化的重要因素。

二、人体的活动是通过关节的相互作用运动链发生的

正常的反射过程会通过运动链诱发身体的适应性姿势，对整体的肌肉均衡及运动功能产生影响。在执行站立或步行等功能活动时，支撑体重的下肢关节的活动，是以运动链连接而相互作用的。即为了支撑身体，躯干、髋关节、膝关节、踝关节会一起发生活动，维持身体的均衡状态（Lisner & Colby，2007；Neumann，2010）。所以要理解关节的构造、肌肉的功能、功能活动的相互作用，才能知道问题部位和身体是否出现了适应性变化。在运动控制及学习过程中，如果运动系统在身体内无法适当地做出反应，或者无法适应，则会引发多种肌肉骨骼系统的功能性问题。这会导致运动系统的非正常恢复，是使力学性状态和运动反射活动恶化的重要原因（Page et al.，2010）。

三、运动损伤及功能障碍的解决要从对以力学性关系为基础的因素进行评估及治疗开始

从运动系统的运动链和身体连接性的方面考虑时，关节的功能损伤和肌肉的不均衡，可以说是身体各部位的相互关联性的影响导致的（Page et al.，2010）。关节对线不良等肌肉骨骼系统损伤，会对邻近的其他关节运动产生影响，导致多种功能障碍。人体的运动性不能仅以运动的轴和力的特性进行说明，要在运动的面上充分考虑运动的特性。以运动轴为基准的运动包括屈曲、伸展、旋转、侧屈等，以运动面为基准的运动包括前凸、后凸、侧凸、扭转、分离、挤压等。这样的运动特性，会被身体整体的力学性状态影响。关节对线不良，会在力学上使肌肉的长度及紧张度关系发生变化，对肌肉的活性产生影响，诱发功能损伤（Davies，2003）。关节的稳定性会因为姿势的运动链发生变化（Kantor et al.，2001），如果骨盆关节对线不良，则为了维持稳定，会发生代偿作用。这个是决定评估及治疗要素的重要考虑事项。

四、关节对线不良会降低被动稳定性，成为阻碍关节活动的第一要因，其次也会成为肌肉不均衡与过度紧张的原因

位于关节囊和韧带的机械感受器的活性会受到关节位置或者活动的影响（Wyke，1967）。关节对线不良导致的力学性压力和非正常的本体感觉传入，会刺激位于关节周边组织的伤害性感受器，引发疼痛或不适感，使反射性肌肉活动增加，导致肌肉过度紧张。关节对线不良是肌肉不均衡的重要原因。姿势不良是由制动、僵硬及紧张、松弛、四肢活动的多样性不足导致的，会使关节位置发生变化。对线不良的关节的主动及被动活动度会受限，这会成为平衡和步行能力降低的重要原因（Schindler-Ivens et al.，2008）。

五、肌肉不均衡会使运动形态发生变化，感觉 - 运动信息的传入异常，本体感觉功能减弱

损伤后的姿势及运动形态会发生改变，出现不良姿势和异常运动，这样的“适应过程”，会导致肌肉长度变化、肌力变化、肌肉僵硬。由此肌节数在正常范围内增加或减少会使肌肉变长或变短，这会导致其他运动损伤。在执行日常活动时，姿势的异常及运动损伤会使执行的动作发生变化；同时协同肌和拮抗肌参与形式发生改变，会导致肌肉的适应性改变，对运动动作产生影响。肌肉不均衡不只体现为规律性活动的多样性不足，也会体现为身体运动不足，这会反复引发运动损伤。另外，持续的姿势不良和重复的运动，也会成为肌肉不均衡的力学性原因（Kendall et al.，2005；Sahrmann，2002）。肌肉不均衡导致的运动损伤，是运动功能变弱、运动感觉传入异常的要因。本体感觉功能减弱导致错误的关节位置及运动信息持续向中枢神经系统传达，并被反复强化，导致大脑对关节活动及肌肉功能的整体认识指向性发生变化，无法认知关节位置及运动的错误，将错误信息当作正常信息进行学习。

六、关节稳定性的维持，要在排列好关节位置后，通过强化稳定肌来进行学习

什么是关节的中立位置？为什么说中立位置重要？为了充分说明这一点，就需要熟知支撑肌肉骨骼系统的肌肉的种类。我们身体有局部稳定肌、整体稳定肌、整体运动肌等肌肉。局部稳定肌位于深层关节轴近处，在适当的时间和正确的位置支撑着我们的骨骼。这样的深层肌肉发挥着维持关节正确排列的作用，在大的肌肉活动时，使关节不脱离中立位置（Staszak，2010）。整体稳定肌是贯穿多个关节的大而强的肌肉，发挥着活动四肢与躯干的作用。稳定肌帮助支持关节，关节处于中立位置时会最有效地发挥作用。关节中立位下稳定肌可以在最大收缩的25%范围内收缩（Staszak, 2010）。正确使用稳定肌，就可以避免大而强的肌肉被过度使用。整体稳定肌的过度使用会引起关节挤压，成为关节对线不良的要因。所以为了让稳定肌好好活动，保持中立位置是非常重要的。关节位置越正确，就越能通过持续的运动及训练，强化稳定肌的功能和神经肌肉控制。要集中通过这样的运动模式，在运动期间使稳定肌有效发挥作用，开发运动控制能力。

七、想要掌握正确信息，就要进行正确的评估和治疗，而治疗要通过患者主动参与、集中、重复地进行

为了设立恢复最佳功能水平的评估及治疗计划，治疗师就需要理解与功能活动相关的运动链系统和适应性运动变化的形态。这意味着治疗师要对功能损伤的评估和治疗拥有整体的观念。换句话说，因为只有解决了损伤原因，才能收获最佳的治疗效果，所以掌握具体损伤原因、制定适当的治疗方法十分重要。如果治疗师不了解功能障碍的机制，治疗效率就会很低，往往使患者状态恶化（Page et al.，2010）。最佳的身体功能水平要通过正确的评估和正确的治疗恢复。评估中要先判断关节是否存在被动稳定性的问题。

关节位置变化的关节在对线不良的状态下，被动稳定性会大大降低，为了补偿这种状态，通过肌肉体现的主动稳定性的努力就会增加。所以首先要治疗关节对线不良。确保了被动稳定性之后，就要增强能够维持此状态的主动稳定性。想要使被动稳定性和主动稳定性恢复正常，就要进行很多的重复和集中训练。在提高稳定性的过程中，患者的主动参与是必要因素。

八、运动动能的最佳化需要通过功能活动来进行学习

在功能活动期间，最佳的神经肌肉控制会根据身体中出现的力学性功能、神经系统的作用、运动学经验、认知的关联性、环境要求等不同而发生变化。为了具体判断这些要素的影响，就要先思考发生运动的主体在怎样的状态下执行着怎样的功能性任务。由于不同的任务对各要素的要求会有差异，所以最佳的运动控制要通过训练实际功能，才能成功实现。举例来说，执行特定任务时需要的关节活动度、肌力及肌肉耐力、神经肌肉控制等要素，在执行一般任务或其他任务时，这些要素是无法有效开发到的。执行特定功能任务期间，被激活的肌梭及高尔基腱器等本体感觉感受器的感觉反馈，在引导恢复运动控制过程中的大脑皮质功能重组方面有重要贡献。执行运动的主体在执行活动期间，为了学习对关节稳定性和运动性有效的神经肌肉控制能力，在适合实际的环境和状况下，进行直接的功能训练十分重要。所以为了增强运动功能，在治疗的最后阶段一定要包含任务指向型功能训练。

第二节　NCR 概念的四个再设定（Four Reset，4R）原则的应用

提高功能执行水平的治疗，要充分考虑由关节体现的被动稳定性、肌肉发挥的主动稳定性、肌肉运动的对称性，以及通过神经肌肉控制完成的功能

活动等要素。这符合运动控制的基本要素和协同控制的系统性。基于这样的基本背景知识，NCR概念遵循有效进行治疗的“重建”原则，定义为“4R”原则。作为对NCR概念整体统合的过程，治疗步骤遵循重要的4R原则（图3-1）。这样的步骤在促进神经肌肉控制上非常重要。神经肌肉控制策略在有效认识关节位置及运动，认识疼痛及压力方面的风险上起到重要作用，所以神经肌肉控制策略适合处理可预测的压力（负荷）（Cholewicki et al.，2003；Hodges et al.，2007）。

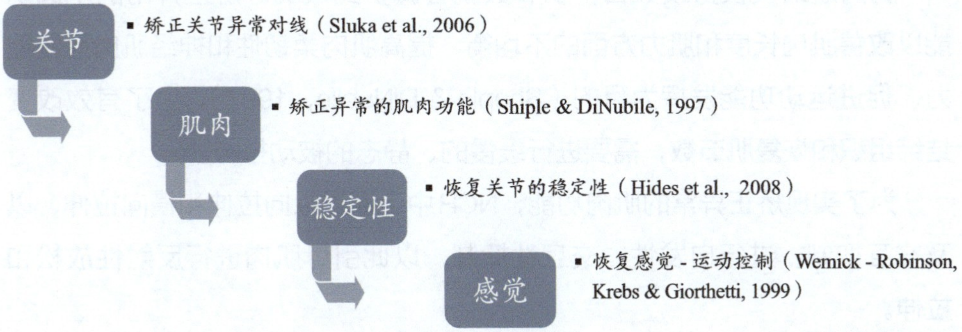

图 3-1　4R 原则

一、矫正关节异常对线

作为反映运动性的基础原理，矫正关节异常对线是对错误的关节位置进行矫正，恢复运动的基本治疗方式，这种方式不仅可以增加关节活动度，也可以减少肌肉的紧张度。

为了矫正关节的异常对线，NCR中会使用以下关节松动术。

■ 挤压：治疗师使用约10%的力量，对关节进行挤压固定。

■ 找到末端范围：从关节被动活动的末端（动作所能达到的最大限度）开始。

■ 关节松动：向着受限方向，在患者稍微感觉不适或在能忍受的疼痛范围内进行操作。

关节松动术的效果如下。

- 减压。
- 放松关节周围组织。
- 关节活动变得容易。
- 滑液的流动性增加。
- 恢复软组织的功能。

二、矫正异常的肌肉功能

肌肉短缩仅仅持续数日，肌节数就会减少约40%。矫正异常的肌肉功能以改善肌肉长度和肌力方面的不均衡，提高肌肉柔韧性和神经肌肉控制能力、促进运动功能发挥为目的（Sheple & DiNubile，1997）。为了有效改变结缔组织和恢复肌节数，需要进行缓慢的、静态的被动拉伸。

为了实现矫正异常的肌肉功能，NCR中会通过纵向拉伸和横向拉伸，以及交互抑制，进行自发性、交互性抑制，以此引导肌肉进行反射性放松和拉伸。

为了放松肌肉，使用的方法如下。

- 挤压：治疗师用约10%的力量，对与需要放松的肌肉相关的关节进行挤压固定。
- 末端范围：在肌肉拉伸的末端进行操作。
- 肌肉拉伸：纵向或横向拉伸，在患者可以忍受的不适或疼痛范围内进行操作。
- 交互抑制：主动肌和拮抗肌相互抑制。

肌肉放松的效果如下。

- 组织发生力学性变化。
- 肌节数增加。
- 关节活动度增加。
- 柔韧性提高并维持。
- 预防损伤。

■ 胶原纤维和弹性纤维的弹性变化。

三、恢复关节的稳定性

在确保被动稳定性后，为了保持这个状态，要强化主动稳定性，其方式就是强化正确部位的关节稳定肌的作用，这样可以持续保持关节的稳定性。这对优化正确部位关节运动很重要。

为了恢复关节的稳定性，NCR中采用以下稳定性训练。

■ 中立姿势：被动状态下尽可能使关节接近中立姿势，并在此状态下保持。

■ 肌肉激活：在可能的中立位下，激活周围关节的肌肉；如果无法做到，就被动重复进行多次，直到可以主动进行。

关节稳定性训练的效果如下。

■ 恢复神经肌肉控制功能。

■ 需要保持稳定性的关节稳定。

■ 正确激活必要关节周围的肌肉。

■ 预防症状复发和损伤。

■ 使不必要的肌肉松弛。

四、恢复感觉 - 运动控制

疾病或重复的习惯会导致姿势缺陷及运动损伤发生，感觉输入会发生错误，对于姿势和运动的认知会出现问题，从而无法生成适当的运动输出。因此，就需要通过感觉感受器正常化，并正确保持重建的关节及肌肉功能，从而正确认识正常姿势和运动，形成适当的反馈机制的治疗方式。比较有效的方式就是在不平衡的姿势下保持平衡的训练。

在NCR中使用以下感觉统合训练。

■ 中立姿势：被动状态下尽可能使患者处于中立姿势并保持。

■ 激活肌肉状态下打破平衡：在肌肉被激活的状态下，治疗师打破患者的平衡，并指示患者保持平衡。

感觉统合训练的效果如下。

- 增强本体感觉感受器的生物学功能。
- 需要保持稳定性的关节稳定。
- 准确快速恢复必要的关节周围神经肌肉的控制功能。
- 预防症状复发和损伤。
- 增强神经肌肉控制的恢复能力。

五、NCR 概念中遵循 4R 原则的治疗顺序

遵循 4R 原则的治疗顺序如图 3-2 所示。

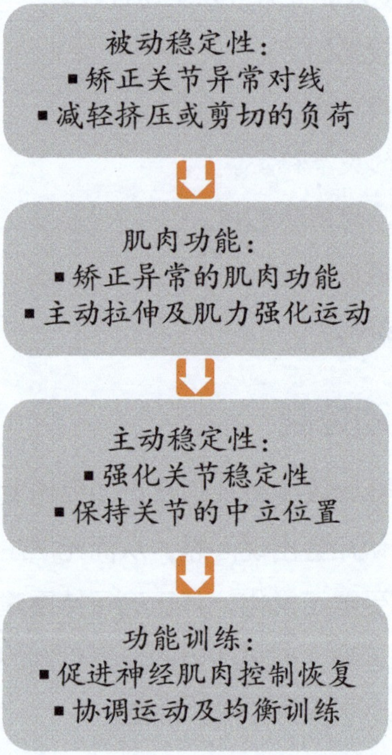
被动稳定性：
▪矫正关节异常对线
▪减轻挤压或剪切的负荷
肌肉功能：
▪矫正异常的肌肉功能
▪主动拉伸及肌力强化运动
主动稳定性：
▪强化关节稳定性
▪保持关节的中立位置
功能训练：
▪促进神经肌肉控制恢复
▪协调运动及均衡训练

图 3-2　遵循 4R 原则的治疗顺序

六、NCR 概念的治疗中关节感受器的应用

关节感受器发挥将关节的运动和位置信号化、控制刺激向中枢神经系统

传达重要信息的作用。关节感受器分为4种形态，在NCR中通过缓慢刺激能够抑制关节周围疼痛的Ⅰ型和Ⅲ型感受器，进行治疗。关节感受器的种类如表3-1所示。

表3-1 关节感受器的种类

感受器	功能
Ⅰ型感受器	输入静态、动态运动感觉，缓慢反应，抑制关节周围疼痛，被1分钟以上的持续的运动激活
Ⅱ型感受器	输入动态运动感觉，快速反应，抑制关节周围疼痛，被0.5秒以内的快速运动激活
Ⅲ型感受器	输入不明确的运动感觉，很缓慢地反应，抑制关节周围疼痛，在关节运动末端被激活
Ⅳ型感受器	有害刺激感受器，诱发疼痛

七、4R原则的应用效果

治疗时为了恢复中立姿势和神经肌肉控制，要充分考虑关节平滑地运动、肌肉的柔韧性及对称的功能，还有关节的稳定性及本体感觉感受器等要素。只靠某一种方法，虽然可以对改善疼痛、柔韧性、循环有帮助，但是对于维持中立姿势来说还是不足的，应用4R原则可以弥补这种不足。4R原则的应用效果如表3-2所示。

表3-2 4R原则的应用效果

方法	疼痛	柔韧性	循环	中立姿势
放松肌肉	O	O	O	×
关节松动术	O	O	O	×
关节稳定性训练	O	O	O	×
感觉统合训练	O	O	O	×
NCR	O	O	O	O

第四章 NCR技术在骨盆治疗中的应用

第一节　骨盆带运动评估及治疗

骨盆带运动评估是用于了解髋关节和腰骶关节运动的方法。患者采取坐在椅子前端或床边的姿势，在最大限度趋于中立姿势的状态下，治疗师先进行观察。治疗师从患者坐位的侧面观察骨盆位置。如果患者无法自己找到骨盆的中立姿势，骨盆发生了后倾，并伴有其他部位（特别是腰椎或胸椎）的代偿，则可预测为骨盆带有问题。像这种骨盆后倾的情况，一般是髋关节屈曲有问题或腰5后凸，导致无法进行后伸的问题。遇到患者坐位下腰痛、腰椎后凸导致椎间盘突出、坐位变站立位时运动不自然、站立困难（包括脑卒中患者及脑瘫儿童）的情况，一定要检查患者是否有骨盆后倾。骨盆带运动评估如图4-1所示。

一、骨盆带相对髋关节前倾运动受限

如果观察发现患者骨盆带后倾，就可以通过骨盆节律检查检测出髋关节或腰骶关节的问题。治疗师固定患者两侧髂嵴，指示患者向前移动骨盆，如果在骨盆向前移动时，有受限的现象，则可以判断为受限侧髋关节屈曲有问题。骨盆节律检查如图4-2所示。此时为了准确找到髋关节的问题，要使患者采取仰卧位，对其进行髋关节屈曲检查，如果髋关节运动受限，则说明是髋关节屈曲的问题。运动受限时，治疗师固定患者髋关节伸肌，指示患者进行髋关节屈曲。此时如果运动不受限，则可判定为是髋关节伸肌短缩导致的问题；如果受限，则可判定为是关节的问题。髋关节屈曲检查如图4-3所示。

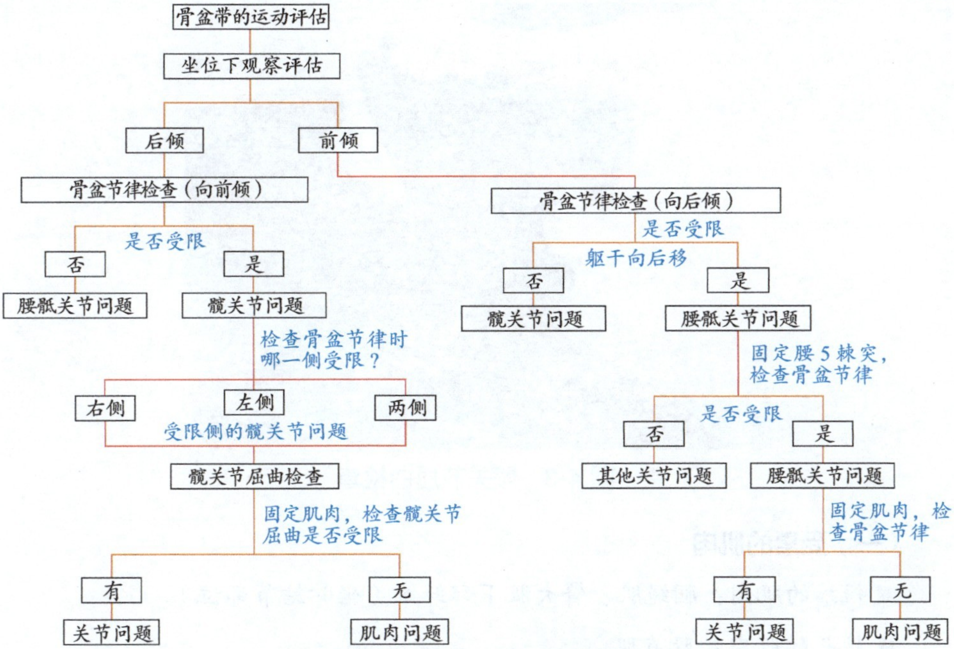

图 4-1　骨盆带运动评估

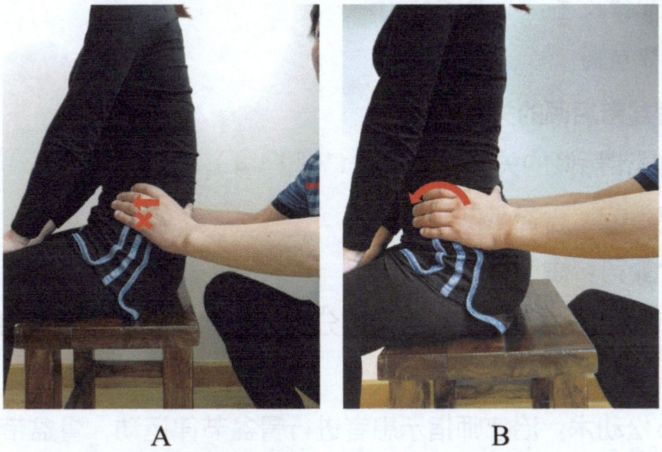

A. 固定两侧髂嵴

B. 引导骨盆前倾

图 4-2　骨盆节律检查

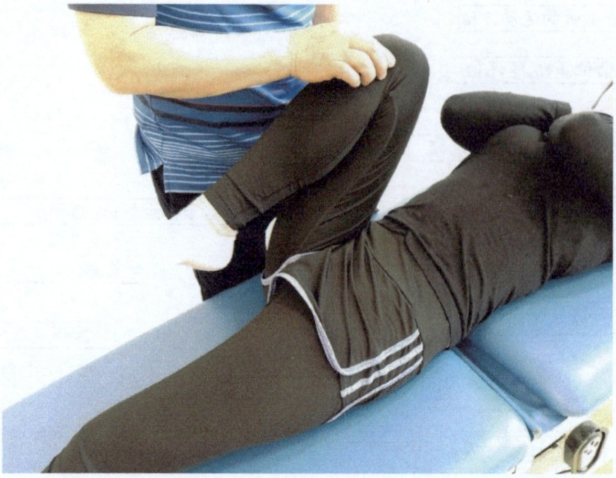

图 4-3　髋关节屈曲检查

（一）受累的肌肉

■ 短缩的肌肉：腘绳肌、臀大肌下部纤维（坐骨结节部位）。

■ 拉长的肌肉：股直肌。

（二）受限的运动

■ 骨盆节律检查：骨盆前倾。

■ 髋关节屈曲。

（三）骨盆带后倾的关节治疗

（1）骨盆带后倾的关节松动治疗1（图4-4）。

① 治疗目的：骨盆带前倾。

② 开始姿势：患者采取坐位。

③ 治疗师手的位置：用双手拇指分别固定两侧髂后上棘，用其余手指固定髂嵴。

④ 关节松动术：治疗师指示患者进行骨盆节律运动，骨盆带前倾到末端时，在患者不觉得疼痛的范围内，慢慢辅助骨盆再做一点前倾（如果患者无法主动进行骨盆节律运动，则治疗师需要辅助实施）。关节松动要用5秒左右的时间缓慢进行，复位也要用5秒左右的时间缓慢进行。重复以上运动5次左右。

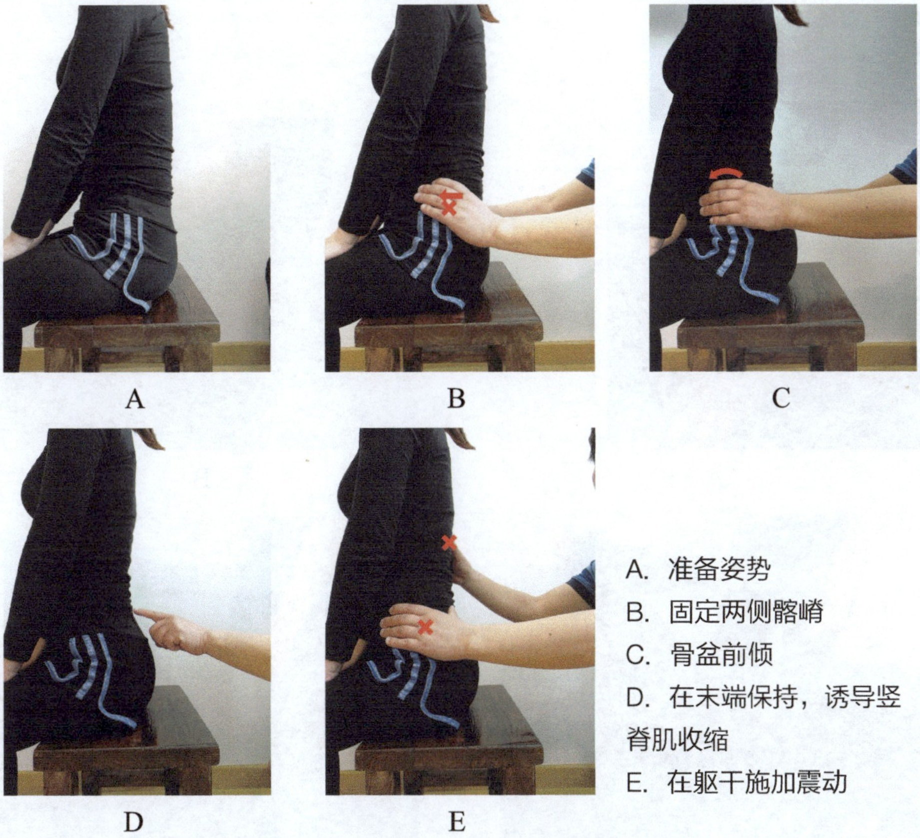

A. 准备姿势
B. 固定两侧髂嵴
C. 骨盆前倾
D. 在末端保持，诱导竖脊肌收缩
E. 在躯干施加震动

图 4-4　骨盆带后倾的关节松动治疗 1

⑤ 稳定性运动：实施关节松动术后，在骨盆前倾末端保持的同时，诱导控制骨盆前倾的肌肉收缩，在肌肉收缩状态下保持10~15秒。

⑥ 感觉统合训练：在保持肌肉收缩期间，为了能够激活患者的本体感觉感受器，治疗师要在患者保持此姿势的10~15秒，对患者躯干施加震动。

⑦ 重复次数：运动间隙休息20秒，共实施5组。

⑧ 注意事项：注意不要让腰椎或胸椎发生代偿。

（2）骨盆带后倾的关节松动治疗2（图4-5）。

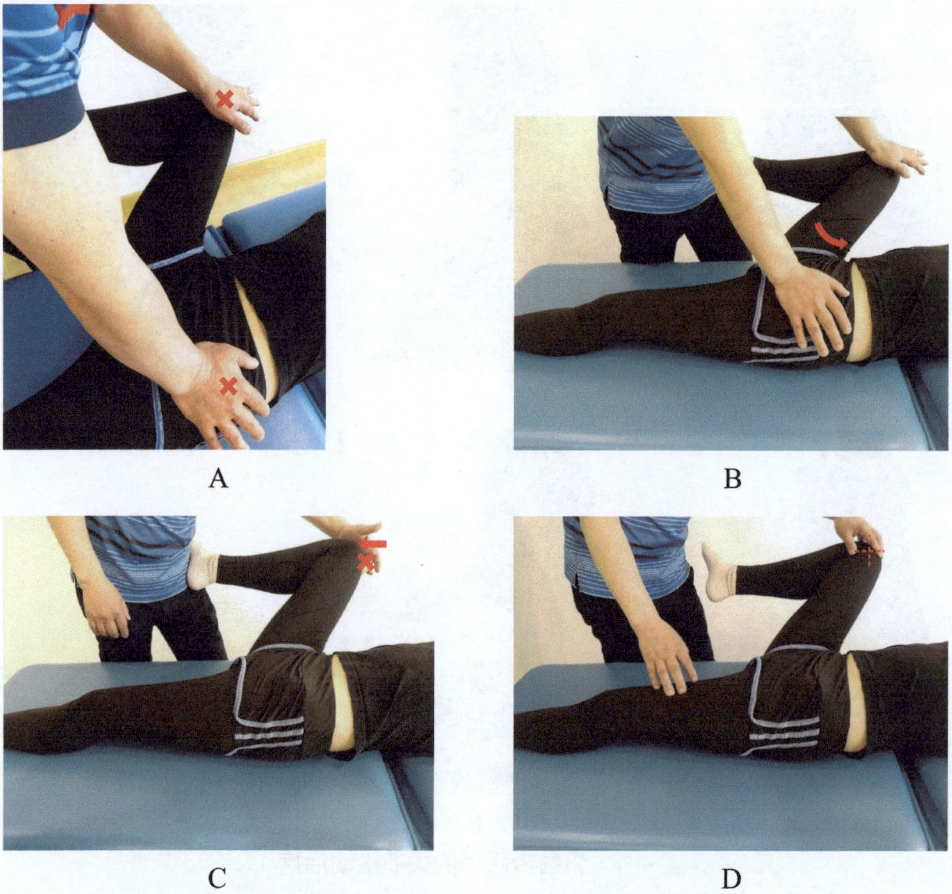

A. 固定膝关节和髂前上棘　　B. 髋关节环转
C. 对膝关节施加阻力，使屈髋肌发生收缩　　D. 对膝关节施加震动

图 4-5　骨盆带后倾的关节松动治疗 2

① 治疗目的：髋关节屈曲。

② 开始姿势：患者采取仰卧位，髋关节屈曲及外旋状态下，足部抵在治疗师髂骨正面。

③ 治疗师手的位置：固定膝关节，以及对侧髂前上棘。

④ 关节松动术：治疗师用约10%的力，将患者膝关节向髋关节方向（垂直方向）挤压，在患者不觉得疼痛的范围内让髋关节进行环转运动。环转运动要用5秒左右的时间缓慢进行。此动作实施5次左右。

⑤ 稳定性运动：实施关节松动术后，在髋关节屈曲运动的末端，对屈曲运动进行抗阻运动，诱导髋关节屈肌收缩，在肌肉收缩的状态下保持10~15秒。

⑥ 感觉统合训练：在保持肌肉收缩期间，为了能够激活患者的本体感觉感受器，治疗师要在患者保持此姿势的10~15秒，对患者膝关节施加震动。

⑦ 重复次数：运动间隙休息20秒，共实施5组。

⑧ 注意事项：要注意不要让髋关节进行环转运动，使患者产生过度的疼痛。

（四）骨盆带后倾的肌肉治疗

腘绳肌拉伸，如图4-6所示。

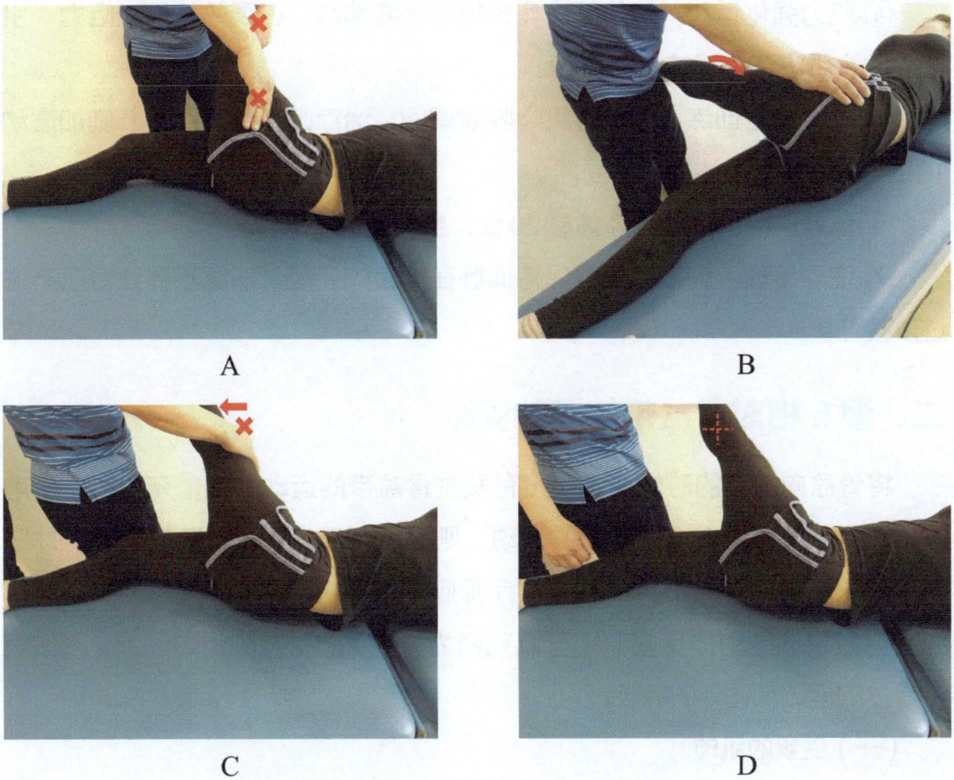

A. 固定膝关节及股骨　　B. 膝关节伸展

C. 施加阻力，使股四头肌收缩　D. 给踝关节施加震动

图 4-6　腘绳肌拉伸

① 开始姿势：患者采取仰卧位，治疗师站在需要拉伸的腿的对侧，将腿向自己所在一侧拉，使患者骨盆处于侧卧位的中立姿势，治疗师用身体固定患者的腿。

② 治疗师手的位置：固定膝关节及股骨。

③ 拉伸：治疗师用约10%的力量将固定的腿向垂直方向挤压，锁住髋关节，治疗师利用身体使患者髋关节屈曲至末端范围；在患者的膝关节稍微屈曲的状态下，使髋关节屈曲更多一些后固定；在患者不感觉疼痛的范围内使患者伸直膝关节，对腘绳肌进行10~15秒的拉伸；回到髋关节屈曲末端。重复实施此动作3次左右。

④ 肌力强化运动：拉伸后治疗师指示患者伸膝，在踝关节施加阻力，引发股四头肌收缩，保持10~15秒。

⑤ 感觉统合训练：在保持肌肉收缩期间，治疗师在患者踝关节施加震动10~15秒，激活本体感觉感受器。

⑥ 重复次数：运动间隙休息20秒，整体实施3组。

⑦ 注意事项：胸椎部分要保持仰卧在床上的姿势，注意不要让臀肌产生过度拉伸。

二、腰5相对骨盆带的运动受限

将骨盆向前推的时候，如果没有发生骨盆带的运动受限，充分发生了前倾运动，但躯干也发生了向前的运动，则可以判断为腰骶关节的问题。此时为了对腰骶关节问题进行确认，治疗师应固定患者的腰5棘突，使躯干进行伸展。如果伸展动作受限，则可以判断为腰5后凸引发的问题。评估腰5相对骨盆的运动如图4-7所示。

（一）受累的肌肉

■ 短缩的肌肉：腹直肌。

■ 拉长的肌肉：竖脊肌。

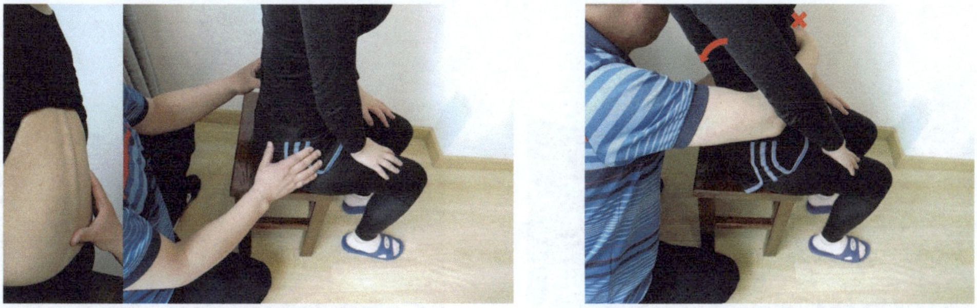

A　　　　　　　　　　B

A. 固定腰 5 棘突

B. 为了使腰 5 上面部分不发生运动，用手臂固定腹部，进行躯干伸展

图 4-7　评估腰 5 相对骨盆的运动

（二）受限的运动

■ 躯干伸展。

（三）腰5后凸的关节治疗

（1）腰5后凸的关节松动治疗（图4-8）。

① 治疗目的：腰5前凸。

② 开始姿势：患者采取俯卧位。

③ 治疗师手的位置：用拇指固定腰5棘突，用另一只手的大鱼际固定骶2~3棘突。

④ 关节松动术：治疗师用约10%的力量将骶骨向腰5方向进行挤压，同时将腰5棘突向前推至前凸运动末端，在患者不觉得疼痛的范围内指示患者进行5次呼吸，吸气时施加压力防止发生后凸，呼气时辅助进行前凸。

⑤ 稳定性运动：实施关节松动术后在腰5前凸运动的末端范围内，指示患者进行腰5前凸，诱导等长收缩，在肌肉收缩的状态下保持10~15秒。

⑥ 感觉统合训练：在保持肌肉收缩期间，为了能够激活患者的本体感觉感受器，治疗师要在患者保持此姿势的10~15秒，对患者骨盆施加震动。

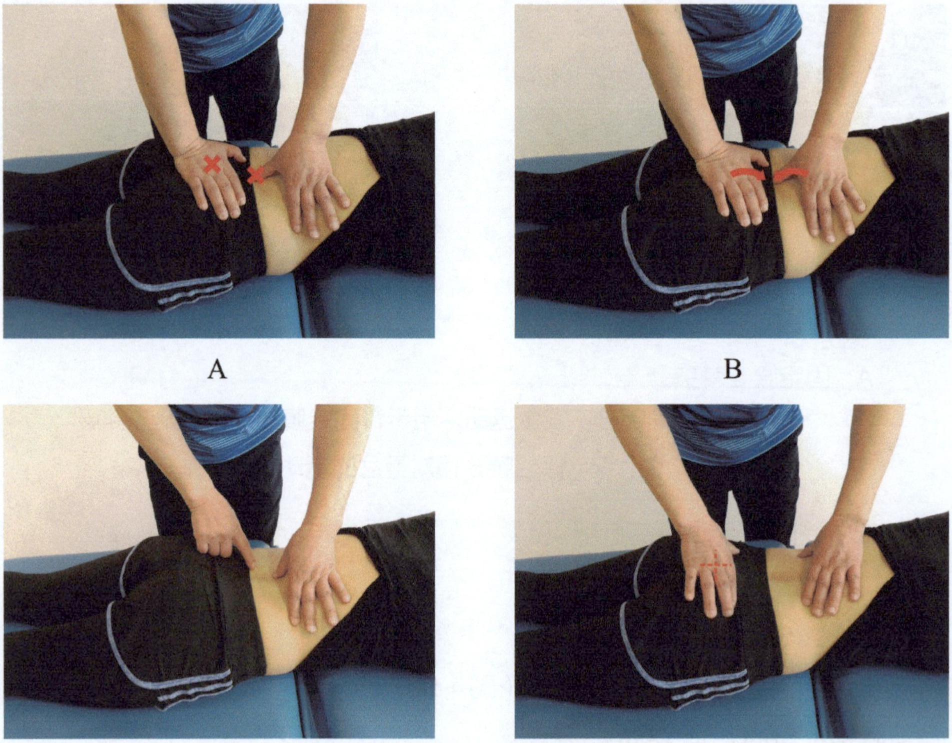

A B C D

A. 固定腰 5 棘突、骶 2~3 棘突
B. 吸气时施加压力，防止后凸，呼气时辅助前凸发生
C. 在腰 5 前凸运动的末端范围，诱导等长收缩
D. 在骨盆施加震动

图 4-8 腰 5 后凸的关节松动

⑦ 重复次数：运动间隙休息20秒，整体实施5组。

⑧ 注意事项：实施关节松动术的时候，治疗师要利用躯干施加均衡的力量，注意不要用过大的力量实施操作。

（2）腰5屈曲的关节松动治疗（图4-9）。

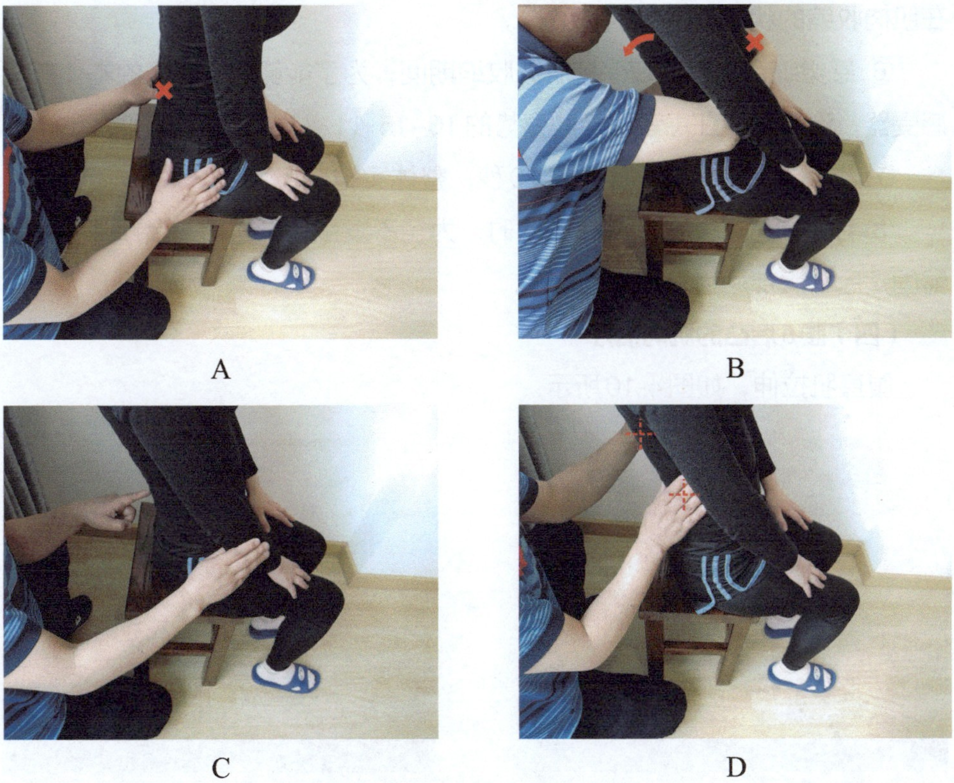

A. 固定腰 5 棘突、腹部

B. 指示患者躯干伸展

C. 在躯干伸展的末端诱导等长收缩

D. 对躯干施加震动

图 4-9　腰 5 屈曲的关节松动治疗

① 治疗目的：腰5伸展。

② 开始姿势：患者采取坐位（中立坐姿）。

③ 治疗师手的位置：用拇指固定腰5棘突，用另一只手的前臂固定腹部。

④ 关节松动术：治疗师固定患者的腰5棘突，指示患者躯干伸展到末端不觉得疼痛的程度。伸展要用5秒左右的时间缓慢进行，复位也要用5秒左右的时间缓慢进行。此动作实施5次左右。

⑤ 稳定性运动：实施关节松动术后，在躯干伸展的末端诱导等长收缩，

在肌肉收缩的状态下保持10~15秒。

⑥ 感觉统合训练：在保持肌肉收缩期间，为了能够激活患者的本体感觉感受器，治疗师要在患者保持此姿势的10~15秒，对患者躯干施加震动。

⑦ 重复次数：运动间隙休息20秒，整体实施5组。

⑧ 注意事项：实施关节松动术时，为了不发生代偿作用，治疗师要用前臂固定患者腹部后引发腰5的运动。

（四）腰5后凸的肌肉治疗

腹直肌拉伸，如图4-10所示。

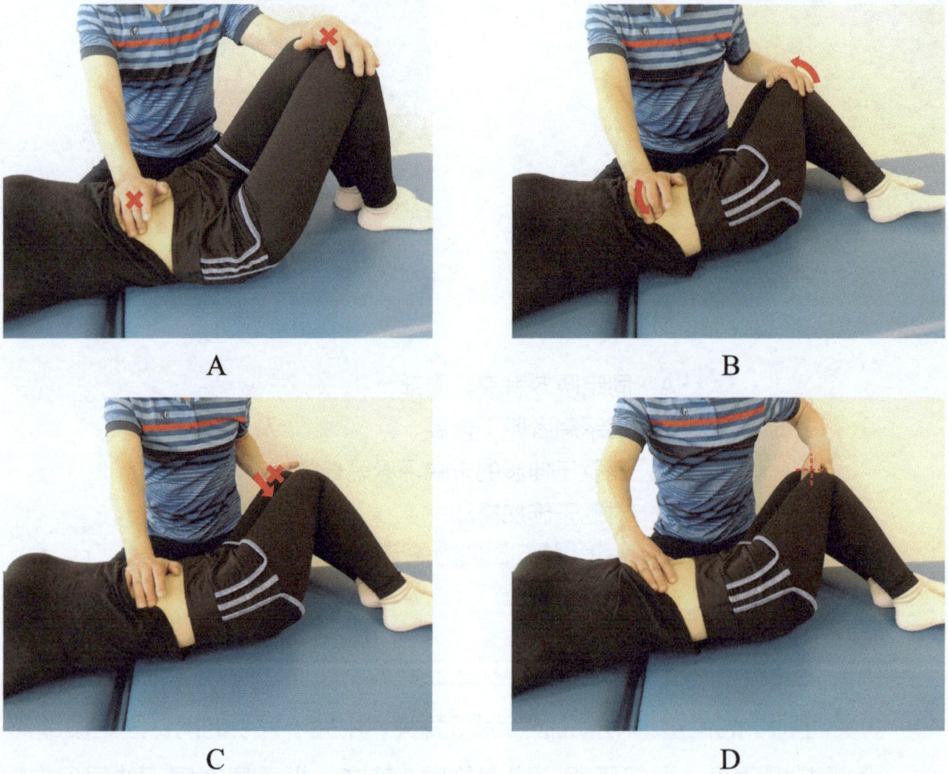

A. 固定腹直肌、膝关节

B. 治疗师将腹直肌向对侧推，并向自己这一侧拉膝关节，使骨盆发生旋转

C. 在末端对膝关节施加阻力，诱导竖脊肌收缩

D. 对膝关节施加震动

图4-10　腹直肌拉伸

① 开始姿势：患者在仰卧位下自然屈髋屈膝，治疗师站在（或坐在）需要拉伸的那侧。

② 治疗师手的位置：用一只手的大鱼际固定腹直肌，另一只手固定膝关节。

③ 拉伸：治疗师将固定的腹直肌水平推至对侧末端，之后将患者的膝关节拉向自己这一侧，使骨盆发生旋转，找到末端感觉，在末端患者不觉得不舒服的情况下，诱导骨盆旋转，将腹直肌拉伸10~15秒，再回到末端。此动作实施3次左右。

④ 肌力强化运动：拉伸后尽可能维持在末端范围，治疗师从自己的方向给膝关节一个向对侧推的阻力，使竖脊肌发生收缩，保持10~15秒。

⑤ 感觉统合训练：在保持肌肉收缩期间，为了能够激活患者的本体感觉感受器，治疗师要在患者保持此姿势的10~15秒，对患者膝关节施加震动。

⑥ 重复次数：运动间隙休息20秒，实施3组。

⑦ 注意事项：注意不要按到脏器。

三、骨盆带相对髋关节后倾运动受限

如果观察发现骨盆带前倾，就可以通过骨盆节律检查检测出髋关节或腰骶关节的问题。治疗师固定患者两侧髂嵴，指示患者向后移动骨盆，如果骨盆带运动有受限的现象，则腰骶关节运动受限，之后躯干可向后倾，则可以判断为腰骶关节处于伸展状态。如果治疗师将腰5棘突向上推着固定，指示患者向后倾骨盆时有受限的现象，则可以判断为腰骶关节伸展导致的问题。运动受限时，治疗师固定患者脊柱伸展肌，指示患者进行骨盆后倾。此时如果运动没有受限，则可以判断为脊柱伸展肌短缩导致的问题；如果运动受限，则可以判断为关节的问题。骨盆带相对髋关节后倾运动受限的评估如图4-11所示。

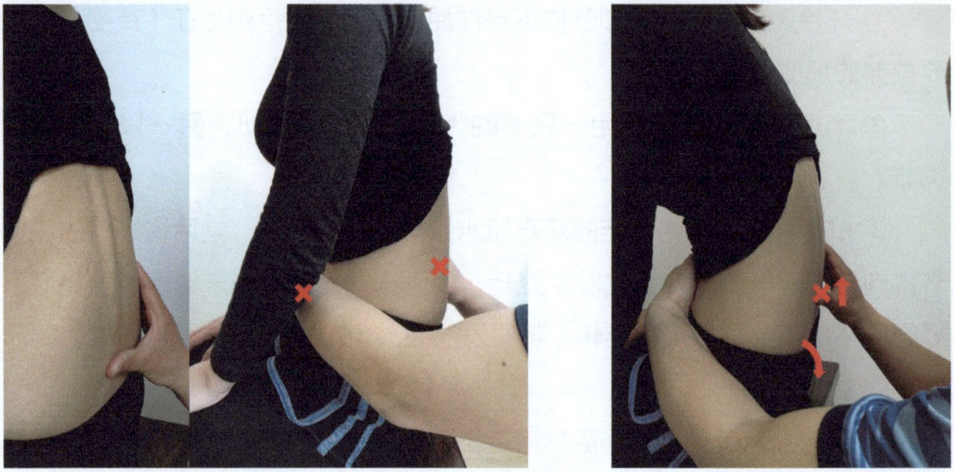

A　　　　　　　　　　　　B

A. 固定腰 5 棘突

B. 为了使腰 5 上面部分不运动，需固定腹部，之后进行骨盆后倾

图 4-11　骨盆带相对髋关节后倾运动受限的评估

（一）受累的肌肉

■ 短缩的肌肉：股直肌、竖脊肌。

■ 拉长的肌肉：腘绳肌、臀大肌下部纤维坐骨结节部位。

（二）受限的运动

■ 骨盆节律检查：骨盆后倾。

■ 腰骶关节打开。

（三）骨盆前倾的关节治疗

（1）骨盆前倾的关节松动治疗1（图4-12）。

① 治疗目的：骨盆后倾。

② 开始姿势：让患者腹下垫上枕头俯卧。

③ 治疗师手的位置：用一只手的拇指固定腰5棘突，用另一只手的月骨部位固定骶2~3棘突。

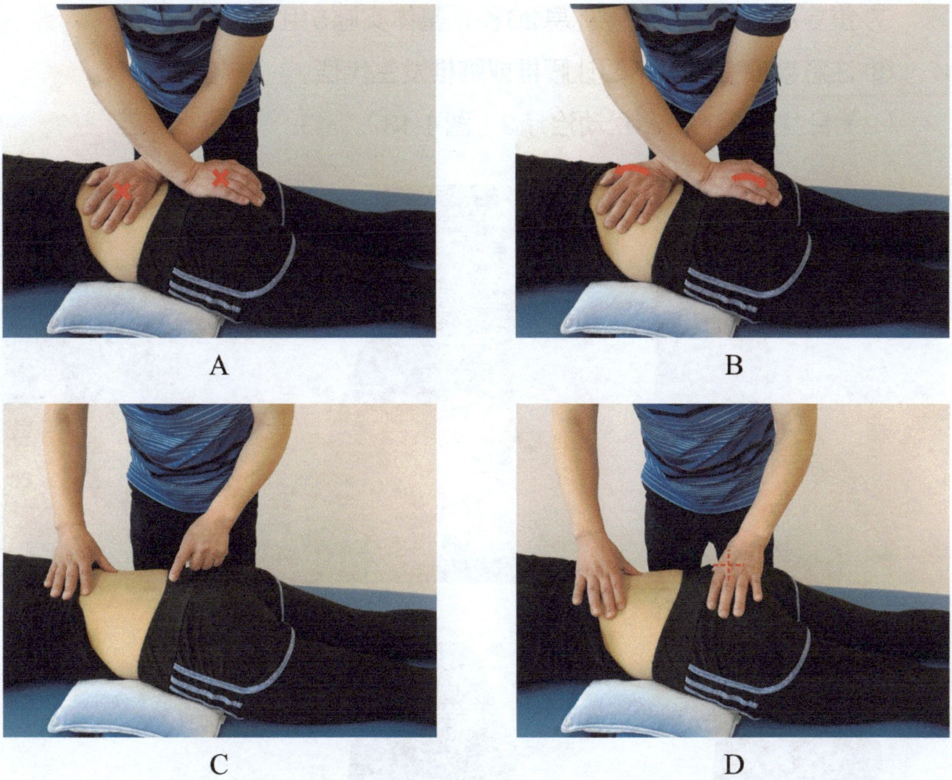

A. 固定腰 5 棘突、骶 2~3 棘突

B. 吸气时辅助发生后凸，呼气时施加阻力防止前凸发生

C. 吸气时在腰 5 运动的末端范围，诱导等长收缩

D. 对骨盆施加震动

图 4-12 骨盆前倾的关节松动治疗 1

④ 关节松动术：治疗师交叉推着皮肤找到末端感觉，在患者不觉得疼痛的范围内，使骨盆后倾幅度加大一点后固定，指示患者进行5次呼吸。呼气时施加阻力，不让骨盆发生前倾，吸气时辅助骨盆后倾。

⑤ 稳定性运动：实施关节松动术后，让臀肌发力在骨盆后倾的末端范围保持，诱导肌肉进行收缩，在肌肉收缩状态下保持10~15秒。

⑥ 感觉统合训练：在保持肌肉收缩期间，治疗师为了激活患者的本体感觉感受器，在患者保持此姿势的10~15秒，对骨盆施加震动。

⑦ 重复次数：运动间隙休息20秒，整体实施5组。

⑧ 注意事项：注意不要让腰椎或胸椎发生代偿。

（2）骨盆前倾的关节松动治疗2（图4-13）。

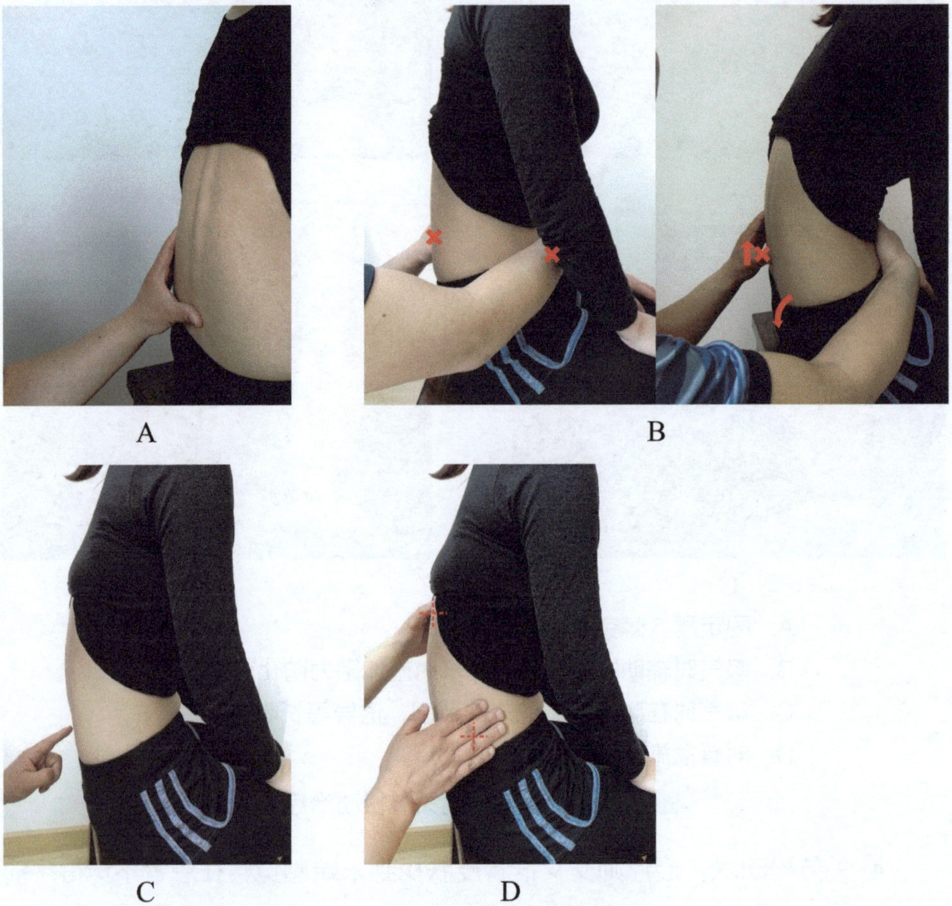

A. 固定腰 5 棘突

B. 为了使腰 5 上面部分不运动，固定腹部，指示患者骨盆后倾

C. 在骨盆后倾末端范围，诱导肌肉收缩

D. 对躯干施加震动

图 4-13 骨盆前倾的关节松动治疗 2

① 治疗目的：腰5屈曲。

② 开始姿势：患者采取坐位。

③ 治疗师手的位置：用一只手的拇指固定腰5棘突，用另一只手的前臂固定腹部。

④ 关节松动术：治疗师固定患者的腰5棘突，指示患者将骨盆后倾，在患者不觉得疼痛的范围内将骨盆再后倾些。骨盆后倾的动作要用5秒左右的时间缓慢实施，复位也要用5秒左右的时间缓慢实施。

⑤ 稳定性训练：实施关节松动术后，在骨盆后倾末端范围保持并诱导肌肉收缩，在肌肉收缩状态下保持10~15秒。

⑥ 感觉统合训练：保持肌肉收缩期间，治疗师为了激活患者的本体感觉感受器，要在此姿势下对患者躯干施加10~15秒的震动。

⑦ 重复次数：运动间隙休息20秒，整体实施5组。

⑧ 注意事项：注意不要让腰椎或者胸椎发生代偿。

（四）骨盆带前倾的肌肉治疗

（1）竖脊肌拉伸（图4-14）。

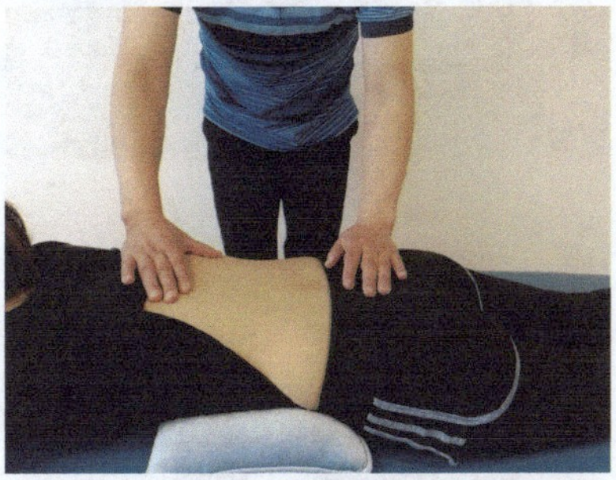

A

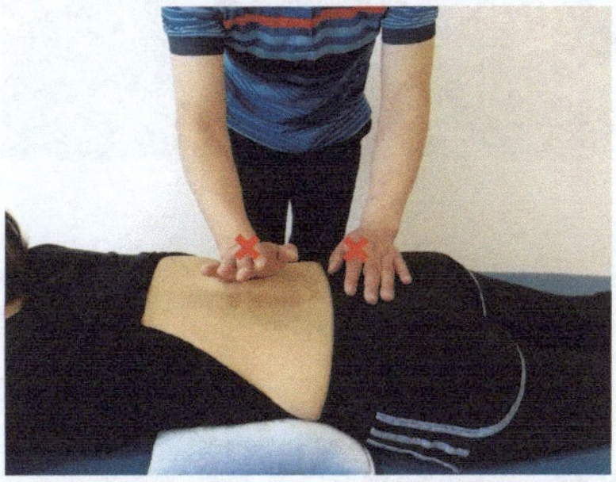

B

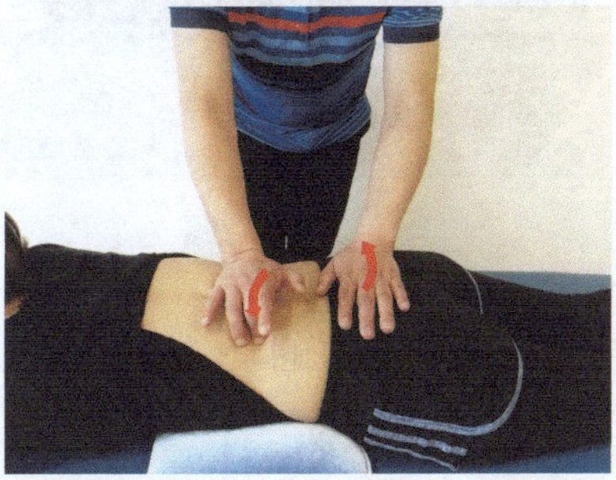

C

A. 准备姿势

B. 固定竖脊肌、骶骨棘突

C. 水平向对侧推竖脊肌，同时向回拉骶骨棘突

图4-14　竖脊肌拉伸

①开始姿势：患者采取俯卧位，治疗师站在需要拉伸的一侧。

②治疗师手的位置：用一只手的月骨固定需要拉伸的竖脊肌，用另一只手固定骶骨棘突。

③拉伸：治疗师将固定的竖脊肌向内水平推，找到末端感觉，在患者不觉得疼痛的范围内加大拉伸幅度，保持10~15秒，之后再回到末端，此动作实施3次。

④重复次数：运动间隙休息20秒，整体实施3组。

⑤注意事项：注意不要过于用力按。

（2）股直肌拉伸（图4-15）。

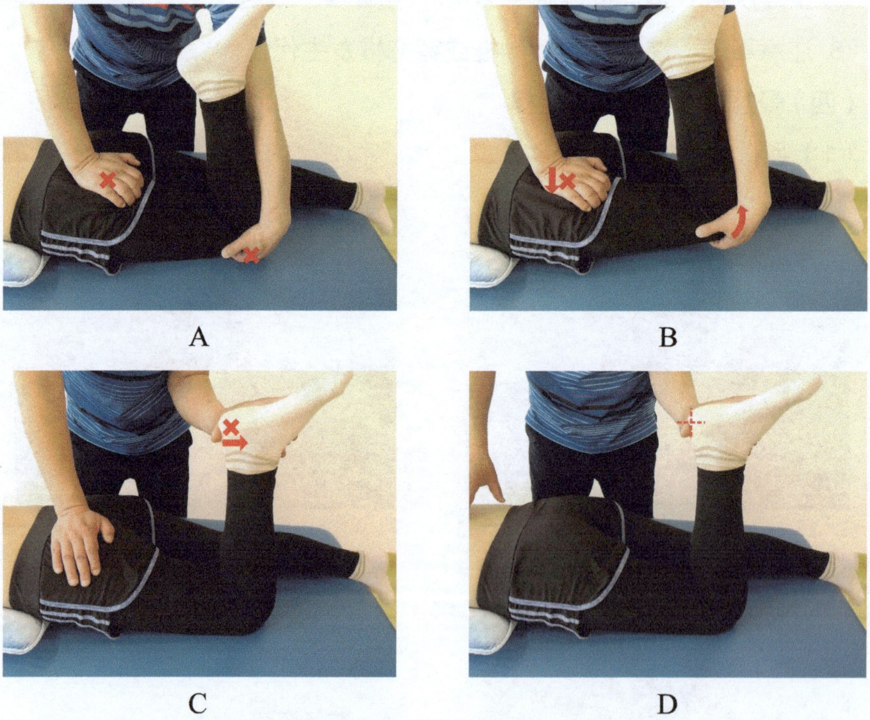

A. 一只手固定坐骨结节，另一只手抓住膝关节上方

B. 注意不让坐骨结节运动，将膝关节被抓住的腿向上拉

C. 对踝关节施加阻力，诱导腘绳肌收缩

D. 对踝关节施加震动

图 4-15　股直肌拉伸

① 开始姿势：患者在腹部垫上枕头俯卧，治疗师站在需要拉伸的腿的对侧。

② 治疗师手的位置：用一只手固定坐骨结节，另一只手抓住膝关节上方。

③ 拉伸：治疗师注意不让固定的坐骨结节运动，指示患者髋关节内收，将膝关节被抓住的下肢抬起，将股直肌拉伸到末端范围，加大拉伸幅度到患者不觉得疼痛的程度，拉伸10~15秒，返回末端范围。此动作实施3次。

④ 肌力强化运动：拉伸后，在踝关节施加阻力，使腘绳肌发生收缩，保持10~15秒。

⑤ 感觉统合训练：治疗师为了激活患者的本体感觉感受器，要在保持肌肉收缩的10~15秒，在患者踝关节施加震动。

⑥ 重复次数：运动间隙休息20秒，整体重复3组。

⑦ 注意事项：注意不要让髋关节过度伸展导致腰椎也发生伸展。

第二节　髂前上棘不等高的评估与治疗

髂前上棘是骨盆中十分容易触诊到的部位，所以触诊时作为第一个进行评估。髂前上棘的评估要通过两侧髂前上棘的高（头侧方向）低（尾侧方向）区分是骶骨的问题，还是髂骨的问题。此方法是可以准确地评估髂骨问题的方法。评估髂前上棘的高低时，会出现一侧高一侧低的结果，这种结果的可能情况如表4-1所示。

表4-1　髂前上棘不等高的情况

髂前上棘高的一侧	髂前上棘低的一侧
髂骨旋后	髂骨旋前
髂骨上移	髂骨下移
骶骨向前扭转	骶骨向后扭转

一、右侧髂前上棘比左侧高的几种情况

右侧髂前上棘比左侧高的情况及评估如图4-16、图4-17所示。

髂前上棘触诊

- 右侧高
- 左侧低

右侧髂骨旋后

功能性腿长短检查：右侧短

髂后上棘触诊：右侧低

右侧短缩肌肉

- 腘绳肌
- 腹直肌
- 阔筋膜张肌
- 腓肠肌

受限运动

- 右侧直腿抬高
- 腰5右侧屈曲
- 腰5右侧侧屈
- 腰5左侧旋转

右侧髂骨上移

功能性腿长短检查：右侧短

髂后上棘触诊：右侧高

右侧短缩肌肉

- 腰方肌

受限运动

- 俯卧位右侧膝关节屈曲
- 右侧踝关节背屈
- 腰5屈曲和伸展
- 腰5左侧侧屈
- 腰5双侧旋转

骶骨右侧向前扭转

功能性腿长短检查：右侧长

髂后上棘触诊：右侧低

右侧短缩肌肉

- 腘绳肌
- 腹直肌
- 阔筋膜张肌
- 腓肠肌

受限运动

- 右侧直腿抬高
- 腰5右侧屈曲
- 腰5右侧侧屈
- 腰5左侧旋转

图4-16 右侧髂前上棘比左侧高的情况

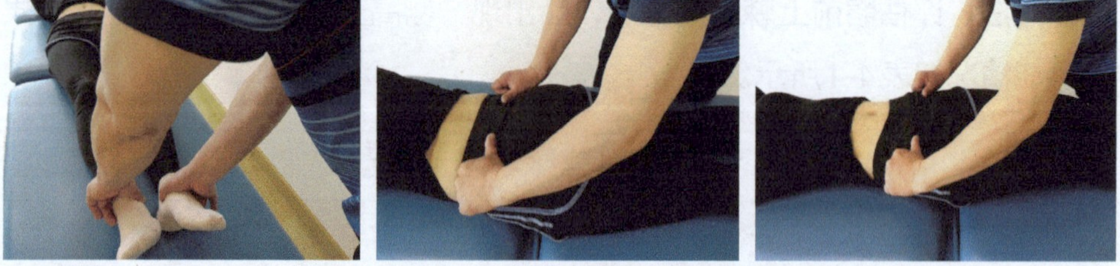

A B C

A. 功能性腿长短的评估

B. 髂后上棘的触诊评估

C. 髂前上棘的触诊评估

图4-17 右侧髂前上棘比左侧高的评估

以下三种骨盆变形会导致触诊结果为右侧髂前上棘比左侧高：右侧髂骨旋后；骶骨右侧向前扭转；右侧髂骨上移。

因为有以上三种情况，所以为了确定骨盆是怎样变形的，就要进一步进行评估。为了区分究竟是髂骨旋后还是上移的问题，需要对髂后上棘进行触诊。如果是旋后，则右侧髂后上棘或髂嵴最高点会比左侧低；但如果是上移，则右侧髂后上棘或髂嵴最高点会比左侧高。判断是骶骨问题还是髂骨问题的方法是评估功能性腿长短。如果是髂骨问题，则会出现功能性短腿；如果是骶骨问题，则会出现功能性长腿。

（1）髂骨问题。

- 髂骨旋后：髂后上棘变低，髋臼会向前/上移动，出现功能性短腿。
- 髂骨上移：髂后上棘变高，髋臼也会随之变高，出现功能性短腿。

（2）骶骨问题。

- 骶骨向前扭转：虽然看上去是髂骨旋后，但其实骶骨会发生右侧侧屈，出现功能性长腿，即骶骨会发生左旋转和右侧屈。

骨盆整体运动不只是发生某个特定运动，而是多个运动一起发生，重要的是哪个运动的发生导致了变形，要以该运动为中心进行治疗。例如，骶骨向前扭转和髂骨旋后看上去是一样的（其原因是关节一向是相对发生运动的，且人体会向阻力少的方向发生运动），但是其发生原因不同，为了进行正确的治疗，就要掌握其发生的原因。

（一）右侧髂骨旋后的评估和治疗

1. 触诊

右侧髂骨旋后的触诊特征如下（图4-18）。

右侧髂骨旋后	
髂嵴最高点	低
髂后上棘	低
骶骨外侧面	斜向
骶下外侧角	低、深
坐骨结节	靠前
髂前上棘	高

（右侧）

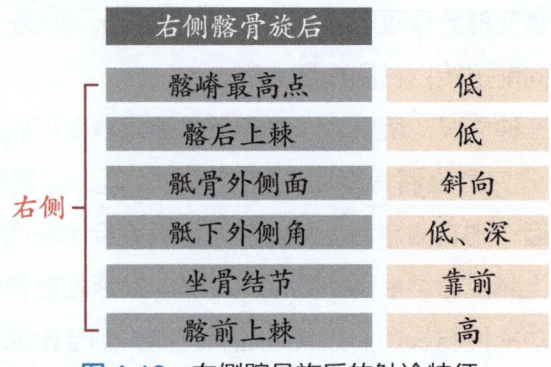

图 4-18　右侧髂骨旋后的触诊特征

- 髂前上棘：比起左侧位置靠上。
- 髂嵴最高点：比起左侧位置靠下。
- 髂后上棘：比起左侧位置靠下。
- 骶骨：由于右侧向前扭转，发生左旋转、右侧屈。
- 腰5：稍微屈曲和左侧屈、右旋转。
- 骶沟：比起左侧，右侧更深。
- 骶骨外侧面：由于右侧屈，所以会呈向右倾斜的斜线。
- 骶下外侧角：比起左侧靠下，并且更深。
- 坐骨结节：比起左侧靠前、靠下。
- 大转子：比起左侧位置靠前。

2. 右侧肌肉

- 短缩的肌肉：腹直肌、腹外斜肌、腘绳肌、臀小肌、髂胫束、腓肠肌。
- 拉长的肌肉：竖脊肌、股四头肌、内收肌、比目鱼肌。

3. 受限的运动

- 直腿抬高试验：比起左侧，右下肢的运动受限。
- 躯干屈曲检查：躯干屈曲会受限或者躯干屈曲时向左侧倾斜，躯干伸展时受限不大。

■ 躯干侧屈检查：进行躯干侧屈检查时，如果右侧屈受限，则可能是腰5的问题；如果左侧屈受限，则可能是骶骨向前扭转导致的问题。躯干侧屈时骶骨会发生向前扭转，由于骶骨右侧已经发生了向前扭转运动，所以没有问题，但是左侧屈会受限；由于腰5发生了左侧屈，所以会导致右侧屈受限。

■ 躯干旋转检查：躯干旋转时，左旋转受限。

4. 髂骨旋后的治疗

（1）髂骨旋后的关节松动治疗1（图4-19）。

① 治疗目的：髂骨旋前。

② 开始姿势：患者采取侧卧位，将躯干摆到中立位，屈髋，使骨盆也处于中立位；治疗师站在患者后侧。

③ 治疗师手的位置：用一只手的豌豆骨固定髂后上棘，然后用手固定髂嵴；用另一只手固定髂骨。

④ 关节松动术：治疗师用约10%的力，在将髂骨向骶骨方向挤压的状态下，使髂骨旋前至末端，从末端开始在患者不觉得疼痛的范围内加大运动幅度，将髂骨缓慢向前旋转，再回到末端。髂骨旋前要用5秒左右的时间缓慢进行，回到末端也要用5秒左右的时间缓慢进行。此动作实施5次左右。

⑤ 稳定性训练：实施关节松动术后，在髂骨旋前的末端保持，使髂骨旋前肌收缩，在肌肉收缩的状态下保持10~15秒。

⑥ 感觉统合训练：保持肌肉收缩的期间，为了激活患者的本体感觉感受器，在维持此姿势的10~15秒，治疗师要对骨盆施加震动。

⑦ 重复次数：运动间隙休息20秒，整体实施3组。

⑧ 注意事项：如果用太大的力量进行关节运动，则可能诱发疼痛或不适，使患者肌肉紧张，导致要进行的关节运动不发生。

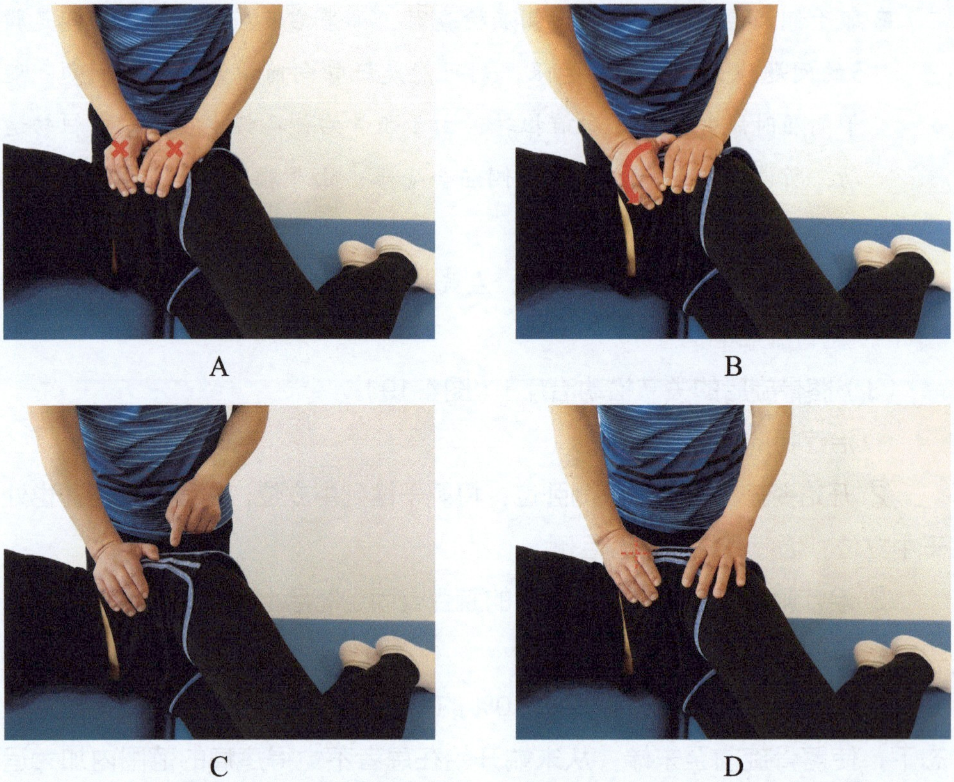

A. 用一只手固定髂后上棘，然后固定髂嵴；用另一只手固定髂骨
B. 髂骨旋前
C. 在髂骨旋前的末端范围保持
D. 对骨盆施加震动

图 4-19 髂骨旋后的关节松动治疗 1

（2）髂骨旋后的关节松动治疗 2（图 4-20）。

① 治疗目的：髂骨旋前。

② 开始姿势：患者在仰卧位下，使躯干处于中立姿势，之后把踝关节置于中立线外侧，治疗师站在该侧。

③ 治疗师手的位置：用一只手固定患者的膝关节，用另一只手固定腹外斜肌。

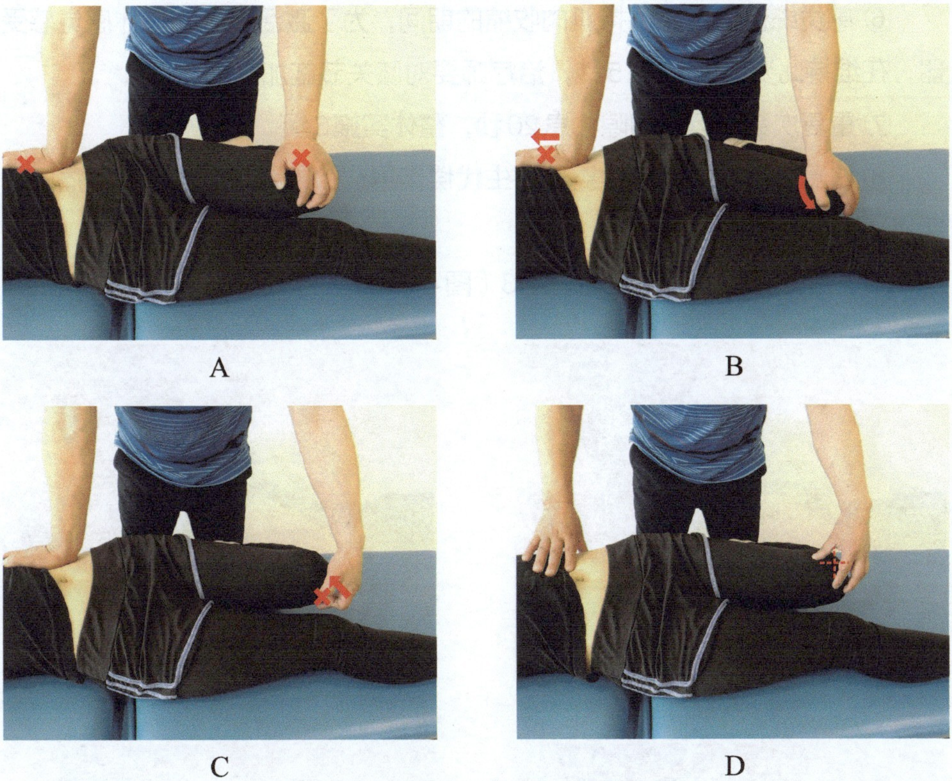

A. 固定腹外斜肌、膝关节
B. 向上推腹外斜肌，并进行髋关节内旋
C. 在膝关节内侧施加阻力，诱导髋关节内收肌收缩
D. 对膝关节施加震动

图 4-20 髂骨旋后的关节松动治疗 2

④ 关节松动术：治疗师用约10%的力将固定的膝关节向垂直方向挤压，在此状态下使髋关节内旋至末端，并在患者不觉得疼痛的范围内从末端缓慢加大内旋幅度，诱导髂骨旋前，再回到末端。髋关节内旋要缓慢地用5秒左右的时间进行，并且回到末端也要用5秒左右的时间缓慢进行。此动作实施5次左右。

⑤ 稳定性运动：实施3次关节松动术后，在髋关节内旋动作可以维持的末端范围内保持，并在膝关节内侧施加阻力，使髋关节内收肌收缩，保持10~15秒。

⑥ 感觉统合训练：保持肌肉收缩的期间，为了激活患者的本体感觉感受器，在维持此姿势的10~15秒，治疗师要对膝关节施加震动。

⑦ 重复次数：运动间隙休息20秒，整体实施3组。

⑧ 注意事项：注意不让躯干发生代偿作用；如果髋关节部位有疼痛，就要停止进行此动作。

（3）髂骨旋后的关节松动治疗3（图4-21）。

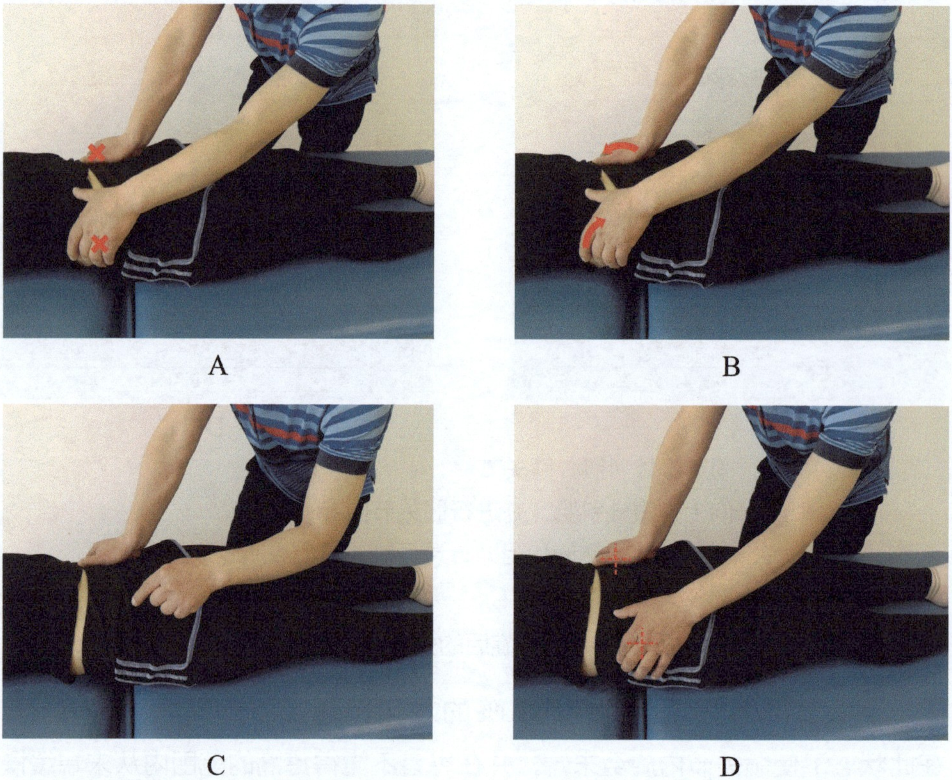

A. 一只手从髂嵴后面开始固定髂前上棘上面部分，另一只手从髂前上棘下方固定髂嵴
B. 一侧旋前，另一侧旋后
C. 在末端保持
D. 对骨盆施加震动

图 4-21 髂骨旋后的关节松动治疗 3

① 治疗目的：髂骨旋前。

② 开始姿势：患者采取仰卧中立位。

③ 治疗师手的位置：用一只手从髂嵴后面拉着固定髂前上棘上面部分，另一只手则从髂前上棘下方向后推着固定髂嵴。

④ 关节松动术：治疗师在患者不觉得疼痛的范围内将髂骨旋前、旋后动作幅度缓慢加大，之后再回到末端。髂骨旋转用约5秒的时间缓慢进行，回到末端也一样用5秒左右的时间缓慢进行。此动作实施5次左右。

⑤ 稳定性运动：在实施3次关节松动术后，尽可能在末端保持，引发肌肉收缩，保持10~15秒。

⑥ 感觉统合训练：保持肌肉收缩的期间，为了激活患者的本体感觉感受器，在维持此姿势的10~15秒，治疗师要对骨盆施加震动。

⑦ 重复次数：运动间隙休息20秒，整体实施3组。

⑧ 注意事项：太大的力量会引发疼痛。

（4）髂骨旋后的关节松动治疗4（图4-22）。

① 治疗目的：髂骨旋前。

② 开始姿势：患者采取仰卧位，骨盆转向治疗师方向，使骨盆处于像侧卧位时中立位的状态，右侧屈髋90°。

③ 治疗师手的位置：用一只手沿着髂后上棘固定髂嵴，前臂固定股骨，用另一只手辅助；此时治疗师用髂前上棘固定患者膝关节。

④ 关节松动术：治疗师将固定的髂嵴向前旋转，股骨向下拉，诱导髂骨旋前至末端范围，使骶髂关节发生松动；之后从末端开始在患者不觉得疼痛的范围内，将股骨再向下拉一些，使髂骨旋前；再回到末端。髂骨旋前约用5秒左右的时间缓慢进行，回到末端也要用5秒左右的时间缓慢进行。此动作实施5次左右。

⑤ 稳定性训练：实施3次关节松动术之后，在末端保持的同时在膝关节内侧施加阻力，使髋关节内收肌发生收缩，保持10~15秒。

⑥ 感觉统合训练：在保持肌肉收缩的期间，治疗师为了激活患者的本体感觉感受器，要在患者保持此姿势的10~15秒对膝关节施加震动。

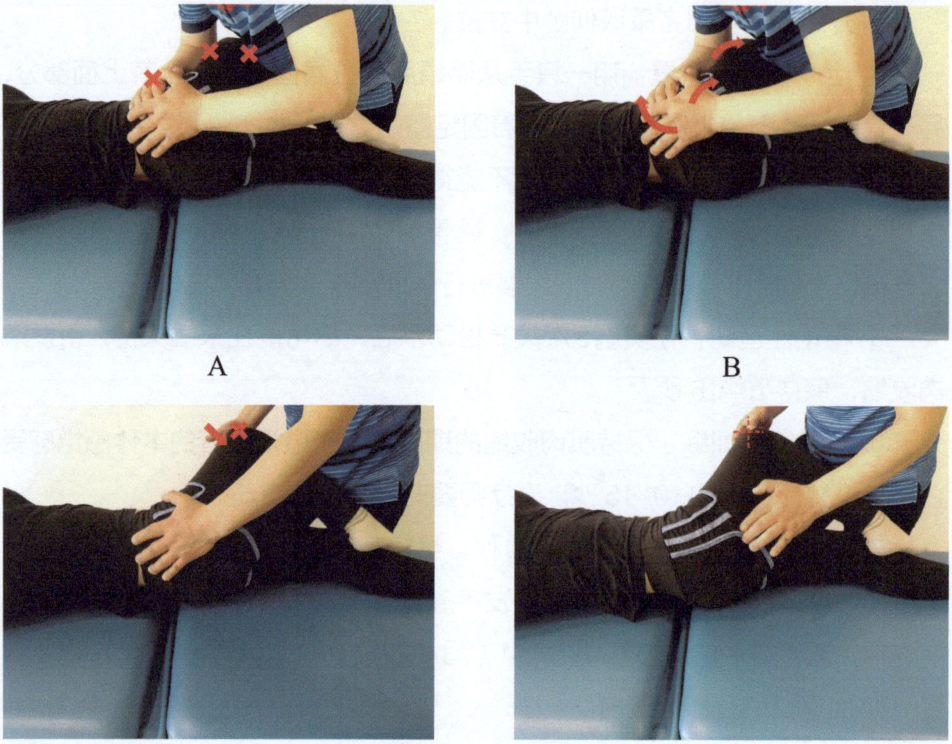

A　　B

C　　D

A. 用一只手沿着髂后上棘固定髂嵴，前臂固定股骨，另一只手辅助；治疗师要利用髂前上棘固定患者膝关节
B. 髂嵴向前旋转，股骨向下拉，诱导髂骨旋前
C. 在膝关节内侧施加阻力，使髋关节内收肌发生收缩
D. 对膝关节施加震动

图 4-22　髂骨旋后的关节松动治疗 4

⑦ 重复次数：运动间隙休息20秒，整体实施3组。

⑧ 注意事项：胸椎部分要固定在床上。

（5）腘绳肌拉伸（图4-23）。

① 开始姿势：患者采取仰卧位，治疗师站在需要拉伸的腿的对侧，将腿向自己这一侧拉，使患者骨盆处于侧卧位下中立位的状态。治疗师用身体固定患者的腿。

② 治疗师手的位置：固定膝关节及股骨。

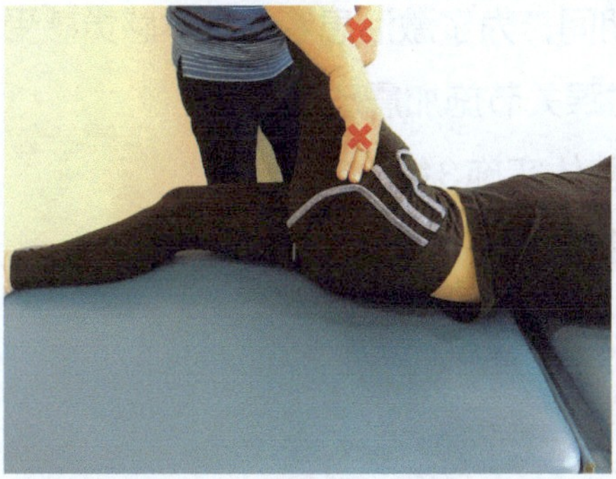

A

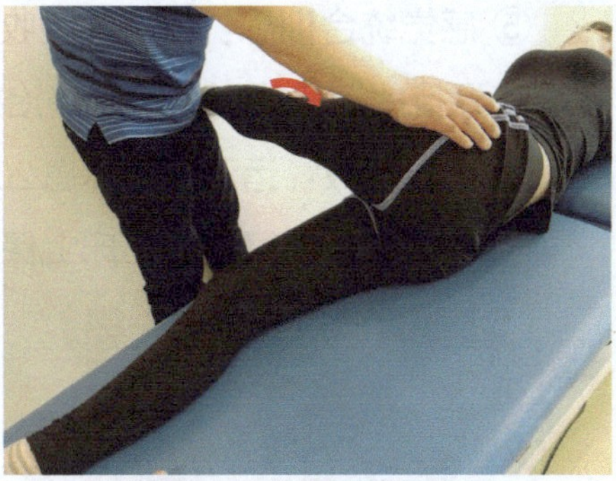

B

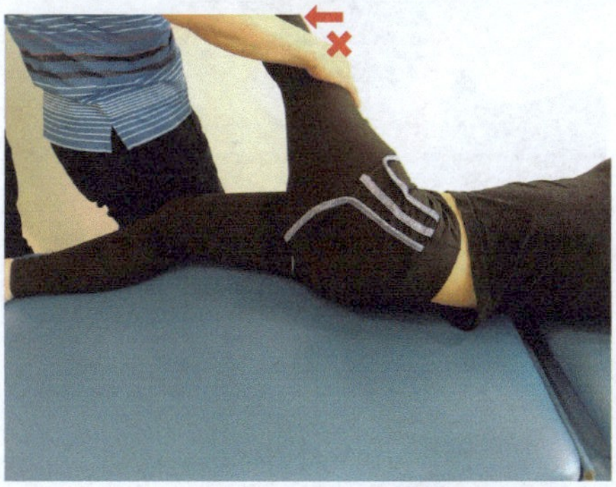

C

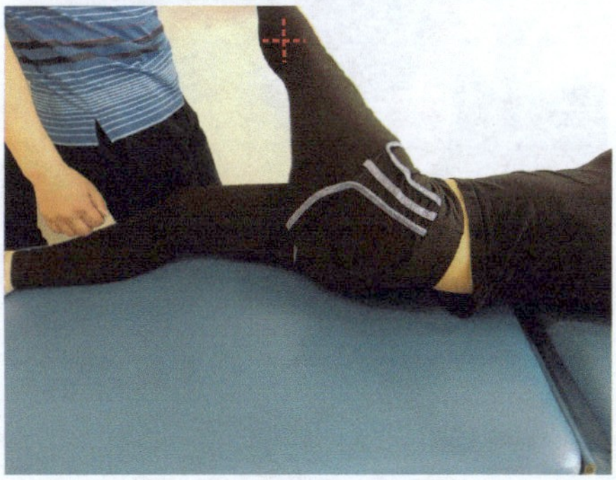

D

A. 固定膝关节及股骨
B. 膝关节伸展
C. 在踝关节施加阻力，诱导股四头肌收缩
D. 在踝关节施加震动

图 4-23 腘绳肌拉伸

③ 拉伸：治疗师用约10%的力量将固定的腿向垂直方向（将股骨作为杠杆）挤压，在锁住髋关节的状态下，利用自己的身体使患者髋关节屈曲，找到末端范围；在患者的膝关节稍微屈曲的状态下稍微加大髋关节屈曲幅度；在患者不觉得疼痛的范围内让患者伸膝，对腘绳肌进行10~15秒的拉伸；回到末端。此动作实施3次。

④ 肌力强化运动：拉伸后治疗师指示患者伸膝，在踝关节施加阻力，诱导股四头肌收缩，保持10~15秒。

⑤ 感觉统合训练：保持肌肉收缩的期间，为了激活患者的本体感觉感受器，在保持此姿势的10~15秒，治疗师对踝关节施加震动。

⑥ 重复次数：运动间隙休息20秒，整体实施3组。

⑦ 注意事项：胸椎要在床上保持仰卧位，臀肌不要发生过度拉伸。

（6）腹直肌拉伸（图4-24）。

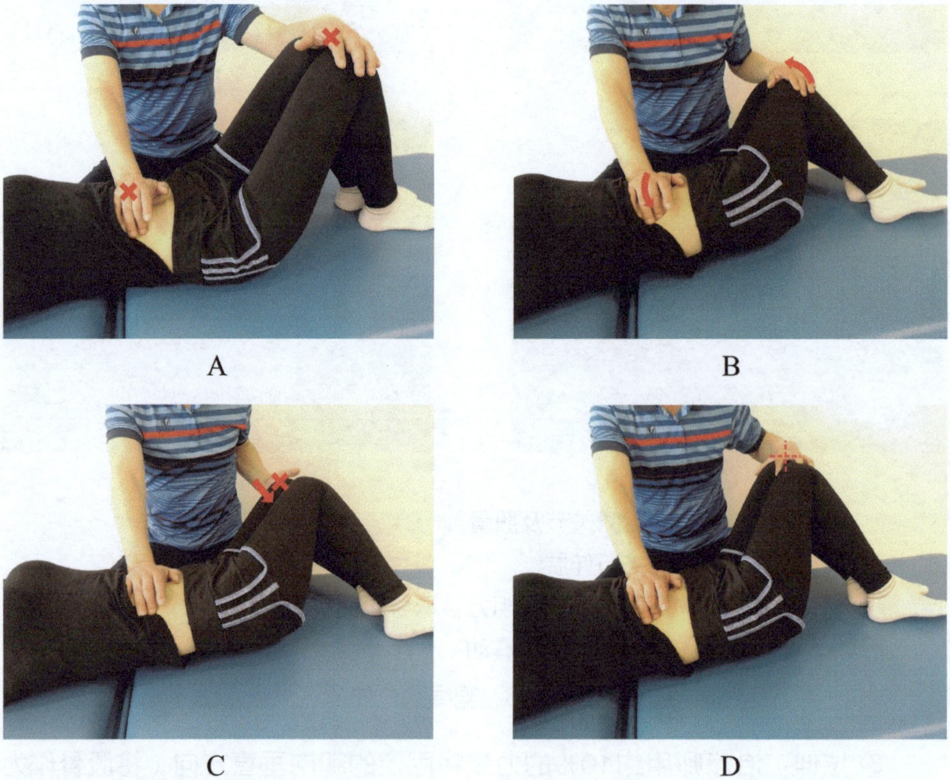

A. 固定腹直肌、膝关节

B. 将腹直肌向对侧推，之后将膝关节向治疗师方向拉，使骨盆发生旋转

C. 在末端对膝关节外侧施加阻力，使竖脊肌发生收缩

D. 对膝关节施加震动

图4-24 腹直肌拉伸

① 开始姿势：患者采取仰卧位，自然屈曲膝关节和髋关节，治疗师站或坐在需要拉伸的那侧。

② 治疗师手的位置：用一只手的大鱼际固定腹直肌，另一只手固定膝关节。

③ 拉伸：治疗师将固定的腹直肌水平推向对侧末端，将患者的膝关节向自己的方向拉，使骨盆发生旋转，找到末端感觉。在末端患者没有觉得不舒服的范围内，诱导骨盆旋转，将腹直肌拉伸10~15秒，回到末端。此动作重复3次左右。

④ 肌力强化运动：拉伸后尽可能在末端保持，治疗师从自己的方向将膝关节向对侧推，让患者进行抗阻运动，使竖脊肌发生收缩，保持10~15秒。

⑤ 感觉统合训练：保持肌肉收缩期间，为了激活患者的本体感觉感受器，在保持此姿势的10~15秒，治疗师要对膝关节施加震动。

⑥ 重复次数：运动间隙休息20秒，整体实施3组。

⑦ 注意事项：注意不要按到脏器。

（7）臀小肌及髂胫束拉伸（图4-25）。

① 开始姿势：患者采取仰卧位，治疗师站在需要拉伸侧的对侧。

② 治疗师手的位置：用一只手抓住需要拉伸侧的踝关节，抬起腿使髋关节屈曲15°~20°；用另一只手固定髂前上棘。

③ 拉伸：治疗师用大约10%的力量向固定的腿的垂直方向（将股骨作为杠杆）挤压，将固定的踝关节向自己的方向拉，找到髋关节内收末端的感觉，在末端患者没有感到疼痛的范围内加大髋关节内收幅度，对臀小肌及髂胫束进行10~15秒的拉伸，再回到末端。此动作实施3次。

④ 肌力强化运动：拉伸后尽可能在末端范围保持，治疗师从自己的方向对踝关节施加阻力，让患者进行抗阻运动，使髋关节内收肌发生收缩，保持10~15秒。

⑤ 感觉统合训练：保持肌肉收缩期间，为了激活患者的本体感觉感受器，在保持此姿势的10~15秒，治疗师要对踝关节施加震动。

⑥ 重复次数：运动间隙休息20秒，整体实施3组。

⑦ 注意事项：注意不要让骨盆发生运动。

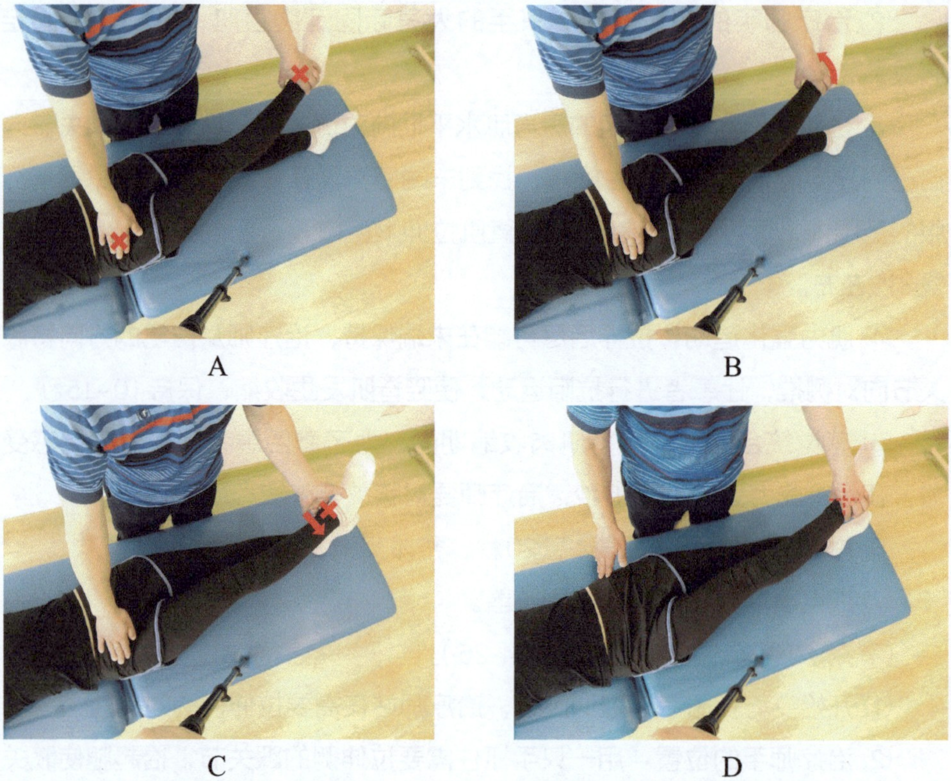

A. 固定髂前上棘、踝关节　B. 髋关节内收
C. 对踝关节施加阻力，诱导髋关节内收肌收缩　D. 对踝关节施加震动

图 4-25　臀小肌及髂胫束拉伸

（8）腓肠肌拉伸（图4-26）。

① 开始姿势：患者采取俯卧位，将需要拉伸的膝关节稍微屈曲，并在踝关节稍微背屈的状态下，把前足固定在床面上；治疗师站在需要拉伸的那侧。

② 治疗师手的位置：双手的拇指固定需要拉伸侧的腓肠肌。

③ 拉伸：治疗师将固定的腓肠肌向头侧方向推，找到末端感觉，在末端患者不会感到疼痛的范围内让膝关节伸展，进行10~15秒的拉伸，回到末端。此动作实施3次左右。

④ 肌力强化运动：拉伸后尽可能在末端范围保持，治疗师从自己的方向对踝关节施加阻力，使踝关节背屈肌发生收缩，保持10~15秒。

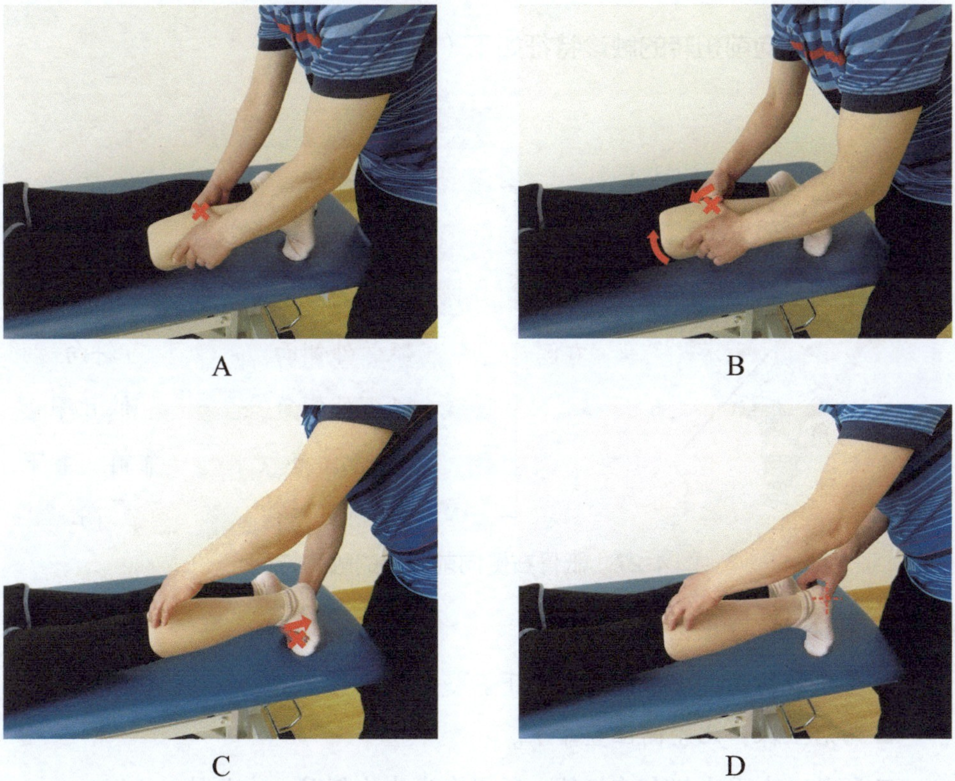

A. 固定腓肠肌

B. 将固定的腓肠肌向头侧方向推，之后让膝关节伸展

C. 对踝关节施加阻力，使踝关节背屈肌发生收缩

D. 对踝关节施加震动

图 4-26 腓肠肌拉伸

⑤ 感觉统合训练：保持肌肉收缩的期间，治疗师为了激活患者的本体感觉感受器，在保持此姿势的10~15秒，应对踝关节施加震动。

⑥ 重复次数：在运动间隙休息20秒，整体实施3组。

⑦ 注意事项：注意不要过于用力地按压腓肠肌；在伸膝过程中拇指随着

伸膝的动作滑动是很重要的。

（二）骶骨右侧向前扭转的评估和治疗

1. 触诊

骶骨右侧向前扭转的触诊特征如下（图4-27）。

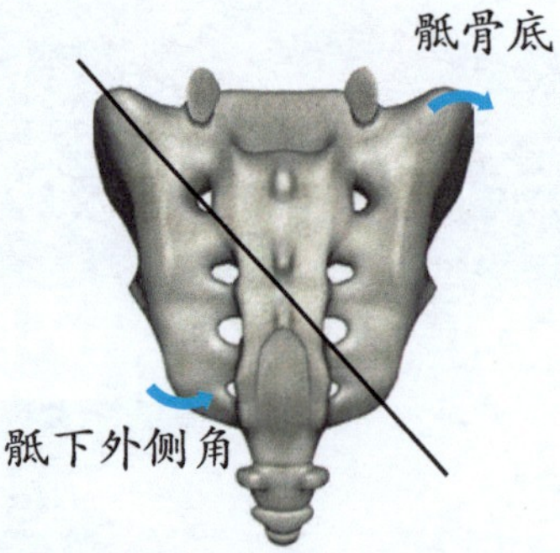

骶骨右侧向前扭转		
右侧	髂嵴最高点	低
	髂后上棘	低
	骶骨底	深
	骶骨外侧面	斜向
	骶下外侧角	低且深
	坐骨结节	靠前、靠下
	髂前上棘	高

图4-27　骶骨右侧向前扭转的触诊特征

- 髂前上棘：比左侧位置靠上。
- 髂嵴最高点：比左侧位置靠下。
- 髂后上棘：比左侧位置靠下。
- 骶骨：由于右侧向前扭转，所以会发生右侧屈、左旋转。
- 腰5：稍微前凸和左侧屈、右旋转。
- 骶沟：右侧比左侧深。
- 骶骨外侧面：由于骶骨右侧屈，所以外侧面会向右侧倾斜。
- 骶下外侧角：比左侧位置靠下，并且比左侧深。
- 坐骨结节：比左侧位置靠前、靠下。
- 大转子：比起左侧位置靠前。

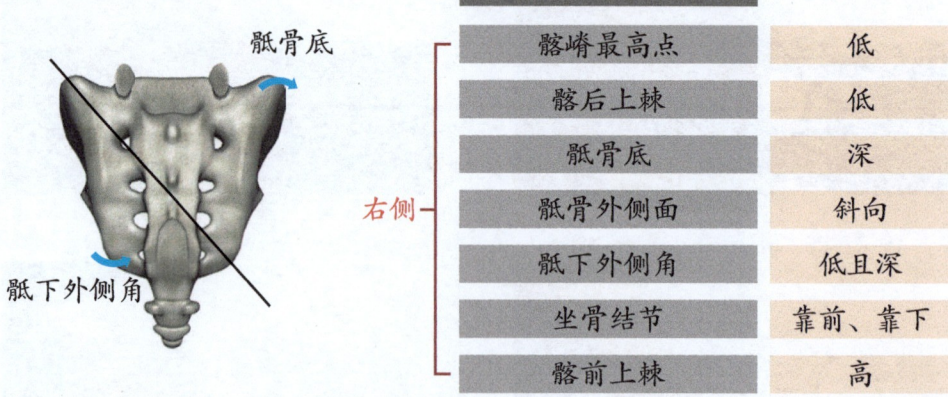

2. 右侧肌肉

■ 短缩的肌肉：腹直肌、腹外斜肌、腘绳肌、臀小肌、髂胫束、腓肠肌。

■ 拉长的肌肉：竖脊肌、股四头肌、内收肌、比目鱼肌。

3. 受限的运动

■ 直腿抬高试验：右腿比左腿受限。

■ 躯干屈曲检查：躯干屈曲时受限，或者躯干屈曲时向左侧倾斜，躯干伸展不受限。

■ 躯干侧屈检查：进行躯干侧屈检查时如果右侧屈受限，则可判断为腰5的问题；如果左侧屈受限，则可判断为骶骨向前扭转的问题。

■ 躯干旋转检查：躯干旋转时，左旋转受限。

4. 骶骨向前扭转的治疗

（1）骶骨向前扭转的关节松动治疗1（图4-28）。

① 治疗目的：骶骨中立位。

② 开始姿势：患者采取俯卧位，治疗师站在患者发生侧屈的对侧。

③ 治疗师手的位置：用一只手的中指向骶下外侧角方向固定肌肉，用豌豆骨固定对侧骶骨外侧面，之后以固定的中指为中心，沿着骶骨外侧面进行旋转固定；用另一只手辅助固定的手。

④ 关节松动术：将骶骨向对侧方向的末端旋转之后，在末端患者不觉得疼痛的范围内，加大旋转幅度，此时用豌豆骨将骶下外侧角向前压着进行骶骨旋转的同时，诱导骶骨的扭转，再回到末端。旋转骶骨要用5秒左右的时间缓慢进行，回到末端也要用5秒左右的时间缓慢进行。此动作实施5次。

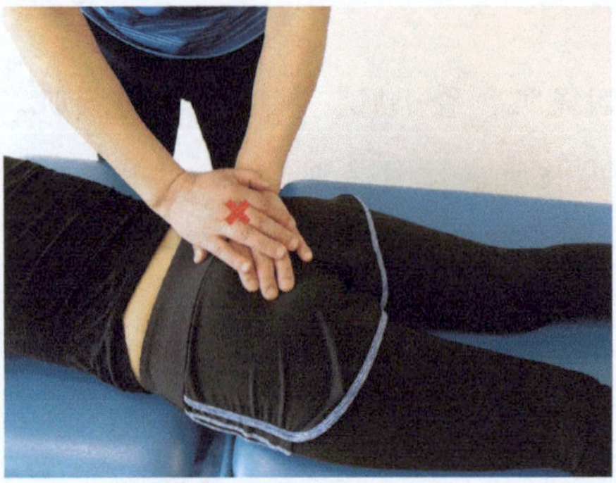

A

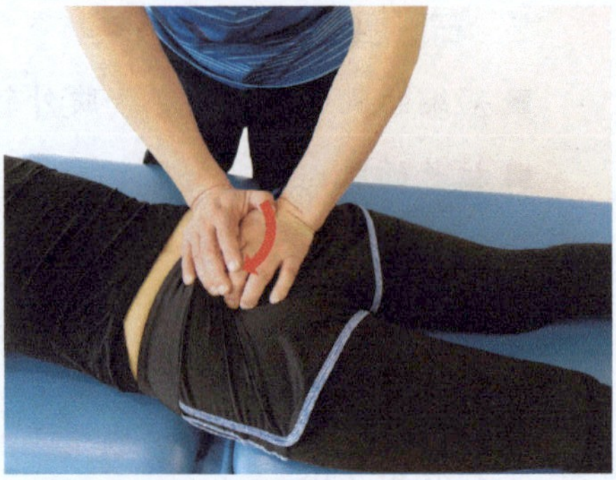

B

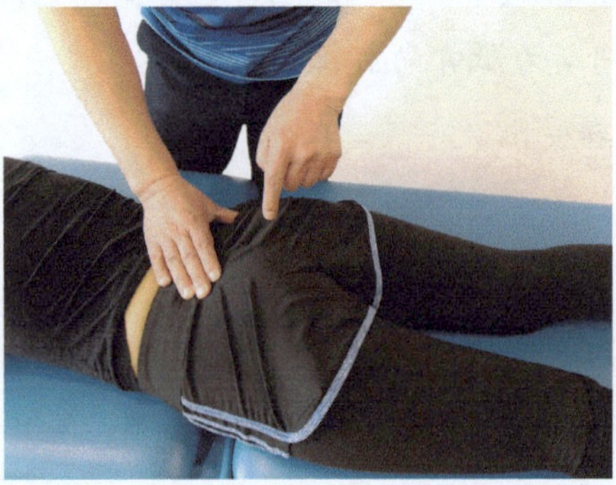

C

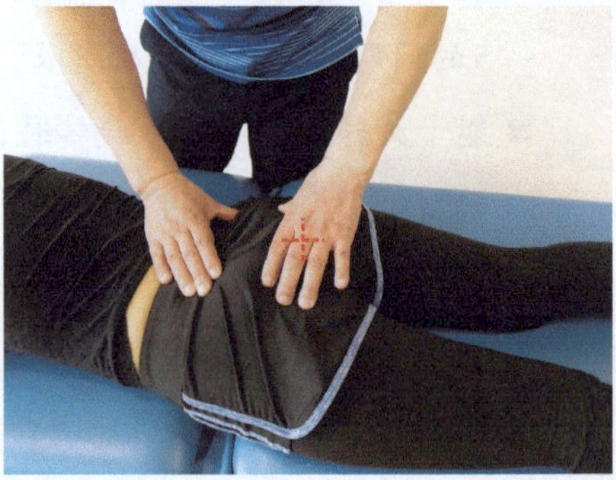

D

A. 用豌豆骨固定骶骨外侧面

B. 向对侧旋转骶骨

C. 在末端保持，使周围肌肉发生收缩

D. 对骨盆施加震动

图 4-28 骶骨向前扭转的关节松动治疗 1

⑤ 稳定性运动：实施5次关节松动术之后，让患者在末端保持，使骶骨周围的肌肉发生收缩，保持10~15秒。

⑥ 感觉统合训练：保持肌肉收缩期间，治疗师为了激活患者的本体感觉感受器，要在保持此姿势的10~15秒，对骨盆施加震动。

⑦ 重复次数：运动间隙休息20秒，整体实施3组。

⑧ 注意事项：注意是否正确固定骶骨外侧面。

（2）骶骨向前扭转的关节松动治疗2（图4-29）。

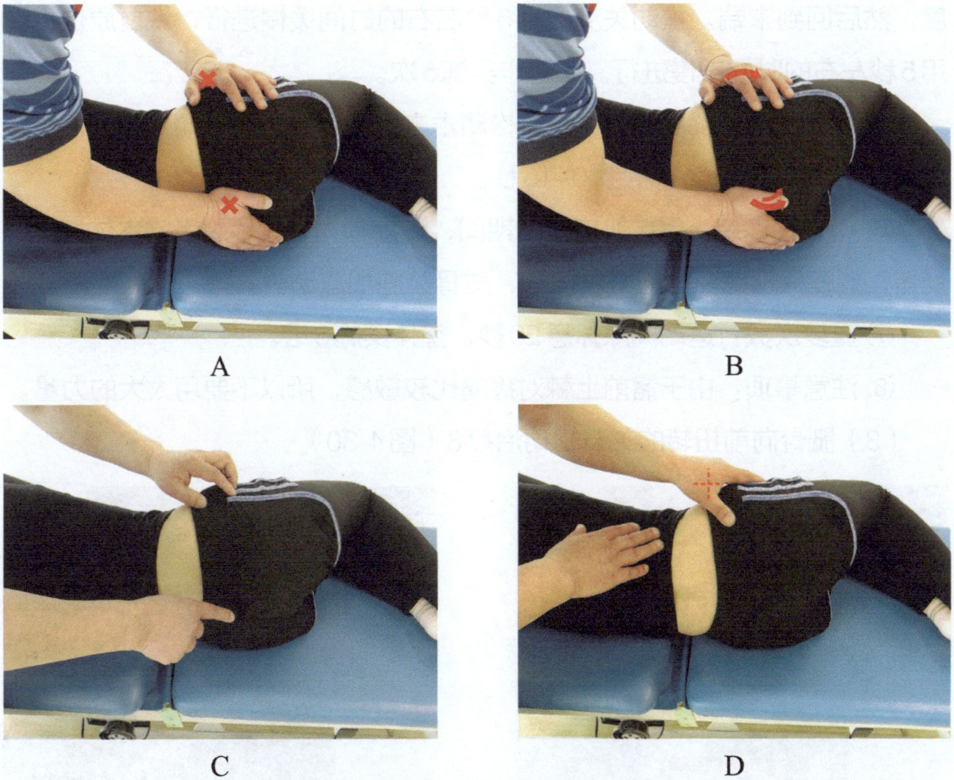

A. 用一只手的大鱼际固定骶骨尖，用另一只手将髂前上棘从上向下固定
B. 将骶骨尖部位向尾侧方向和前方推，并将髂前上棘从上向下推
C. 在末端保持，使骶骨周围的肌肉发生收缩
D. 对骨盆施加震动

图 4-29 骶骨向前扭转的关节松动治疗 2

① 治疗目的：骶骨中立位。

② 开始姿势：患者采取侧卧位，躯干中立，为了使骨盆能中立，屈曲髋关节。

③ 治疗师手的位置：用一只手的大鱼际固定骶骨尖，用另一只手将髂前上棘从上向下固定。

④ 关节松动术：治疗师将骶骨尖部位向尾侧方向和前方推，并将髂前上棘从上向下推着找到末端，在末端患者不觉得疼痛的范围内，加大运动幅

度，然后回到末端。松动关节要用5秒左右的时间缓慢进行，恢复原位也要用5秒左右的时间缓慢进行。此动作实施5次。

⑤ 稳定性运动：实施5次关节松动术之后，让患者在末端保持，使骶骨周围的肌肉发生收缩，保持10~15秒。

⑥ 稳定性训练：保持肌肉收缩期间，治疗师为了激活患者的本体感觉感受器，要在保持此姿势的10~15秒，对骨盆施加震动。

⑦ 重复次数：运动间隙休息20秒，整体实施3组。

⑧ 注意事项：由于髂前上棘对疼痛比较敏感，所以不要用太大的力量。

（3）骶骨向前扭转的关节松动治疗3（图4-30）。

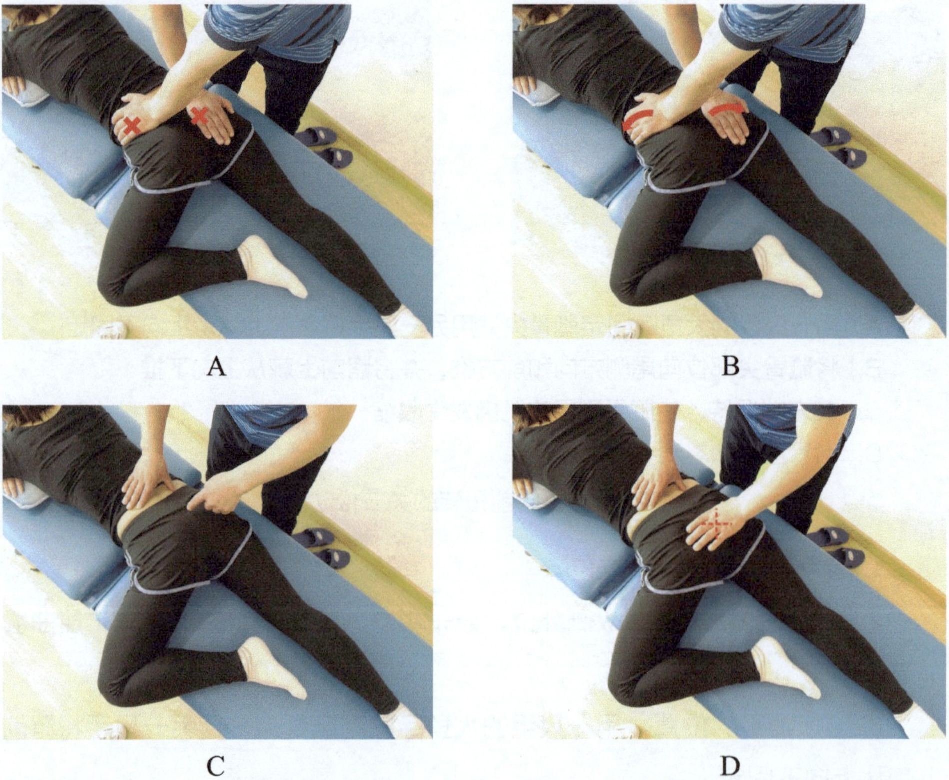

A. 用一只手的掌根固定骶下外侧角的上面部分，用另一只手固定髂后上棘

B. 交叉推骶下外侧角上面部分和髂后上棘

C. 在末端保持，使骶骨周围的肌肉发生收缩

D. 对骨盆施加震动

图 4-30 骶骨向前扭转的关节松动治疗 3

① 治疗目的：骶骨中立位。

② 开始姿势：患者采取俯卧位，腿摆成4字，锁住髋关节。

③ 治疗师手的位置：用一只手的掌根固定骶下外侧角的上面部分，用另一只手固定髂后上棘。

④ 关节松动术：治疗师将骶下外侧角上面部分和髂后上棘交叉推着找到末端，在末端患者不觉得疼痛的范围内，加大运动幅度，然后回到末端。松动关节要用5秒左右的时间缓慢进行，恢复原位也要用5秒左右的时间缓慢进行。此动作实施5次。

⑤ 稳定性运动：实施5次关节松动术之后，让患者在末端保持，使骶骨周围的肌肉发生收缩，保持10~15秒。

⑥ 感觉统合训练：保持肌肉收缩期间，治疗师为了激活患者的本体感觉感受器，要在保持此姿势的10~15秒，对骨盆施加震动。

⑦ 重复次数：运动间隙休息20秒，整体实施3组。

⑧ 注意事项：由于髂后上棘对疼痛比较敏感，所以不要用太大的力量。

（三）右侧髂骨上移的评估和治疗

1. 触诊

右侧髂骨上移的触诊特征如下（图4-31）。

右侧髂骨上移	
右侧髂后上棘	高
右侧髂前上棘	高

图 4-31 右侧髂骨上移的触诊特征

■ 髂前上棘：比左侧位置靠上。

■ 髂嵴最高点：比左侧位置靠上。

■ 髂后上棘：比左侧位置靠上。

■ 骶骨：左侧屈。

■ 腰5：右侧屈。

■ 骶下外侧角：比左侧位置靠上。

■ 坐骨结节：比左侧位置靠上。

■ 大转子：比左侧位置靠上。

2. 肌肉

■ 短缩的肌肉：右侧腰方肌、腹内斜肌、腹外斜肌。

■ 拉长的肌肉：左侧腰方肌、右侧下肢肌肉。

3. 受限的运动

■ 直腿抬高试验：右下肢比左下肢受限。

■ 俯卧位下屈膝试验：右侧比左侧受限。

■ 躯干屈曲及伸展检查：躯干屈曲或伸展时受限，或者躯干会向右侧倾斜。

■ 躯干侧屈检查：躯干侧屈检查时腰5左侧屈受限。

■ 躯干旋转检查：躯干旋转时，腰5左旋转及右旋转受限。

■ 踝关节背屈：右侧比左侧受限。

4. 髂骨上移的治疗

（1）腰方肌及腹内斜肌、腹外斜肌拉伸1（图4-32）。

① 治疗目的：髂骨中立位。

② 开始姿势：患者采取仰卧位，将需要拉伸侧的腿放在对侧腿下面；治疗师站或坐在患者发生髂骨上移的对侧。

③ 治疗师手的位置：用一只手的手指固定腰椎棘突，用另一只手抓住需要拉伸侧的踝关节。

④ 拉伸：治疗师拉抓住的腿，直到固定腰椎棘突的手指感受到运动，在末端患者不觉得疼痛的范围内，稍微加大拉伸幅度，并将腰椎向对侧推，进行10~15秒的拉伸，然后回到末端。此动作实施3次。

⑤ 肌力强化运动：实施拉伸之后，让患者在末端保持，治疗师从自己的方向将患者的腿向对侧推着做抗阻运动，使腰方肌发生收缩，保持10~15秒。

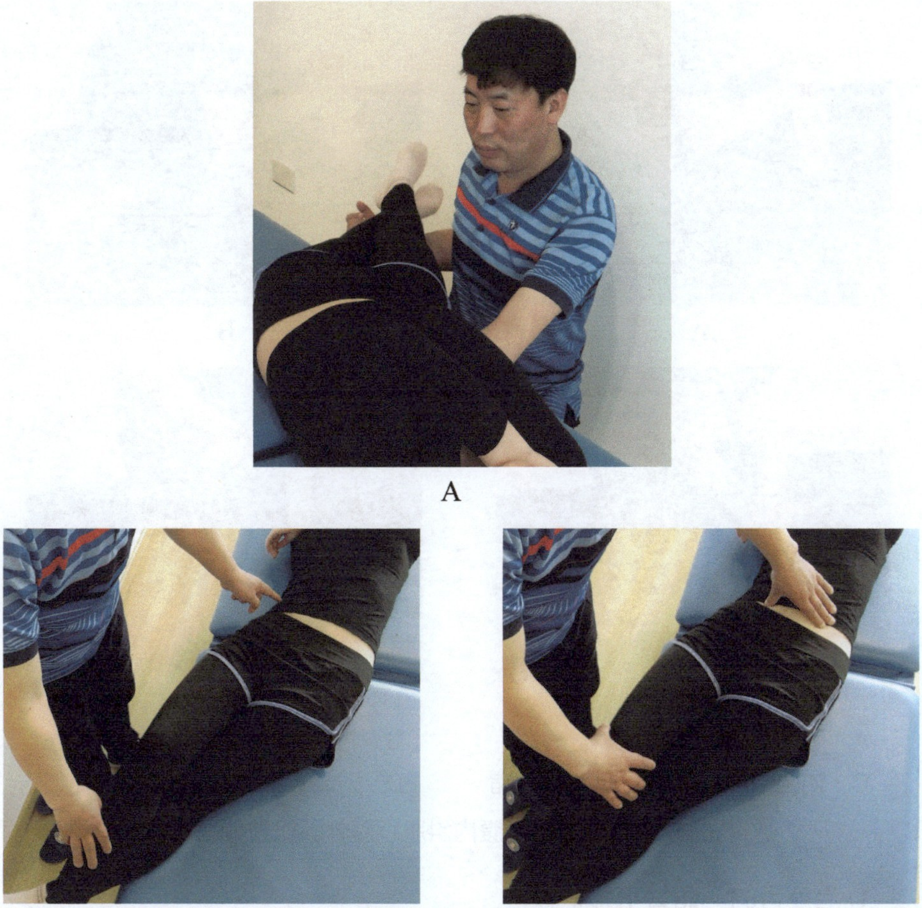

A

B　　C

A. 固定腰椎棘突，抓住踝关节，治疗师将腿向自己方向拉至末端

B. 在末端保持，使腰方肌发生收缩

C. 对腿施加震动

图 4-32　腰方肌及腹内斜肌、腹外斜肌拉伸 1

⑥ 感觉统合训练：保持肌肉收缩期间，治疗师为了激活患者的本体感觉感受器，要在保持此姿势的10~15秒，对腿施加震动。

⑦ 重复次数：运动间隙休息20秒，整体实施3组。

⑧ 注意事项：注意不要让胸椎部分发生代偿。

（2）腰方肌及腹内斜肌、腹外斜肌拉伸2（图4-33）。

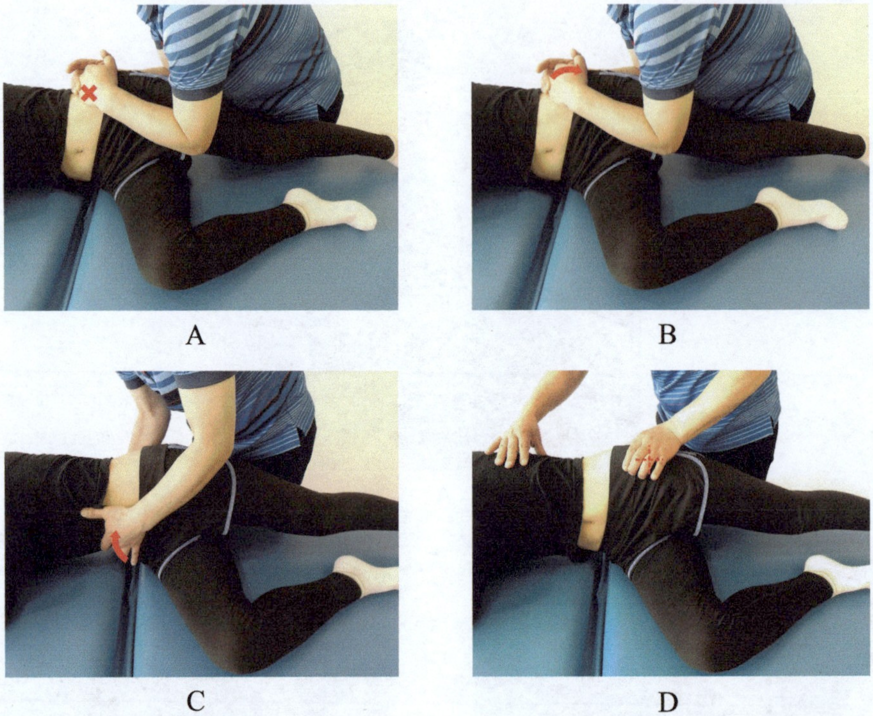

A. 用双手固定髂嵴　　B. 将髂骨向腿的方向拉至末端
C. 向上抬腰，使腰方肌发生收缩　　D. 对骨盆施加震动

图 4-33 腰方肌及腹内斜肌、腹外斜肌拉伸 2

① 治疗目的：髂骨下移。

② 开始姿势：患者采取侧卧位，腿摆成4字，将需要拉伸侧的腿向床面垂下。

③ 治疗师手的位置：用双手固定髂嵴。

④ 拉伸：治疗师将髂骨向腿的方向拉至末端，在末端患者不觉得疼痛的范围内，稍微加大拉伸幅度，进行10~15秒的拉伸，然后回到末端。此动作实施3次。

⑤ 肌力强化运动：实施拉伸之后，让患者向上抬腰保持，使腰方肌发生收缩，保持10~15秒。

⑥ 感觉统合训练：保持肌肉收缩期间，治疗师为了激活患者的本体感觉

感受器，要在保持此姿势的10~15秒，对骨盆施加震动。

⑦ 重复次数：运动间隙休息20秒，整体实施3组。

⑧ 注意事项：注意骨盆不要发生向前或者向后的运动，不要有代偿。

（3）腰方肌及腹内斜肌、腹外斜肌拉伸3（图4-34）。

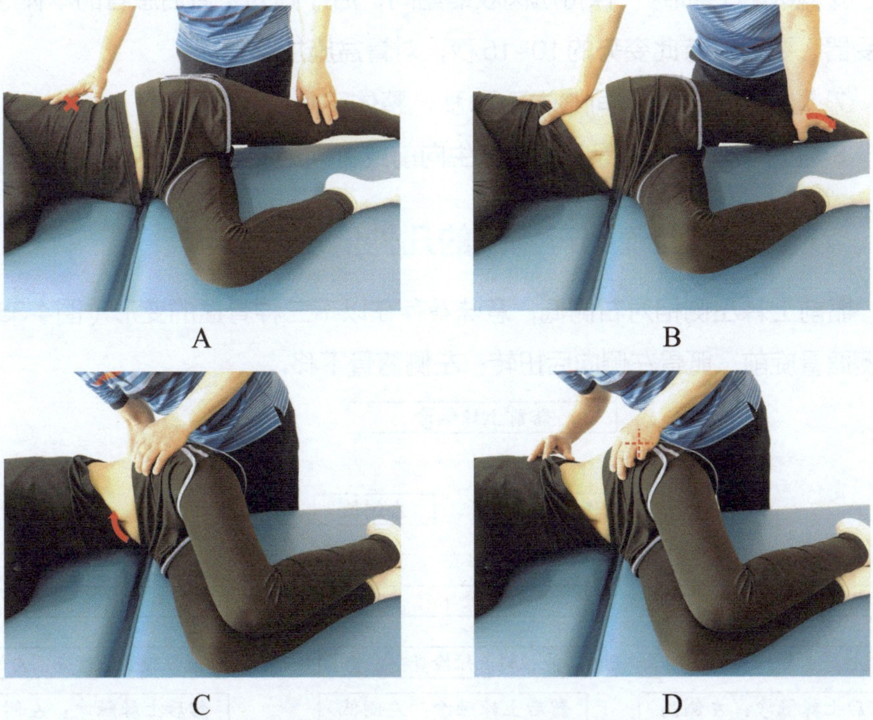

A. 固定腰方肌，抓住垂着的腿　B. 治疗师将腿向自己方向及向下拉
C. 向上抬腰，使腰方肌发生收缩　D. 对骨盆施加震动

图 4-34　腰方肌及腹内斜肌、腹外斜肌拉伸 3

① 治疗目的：髂骨下移。

② 开始姿势：患者采取侧卧位，腿摆成4字，将需要拉伸侧的腿向床面垂下。

③ 治疗师手的位置：用一只手向头的方向推着腰方肌进行固定，另一只手抓住垂着的腿。

④ 拉伸：治疗师将腰方肌向头的方向推着固定，到了末端后，在患者

不觉得疼痛的范围内，让下垂的腿稍微加大下垂的幅度，进行10~15秒的拉伸，然后回到末端。此动作实施3次。

⑤ 肌力强化运动：实施拉伸之后，让患者向上抬腰保持，使腰方肌发生收缩，保持10~15秒。

⑥ 感觉统合训练：保持肌肉收缩期间，治疗师为了激活患者的本体感觉感受器，要在保持此姿势的10~15秒，对骨盆施加震动。

⑦ 重复次数：运动间隙休息20秒，整体实施3组。

⑧ 注意事项：注意骨盆不要发生向前或者向后的运动，不要有代偿。

二、左侧髂前上棘比右侧低的几种情况

髂前上棘左侧相对右侧低，意味着存在以下三种骨盆的变形（图4-35）：左侧髂骨旋前；骶骨左侧向后扭转；左侧髂骨下移。

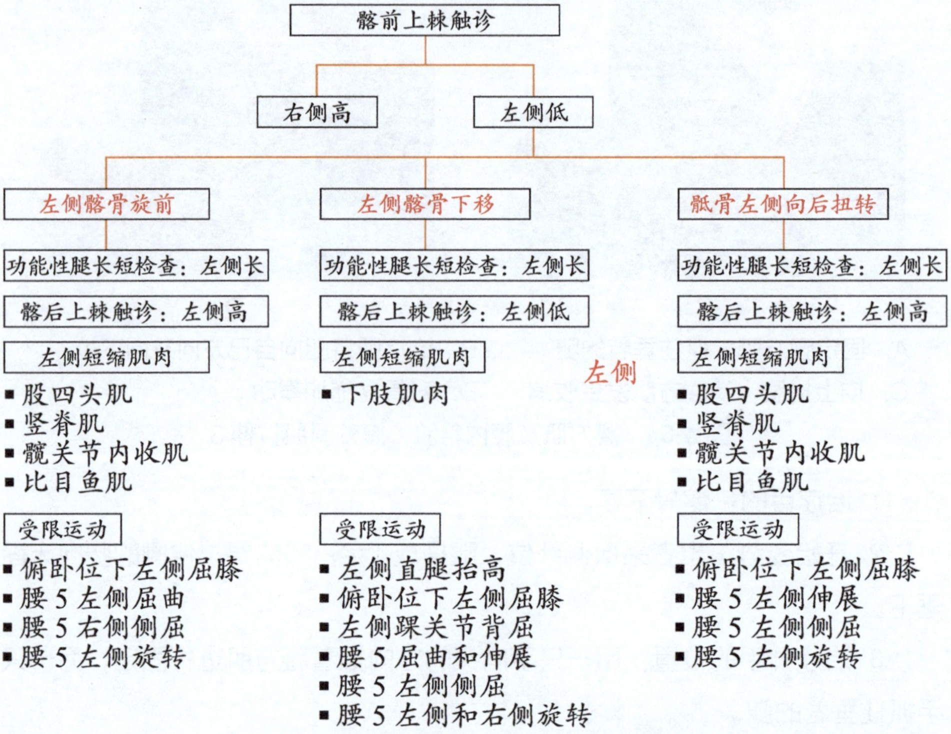

图 4-35　左侧髂前上棘比右侧低的情况

因为有以上几种情况，所以为了准确评估是何种骨盆变形的问题，就需要进行进一步评估。为了判断是髂骨旋前还是髂骨下移的问题，就需要对髂后上棘进行触诊。如果是髂骨旋前的问题，则髂后上棘左侧会比右侧高；但如果是下移，则髂后上棘左侧会比右侧低。而到底是骶骨问题还是髂骨问题，则不可以用腿长短判断了。因为无论是骶骨问题还是髂骨问题，都会导致功能性长腿。

此时要对腰5进行进一步评估。如果是髂骨旋前的问题，则腰5会处于正常位置或前屈位，所以在关节松动评估时会有弹性运动。但如果是骶骨的问题，则腰5会曲度变平或向后凸，所以在关节松动评估时活动度会减少。也可以通过其他方法进行触诊评估，如果是髂骨旋前的问题，则对骶下外侧角进行触诊时会发现侧屈和旋转方向相反；如果是骶骨的问题，则骶骨的侧屈和旋转方向相同。另一种方法是：如果是髂骨的问题，由于会发生骶骨右侧侧屈，所以对骶骨外侧面进行触诊时，会发现是向右侧倾斜的，骶下外侧角的触诊结果则是右侧比左侧低；但是如果是骶骨的问题，由于会发生骶骨左侧侧屈，所以对骶骨外侧面进行触诊时，会发现是向左侧倾斜的，骶下外侧角的触诊结果则是左侧比右侧低。

（一）左侧髂骨旋前的评估和治疗

1. 触诊

左侧髂骨旋前的触诊特征如下（图4-36）。

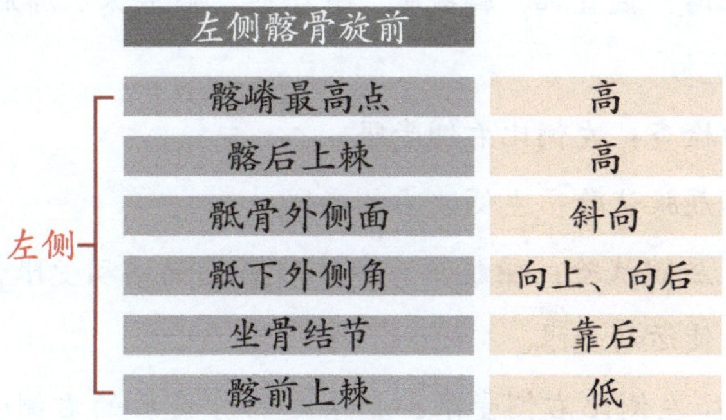

图 4-36　左侧髂骨旋前的触诊特征

■ 髂前上棘：比右侧位置靠下。

■ 髂嵴最高点：比右侧位置靠上。

■ 髂后上棘：比右侧位置靠上。

■ 骶骨：如果骶骨没有发生向后扭转，只是髂骨旋前，则骶骨会发生右侧屈、左旋转；但如果是骶骨向后扭转导致的问题，则骶骨会发生左侧向后扭转，即骶骨左侧屈、左旋转。

■ 腰5：如果骶骨没有发生向后扭转，只是髂骨旋前，则腰5会稍微前凸和左侧屈、右旋转；但如果是骶骨向后扭转导致的问题，则由于骶骨会向后扭转，腰5就会发生稍微后凸和右侧屈、右旋转。

■ 骶沟：左侧比右侧浅。

■ 骶骨外侧面：如果是骶骨右侧向前扭转，则骶骨外侧面由于右侧屈，会表现为向右侧倾斜；但如果是髂骨的问题，则骶骨会向后扭转，骶骨外侧面会表现为向左侧倾斜。

■ 骶下外侧角：如果骶骨右侧向前扭转，则骶下外侧角会右低左高，如果是髂骨问题导致的骶骨左侧向后扭转，则骶下外侧角会左低右高。

■ 坐骨结节：比右侧位置靠后、靠上。

■ 大转子：比右侧位置靠后。

2. 左侧肌肉

■ 短缩的肌肉：股四头肌、竖脊肌、髋关节内收肌，比目鱼肌。

■ 拉长的肌肉：腹直肌、腘绳肌、臀小肌、髂胫束、腓肠肌。

3. 受限的运动

■ 髂骨旋后检查：左侧比右侧受限。

■ 俯卧位下屈膝试验：左侧比右侧受限。

■ 仰卧位下屈髋试验：屈髋时有卡住的感觉使运动受限，或者无法发生髂骨旋后使运动受限。

■ 4字试验：左侧比右侧受限；如果是髂骨旋后的右侧受限，则可能是胫骨外旋的问题。

- 躯干伸展检查：躯干伸展时受限或者躯干会向右侧倾斜，屈曲时不受限。
- 躯干侧屈检查：如果骶骨没有发生向后扭转，只是髂骨旋前，此时若骶骨活动没有问题，则躯干侧屈时右侧屈会受限；如果是骶骨向后扭转导致的问题，此时若腰5影响更大，则躯干侧屈时左侧屈会受限，若骶骨影响更大，则躯干侧屈时右侧屈会受限。
- 躯干旋转检查：如果骶骨没有问题，则躯干旋转时，左旋转会受限；如果是骶骨扭转造成的问题，则躯干旋转时，右旋转会受限。

4. 髂骨旋前的治疗

（1）髂骨旋前的关节松动治疗1（图4-37）

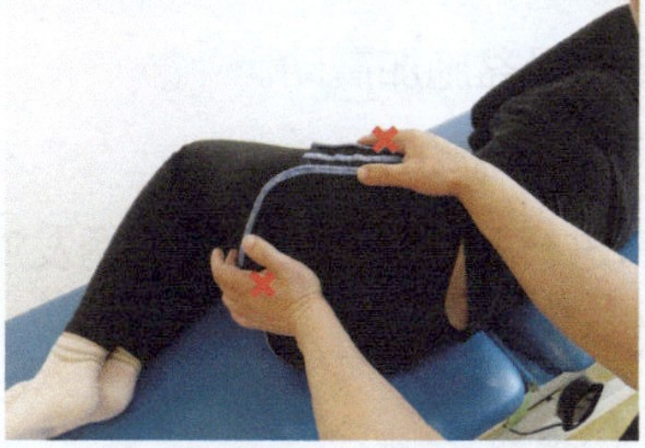
A

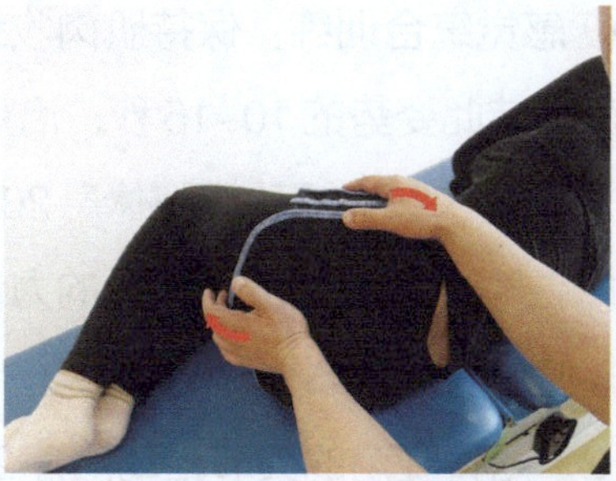
B

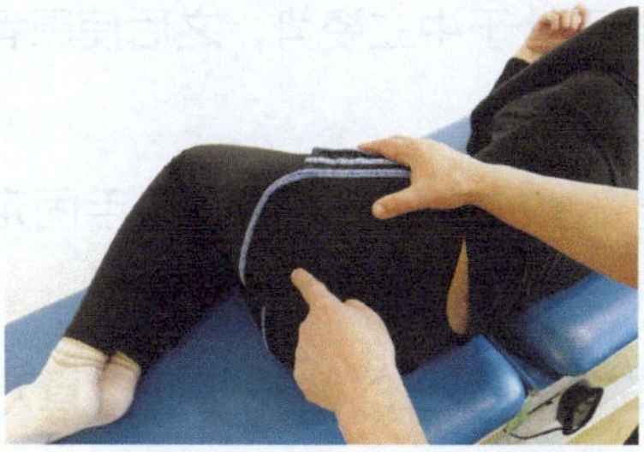
C

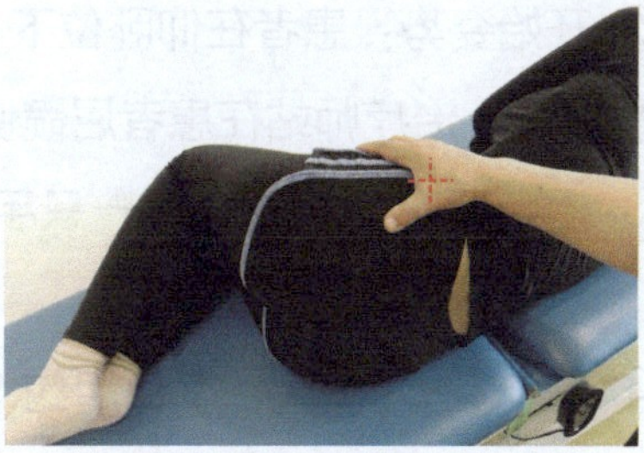
D

A. 固定坐骨结节、髂嵴　　B. 使髂骨旋后
C. 在末端保持，使髂骨旋后肌收缩　　D. 对骨盆施加震动

图 4-37　髂骨旋前的关节松动治疗 1

① 治疗目的：髂骨旋后。

② 开始姿势：患者采取侧卧位，将躯干摆到中立位，屈髋，使骨盆也处

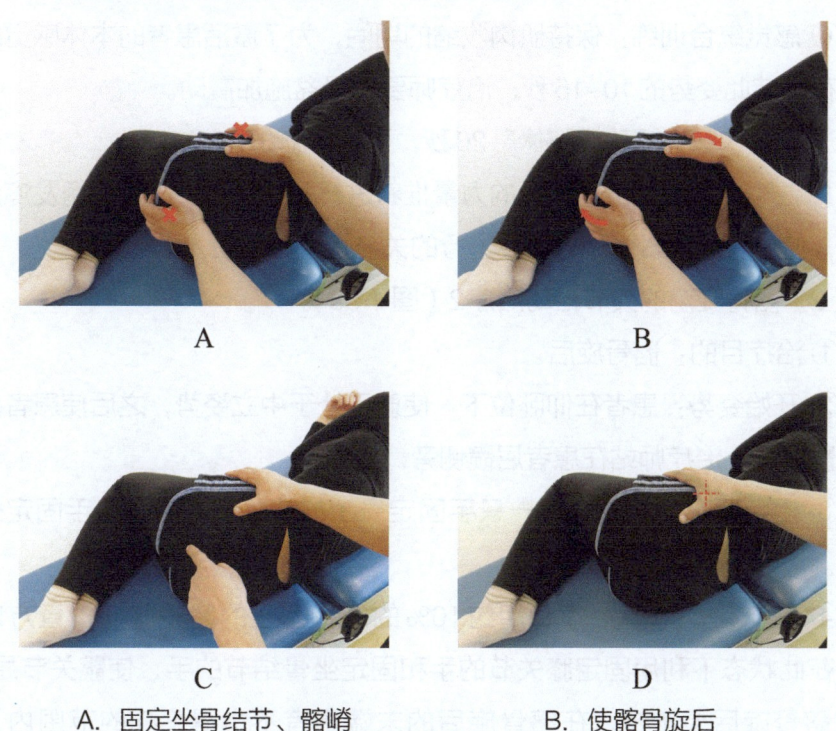

于中立位；治疗师站在患者后侧。

③ 治疗师手的位置：用一只手的豌豆骨固定坐骨结节，用另一只手固定髂嵴。

④ 关节松动术：将髂骨运动至旋后的末端，在末端患者不觉得疼痛的范围内，将髂骨继续缓慢向后旋转，再回到末端。髂骨旋后要用5秒左右的时间缓慢进行，回到末端也要用5秒左右的时间缓慢进行。此动作实施5次左右。

⑤ 稳定性训练：实施3次关节松动术后，尽可能在髂骨旋后的末端保持，使髂骨旋后肌收缩，在肌肉收缩的状态下保持10~15秒。

⑥ 感觉统合训练：保持肌肉收缩的期间，为了激活患者的本体感觉感受器，在维持此姿势的10~15秒，治疗师要对骨盆施加震动。

⑦ 重复次数：运动间隙休息20秒，整体实施3组。

⑧ 注意事项：如果用太大的力量推着进行关节运动，则可能诱发疼痛或不适，使患者肌肉紧张，导致要进行的关节运动不发生。

（2）髂骨旋前的关节松动治疗2（图4-38）。

① 治疗目的：髂骨旋后。

② 开始姿势：患者在仰卧位下，使躯干处于中立姿势，之后使患者向胸侧屈髋屈膝，治疗师站在患者屈髋侧旁。

③ 治疗师手的位置：用一只手固定患者的膝关节，另一只手固定坐骨结节。

④ 关节松动术：治疗师用约10%的力将固定的膝关节向垂直方向挤压，在此状态下利用固定膝关节的手和固定坐骨结节的手，使髋关节屈曲，直到髂骨旋后至末端，在髂骨旋后的末端患者不觉得疼痛的范围内，缓慢加大髋关节屈曲幅度，使髂骨继续旋后，再回到末端。此动作实施5次左右。

⑤ 稳定性运动：实施3次关节松动术后，在患者能力范围内在末端保持，对膝关节施加阻力，使腹直肌和腹外斜肌发生收缩，保持10~15秒。

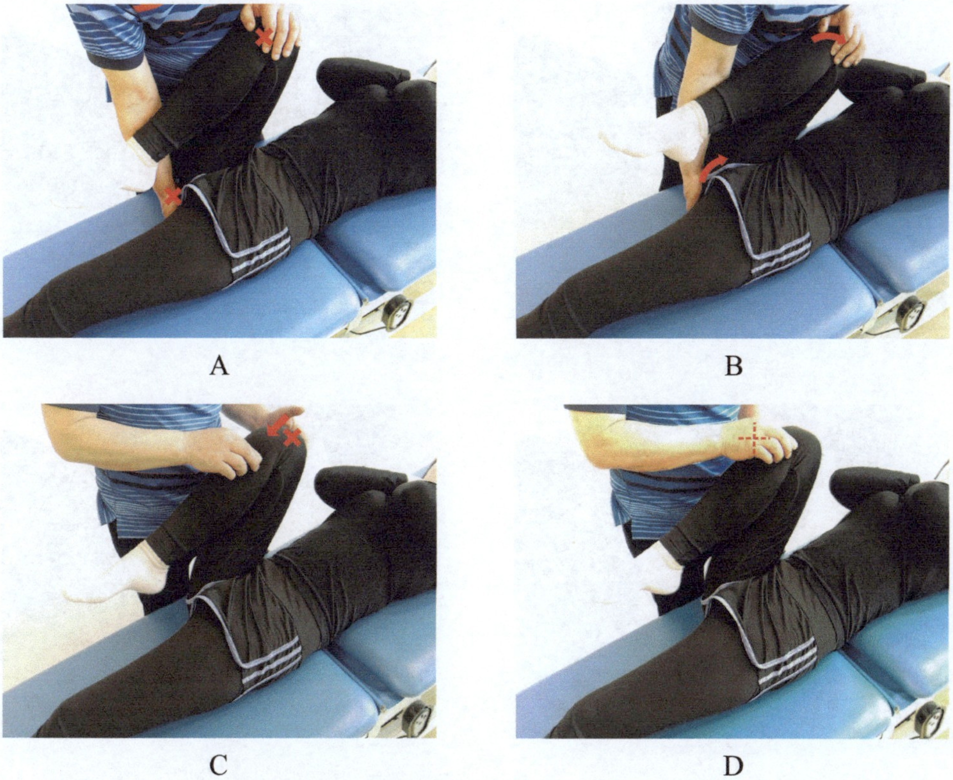

A. 固定坐骨结节、膝关节

B. 髋关节屈曲，使髂骨旋后

C. 对膝关节施加阻力，使腹直肌和腹外斜肌发生收缩

D. 对膝关节施加震动

图 4-38　髂骨旋前的关节松动治疗 2

⑥ 感觉统合训练：保持肌肉收缩的期间，为了激活患者的本体感觉感受器，在维持此姿势的10~15秒，治疗师要对膝关节施加震动。

⑦ 重复次数：运动间隙休息20秒，整体实施3组。

⑧ 注意事项：注意不让对侧腿抬起，发生代偿。

（3）髂骨旋前的关节松动治疗3（图4-39）。

① 治疗目的：髂骨旋后。

② 开始姿势：患者采取侧卧位，使髂骨旋后侧朝上，治疗师站在患者前面。

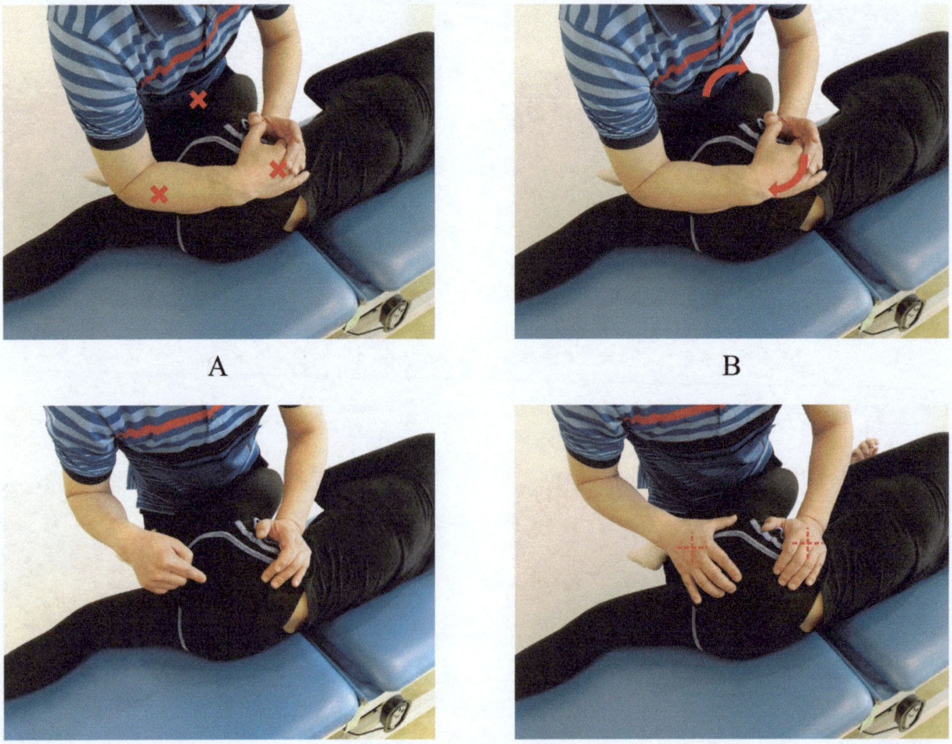

A B C D

A. 治疗师用身体固定膝关节，一只手沿着髂前上棘向后固定髂嵴，前臂固定坐骨结节，用另一只手辅助

B. 髋关节屈曲，使髂骨旋后

C. 在末端保持，使髂骨旋后肌收缩

D. 对骨盆施加震动

图4-39 髂骨旋前的关节松动治疗3

③ 治疗师手的位置：用一只手沿着髂前上棘向后固定髂嵴，前臂固定坐骨结节；用另一只手辅助。此时治疗师用身体固定患者膝关节。

④ 关节松动术：治疗师屈曲患者的髋关节，并将固定的髂嵴向后、坐骨结节向前拉，使髂骨旋后，让骶髂关节运动到末端，之后从末端开始在患者不觉得疼痛的范围内，将坐骨结节继续向前拉，加大髂骨旋后幅度，再回到末端。髂骨旋后要用5秒左右的时间缓慢进行，回到末端也要用5秒左右的时间缓慢进行。此动作实施5次左右。

⑤ 稳定性训练：实施3次关节松动术之后，在末端保持，使髂骨旋后肌发生收缩，保持10~15秒。

⑥ 感觉统合训练：在保持肌肉收缩的期间，治疗师为了激活患者的本体感觉感受器，要在患者保持此姿势的10~15秒对骨盆施加震动。

⑦ 重复次数：运动间隙休息20秒，整体实施3组。

⑧ 注意事项：注意不要用力过大，让患者掉下床或发生疼痛，患者肌肉保护性用力，导致关节运动受限。

（4）股四头肌拉伸1（图4-40）。

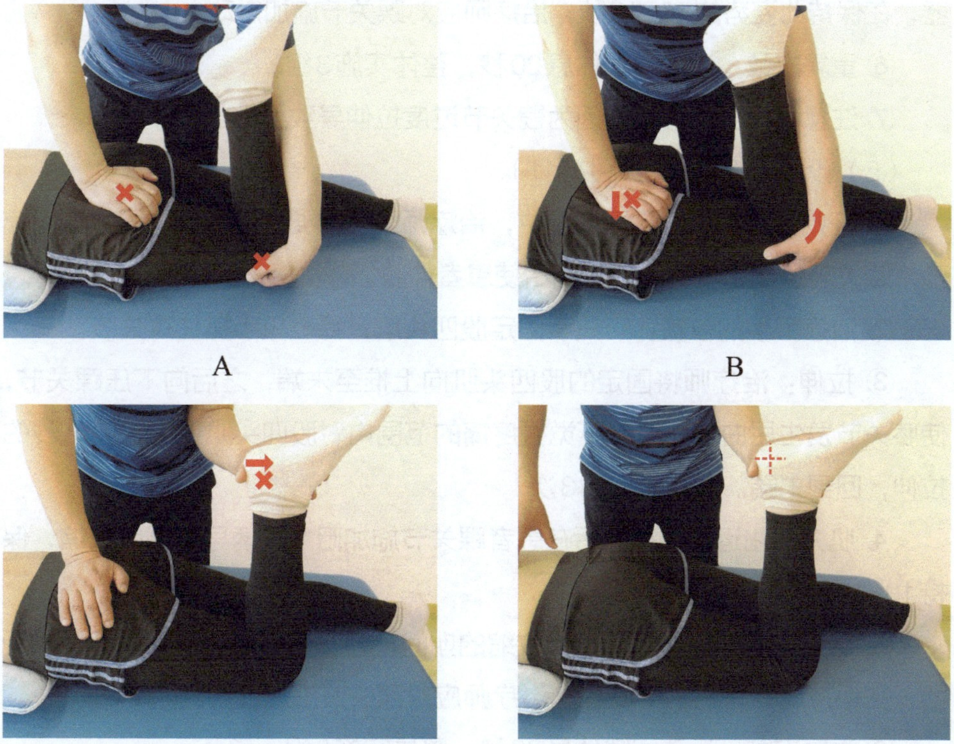

A B C D

A. 一只手固定坐骨结节，另一只手抓住膝关节

B. 固定坐骨结节，拉着膝关节向上抬

C. 在踝关节施加阻力，使腘绳肌发生收缩

D. 对踝关节施加震动

图4-40 股四头肌拉伸1

① 开始姿势：患者采取俯卧位，治疗师站在需要拉伸的腿的对侧。

② 治疗师手的位置：用一只手固定坐骨结节，另一只手抓住膝关节。

③ 拉伸：治疗师注意不让固定的坐骨结节发生运动，将髋关节稍微内收后，拉着膝关节向上抬，将股四头肌拉伸至末端后，在患者不觉得疼痛的范围内继续拉伸10~15秒，回到末端。此动作实施3次。

④ 肌力强化运动：拉伸后在踝关节施加阻力，使腘绳肌发生收缩，保持10~15秒。

⑤ 感觉统合训练：保持肌肉收缩的期间，为了激活患者的本体感觉感受器，在保持此姿势的10~15秒，治疗师应对踝关节施加震动。

⑥ 重复次数：运动间隙休息20秒，整体实施3组。

⑦ 注意事项：注意不要因为髋关节过度拉伸导致腰椎部分伸展。

（5）股四头肌拉伸2（图4-41）。

① 开始姿势：患者采取仰卧位，治疗师站在需要拉伸的腿的同侧，治疗师将膝关节垫在患者的膝下，然后使患者伸膝。

② 治疗师手的位置：一只手固定股四头肌，另一只手抓住踝关节。

③ 拉伸：治疗师将固定的股四头肌向上推至末端，之后向下压踝关节，使膝关节发生屈曲，在患者不觉得疼痛的范围内对股四头肌进行10~15秒的拉伸，回到末端。此动作实施3次。

④ 肌力强化运动：拉伸后在患者踝关节施加阻力，诱导腘绳肌收缩，保持10~15秒。

⑤ 感觉统合训练：保持肌肉收缩的期间，为了激活患者的本体感觉感受器，在保持此姿势的10~15秒，治疗师应对踝关节施加震动。

⑥ 重复次数：运动间隙休息20秒，整体实施3组。

⑦ 注意事项：如果固定股四头肌的手用力过猛，则会引发疼痛。

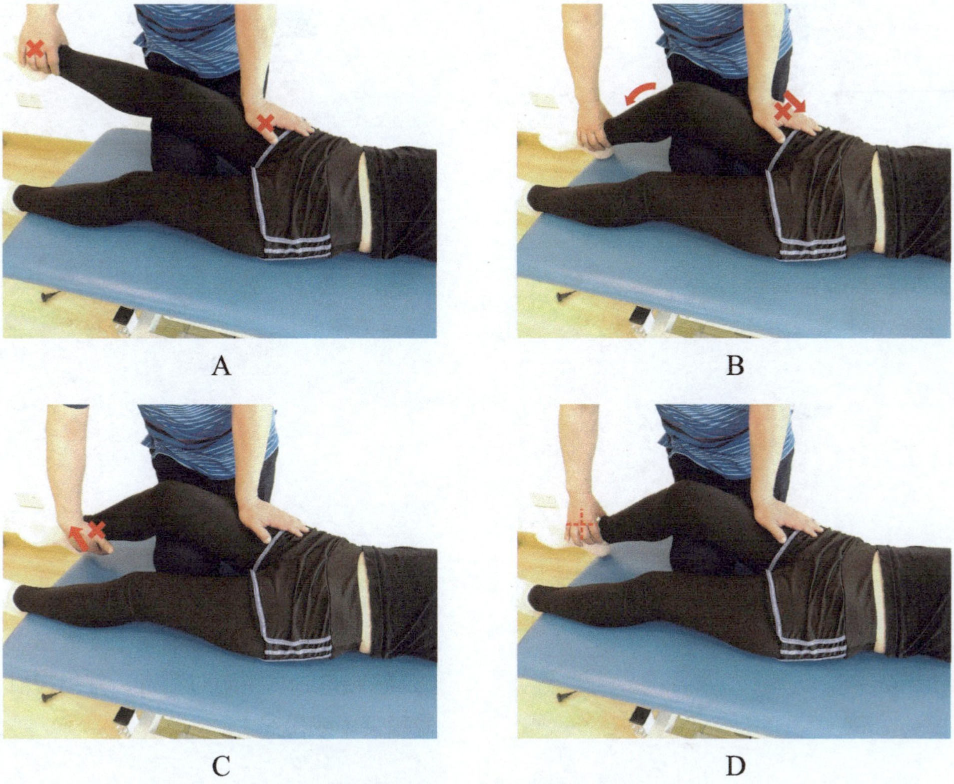

A. 一只手固定股四头肌，另一只手抓住踝关节

B. 将股四头肌向上推至末端，之后使膝关节发生屈曲

C. 在患者踝关节施加阻力，诱导腘绳肌收缩

D. 对踝关节施加震动

图 4-41 股四头肌拉伸 2

（6）竖脊肌拉伸 1（图4-42）。

① 开始姿势：患者采取俯卧位，治疗师站在需要拉伸的一侧。

② 治疗师手的位置：用一只手的月骨固定需要拉伸的竖脊肌，用另一只手的月骨固定骶骨棘突或者骨盆。

③ 拉伸：治疗师将固定的竖脊肌水平向对侧推，将棘突或骨盆向自己的方向拉至末端，在患者不觉得疼痛的范围内，进行10~15秒的拉伸，回到末端。此动作实施3次。

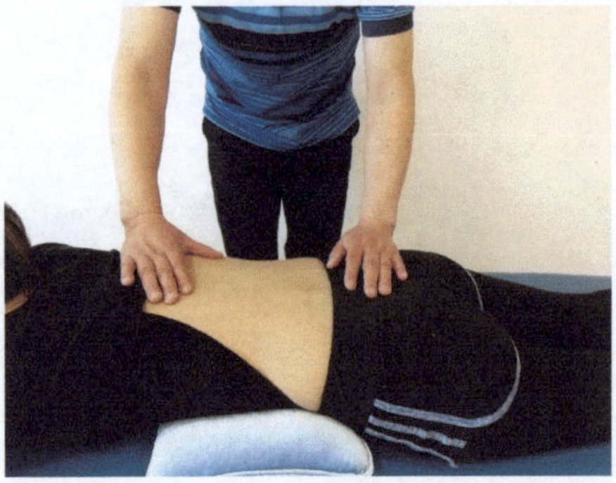

A

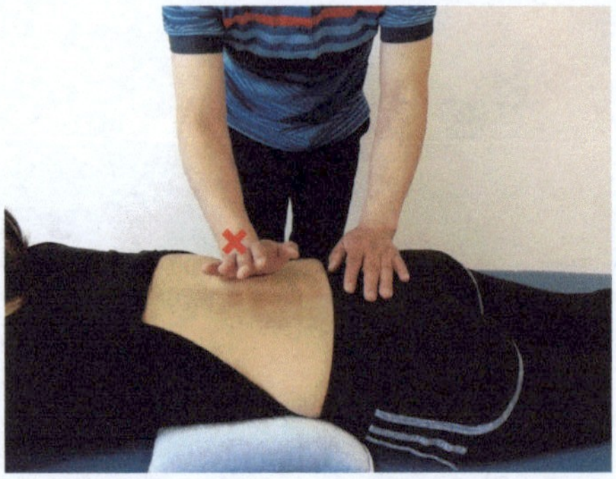

B

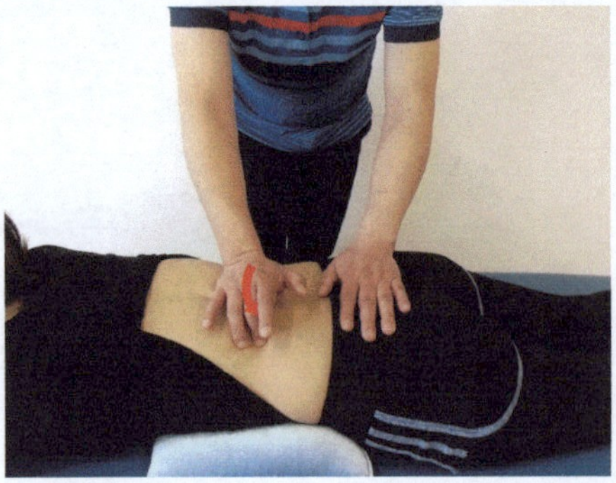

C

A. 准备姿势
B. 固定竖脊肌、骶骨棘突（或骨盆）
C. 将竖脊肌水平向对侧推，并且拉骶骨棘突（或骨盆）

图 4-42　竖脊肌拉伸 1

④ 重复次数：运动间隙休息20秒，整体实施3组。

⑤ 注意事项：注意不要用力过猛。

（7）竖脊肌拉伸2（图4-43）。

① 开始姿势：患者采取坐位，治疗师站在需要拉伸的那侧。

② 治疗师手的位置：用一只手的拇指将需要拉伸的竖脊肌推着固定，用另一只手固定对侧肩部。

③ 拉伸：治疗师将固定的竖脊肌水平向对侧推，找到末端感觉，固定对侧肩部使躯干旋转，在末端患者没有觉得不舒服的范围内保持旋转，进行10~15秒的拉伸，回到末端。此动作实施3次左右。

④ 肌力强化运动：拉伸后在肩部施加阻力，使对侧竖脊肌发生收缩，保持10~15秒。

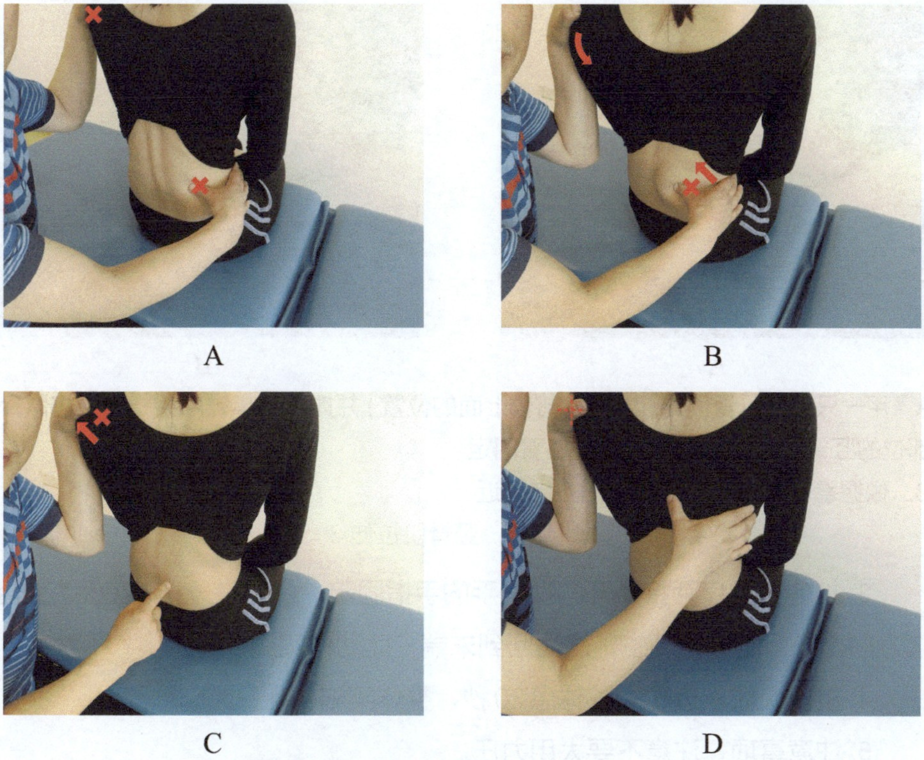

A. 固定竖脊肌、对侧肩部

B. 将竖脊肌水平向对侧推，使躯干旋转

C. 在肩部施加阻力，使对侧竖脊肌发生收缩

D. 对肩部施加震动

图 4-43　竖脊肌拉伸 2

⑤ 感觉统合训练：保持肌肉收缩期间，为了激活患者的本体感觉感受器，在保持此姿势的10~15秒，治疗师应对肩部施加震动。

⑥ 重复次数：运动间隙休息20秒，整体实施3组。

⑦ 注意事项：注意不要太用力压。

（8）竖脊肌拉伸3（图4-44）。

① 开始姿势：患者采取俯卧位，治疗师站在需要拉伸的一侧。

② 治疗师手的位置：用一只手的月骨固定起始部（髂骨上面的位置）并摊开手掌，用另一只手将髂骨部位的竖脊肌起始部向腿的方向拉着固定。

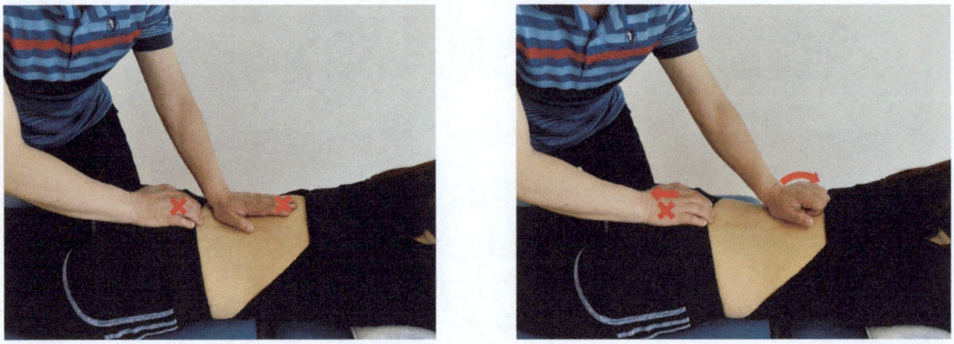

A　　　　B

A. 用一只手的月骨固定起始部（髂骨上面的位置）并摊开手掌，用另一只手将髂骨部位的竖脊肌起始部向腿的方向拉着固定
B. 像握拳一样，使月骨向手指方向接近

图 4-44　竖脊肌拉伸 3

③ 拉伸：治疗师将摊开的那只手的手指固定，像握拳一样，使月骨向手指方向靠近，使拉伸发生，之后回到末端。此动作实施3次。

④ 重复次数：运动间隙休息20秒，整体实施3组。

⑤ 注意事项：注意不要太用力压。

（9）髋关节内收肌拉伸1（图4-45）。

① 开始姿势：患者采取仰卧位，治疗师站在需要拉伸的那侧。

② 治疗师手的位置：用一只手抓着需要拉伸侧的踝关节进行髋关节外展，用另一只手从前向后推着固定髋关节内收肌。

③ 拉伸：治疗师用大约10%的力锁住髋关节，之后进行髋关节外展，找到末端感觉，在末端患者没有觉得不舒服的范围内，加大髋关节外展幅度后，将髋关节内收肌从前向后推着进行10~15秒的横向拉伸，回到末端。此动作实施3次左右。

④ 肌力强化运动：拉伸后在末端对踝关节部位施加阻力，使髋关节外展肌发生收缩，保持10~15秒。

⑤ 感觉统合训练：保持肌肉收缩期间，为了激活患者的本体感觉感受器，在保持此姿势的10~15秒，治疗师应对踝关节施加震动。

⑥ 重复次数：运动间隙休息20秒，整体实施3组。

⑦ 注意事项：注意不要让骨盆发生运动，如果患者发生疼痛，则需要立即中断操作。

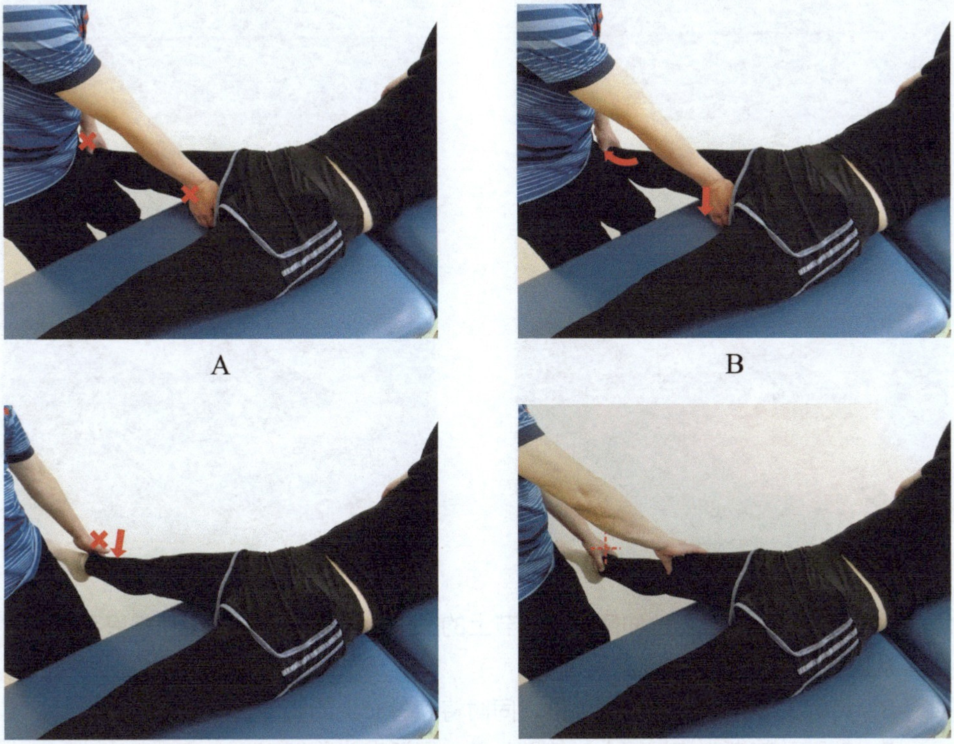

A　B　C　D

A. 一只手固定髋关节内收肌，另一只手抓着踝关节
B. 使髋关节外展，将髋关节内收肌从前向后推
C. 对踝关节部位施加阻力，使髋关节外展肌发生收缩
D. 对踝关节施加震动

图 4-45　髋关节内收肌拉伸 1

（10）髋关节内收肌拉伸2（图4-46）。

① 开始姿势：患者采取仰卧位，治疗师坐在需要拉伸的那侧，将患者的腿放在自己的腿上。

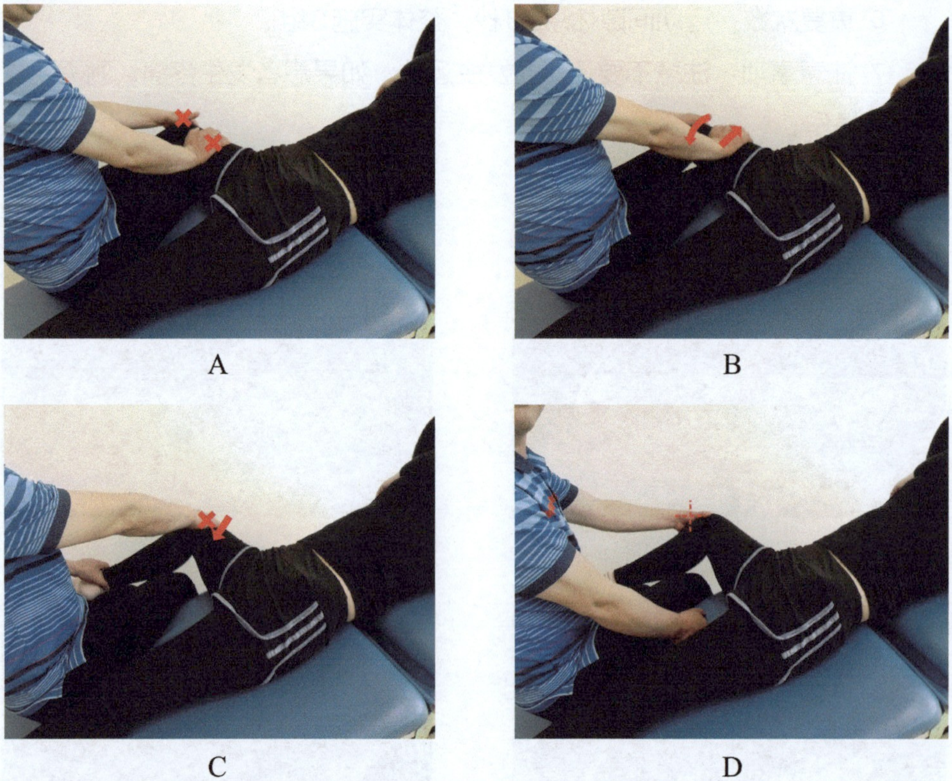

A. 用一只手将需要拉伸侧的膝关节上的肌肉从外向内固定，用另一只手从内向外将髋关节内收肌固定
B. 将髋关节内收肌从内向外推，同时将膝关节上的肌肉从外向内拉
C. 对膝关节向内施加阻力，使髋关节外展肌发生收缩
D. 对膝关节施加震动

图 4-46 髋关节内收肌拉伸 2

② 治疗师手的位置：用一只手将需要拉伸侧的膝关节上的肌肉从外向内固定，用另一只手从内向外将髋关节内收肌固定。

③ 拉伸：治疗师将髋关节内收肌从内向外推，同时将膝关节上的肌肉从外向内拉，找到末端感觉，在末端患者没有觉得不舒服的范围内，加大髋关节外展幅度后，对髋关节内收肌进行10~15秒的横向拉伸，回到末端。此动作实施3次左右。

④ 肌力强化运动：拉伸后保持在末端，之后对踝关节向内施加阻力，使

髋关节外展肌发生收缩，保持10~15秒。

⑤ 感觉统合训练：保持肌肉收缩期间，为了激活患者的本体感觉感受器，在保持此姿势的10~15秒，治疗师应对膝关节施加震动。

⑥ 重复次数：运动间隙休息20秒，整体实施3组。

⑦ 注意事项：如果患者发生疼痛，则需要立即中断操作。

（11）比目鱼肌拉伸1（图4-47）。

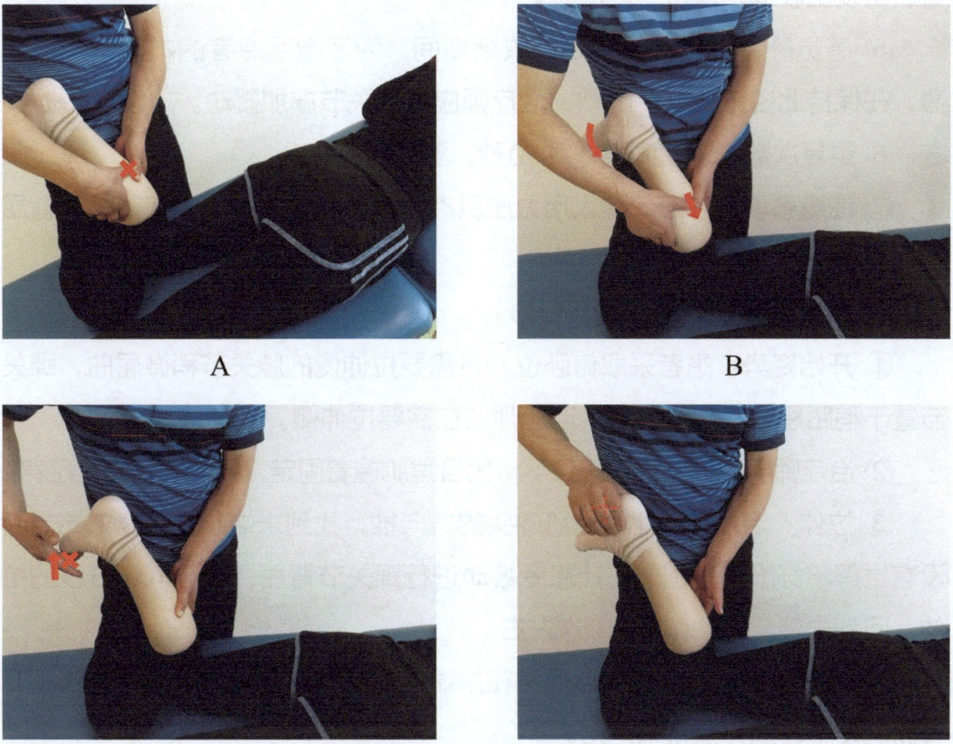

A　　B　　C　　D

A. 固定比目鱼肌

B. 将比目鱼肌向头的方向推，使踝关节背屈

C. 对足背施加阻力，使踝关节背屈肌发生收缩

D. 对踝关节施加震动

图 4-47　比目鱼肌拉伸 1

① 开始姿势：患者采取俯卧位，将需要拉伸侧的膝关节稍微屈曲，踝关

节置于稍跖屈的状态下固定，治疗师站在需要拉伸侧。

② 治疗师手的位置：用两只手的拇指固定需要拉伸的比目鱼肌。

③ 拉伸：治疗师将比目鱼肌向头的方向推，找到末端感觉，在末端患者没有觉得不舒服的范围内，指示患者主动进行踝关节背屈，进行10~15秒的拉伸，回到末端。此动作实施3次左右。

④ 肌力强化运动：拉伸后保持在末端，之后对足背施加阻力，使踝关节背屈肌发生收缩，保持10~15秒。

⑤ 感觉统合训练：保持肌肉收缩期间，为了激活患者的本体感觉感受器，在保持此姿势的10~15秒，治疗师应对踝关节施加震动。

⑥ 重复次数：运动间隙休息20秒，整体实施3组。

⑦ 注意事项：注意不要太用力压肌肉，重要的是拇指可以在踝关节背屈期间配合动作进行滑动。

（12）比目鱼肌拉伸2（图4-48）。

① 开始姿势：患者采取俯卧位，将需要拉伸侧的膝关节稍微屈曲，踝关节置于稍跖屈的状态下固定，治疗师站在需要拉伸侧。

② 治疗师手的位置：用一只手将比目鱼肌握着固定，另一只手固定足背。

③ 拉伸：治疗师将比目鱼肌向头的方向推，找到末端感觉，在末端患者没有觉得不舒服的范围内，让患者被动进行踝关节背屈，进行10~15秒的拉伸，回到末端。此动作实施3次左右。

④ 肌力强化运动：拉伸后保持在末端，之后对足背施加阻力，使踝关节背屈肌发生收缩，保持10~15秒。

⑤ 感觉统合训练：保持肌肉收缩期间，为了激活患者的本体感觉感受器，在保持此姿势的10~15秒，治疗师应对踝关节施加震动。

⑥ 重复次数：运动间隙休息20秒，整体实施3组。

⑦ 注意事项：注意不要太用力压肌肉。

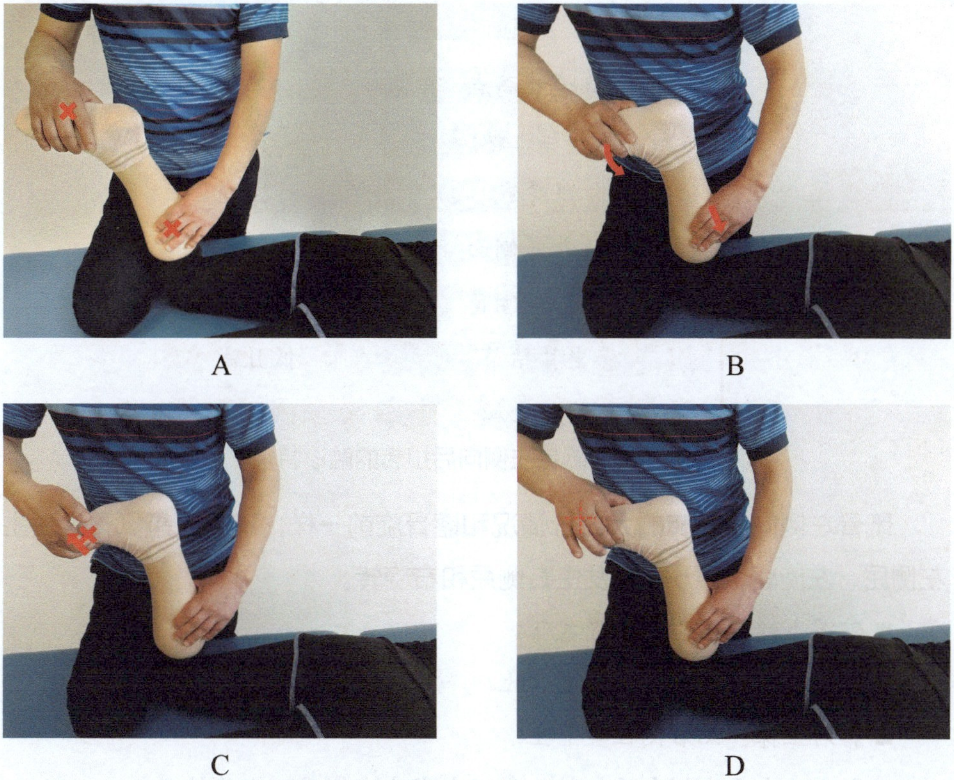

A. 固定比目鱼肌、足背
B. 将比目鱼肌向头的方向推，使踝关节背屈
C. 对足背施加阻力，使踝关节背屈肌发生收缩
D. 对踝关节施加震动

图 4-48 比目鱼肌拉伸 2

（二）骶骨左侧向后扭转的评估和治疗

1. 触诊

骶骨左侧向后扭转的触诊特征如下（图4-49）。

骶骨左侧向后扭转		
左侧	髂嵴最高点	高
	髂后上棘	高
	骶骨底	浅
	骶骨外侧面	斜向
	骶下外侧角	低且浅
	坐骨结节	低且浅
	髂前上棘	低

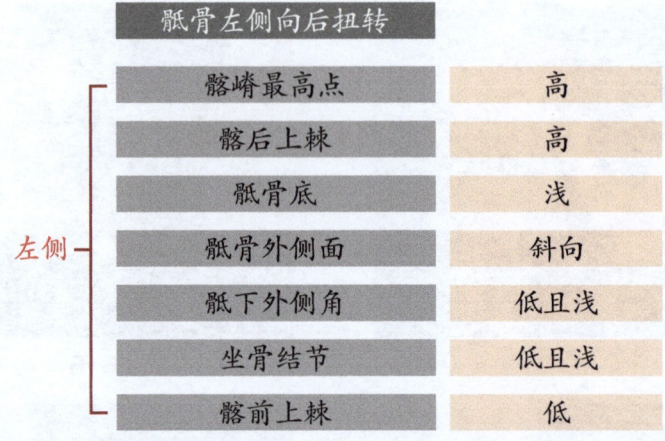

图 4-49　骶骨左侧向后扭转的触诊特征

骶骨左侧向后扭转的大部分情况和髂骨旋前一样，不同点是骶骨会发生左侧屈、左旋转，腰5则会发生右侧屈和右旋转。

■ 髂前上棘：比右侧位置靠下。

■ 髂嵴最高点：比右侧位置靠上。

■ 髂后上棘：比右侧位置靠上。

■ 骶骨：由于左侧向后扭转，所以会发生左侧屈、左旋转。

■ 腰5：稍微后凸和左侧屈、右旋转。

■ 骶沟：左侧比右侧浅。

■ 骶骨外侧面：由于骶骨左侧屈，所以外侧面会向左侧倾斜。

■ 骶下外侧角：左侧比右侧位置靠下，并且比右侧浅（靠后）。

■ 坐骨结节：比右侧位置靠后、靠上。

■ 大转子：比右侧位置靠后。

2. 左侧肌肉

■ 短缩的肌肉：竖脊肌、股四头肌、髋关节内收肌、比目鱼肌。

■ 拉长的肌肉：腹直肌、腘绳肌、臀小肌、髂胫束、腓肠肌。

3. 受限的运动

■ 髂骨旋后检查：左侧比右侧受限。

■ 俯卧位下屈膝试验：左侧比右侧受限。

■ 仰卧位下屈髋试验：屈髋时，由于髂骨旋后受限，所以会有卡住的感觉或者运动受限。

■ 4字试验：左侧比右侧受限；如果右侧受限，则要怀疑是胫骨内旋的问题。

■ 躯干伸展检查：躯干伸展时受限，或者躯干屈曲时向右侧倾斜，躯干屈曲不受限。

■ 躯干侧屈检查：躯干侧屈时骶骨需要发生向前扭转，但由于骶骨左侧向后扭转，所以左侧屈会受限；并且腰5处于右侧屈状态，所以左侧屈会受限。

■ 躯干旋转检查：躯干旋转时，左旋转受限。

4. 骶骨向后扭转的治疗

（1）骶骨向后扭转的关节松动治疗1（图4-50）。

① 治疗目的：骶骨中立位。

② 开始姿势：患者采取俯卧位，治疗师站在患者发生侧屈的对侧。

③ 治疗师手的位置：用一只手的中指向骶下外侧角方向固定肌肉，用豌豆骨固定对侧骶骨外侧面，之后以固定的中指为中心，沿着骶骨外侧面进行旋转固定；用另一只手辅助固定的手。

④ 关节松动术：将骶骨向对侧方向的末端旋转之后，在末端患者不觉得疼痛的范围内，加大旋转幅度，再回到末端。关节松动要用5秒左右的时间缓慢进行，回到末端也要用5秒左右的时间缓慢进行。此动作实施5次。

⑤ 稳定性运动：实施5次关节松动术之后，让患者在末端保持，使骶骨周围的肌肉发生收缩，保持10~15秒。

⑥ 感觉统合训练：保持肌肉收缩期间，治疗师为了激活患者本体感觉感受器，要在保持此姿势的10~15秒，对骨盆施加震动。

⑦ 重复次数：运动间隙休息20秒，整体实施3组。

⑧ 注意事项：注意是否正确固定骶骨外侧面。

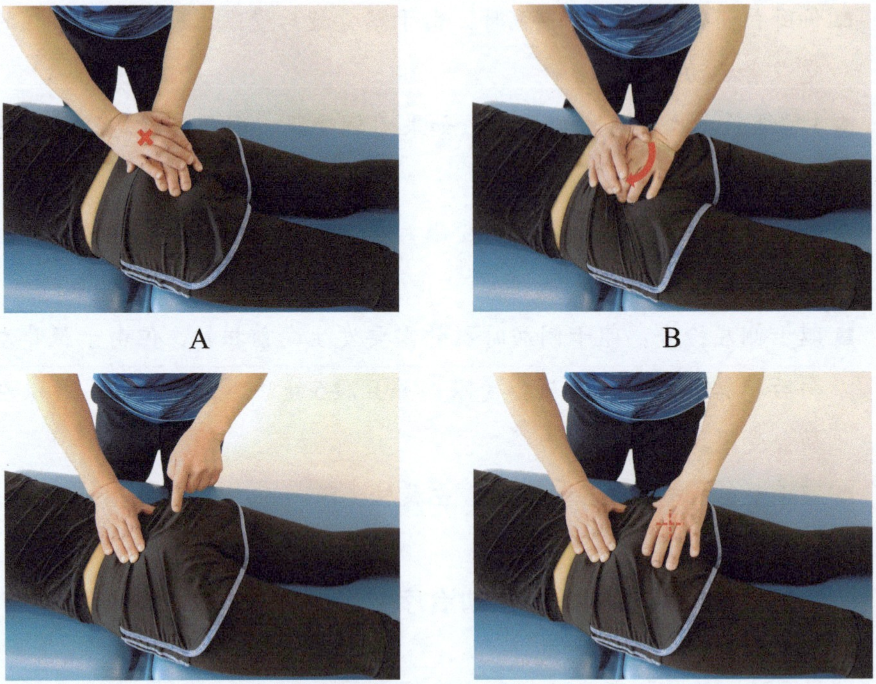

A　B　C　D

A. 用豌豆骨固定骶骨外侧面

B. 使骶骨向对侧侧屈

C. 在末端保持，使骶骨周围的肌肉发生收缩

D. 对骨盆施加震动

图 4-50　骶骨向后扭转的关节松动治疗 1

（2）骶骨向后扭转的关节松动治疗2（图4-51）。

① 治疗目的：骶骨中立位。

② 开始姿势：患者采取侧卧位，躯干中立，为了使骨盆能中立，屈曲髋关节。

③ 治疗师手的位置：用一只手的大鱼际固定骶2~3棘突，用另一只手将髂前上棘从前向后固定。

④ 关节松动术：治疗师将骶2~3棘突向前/上方向推，并将髂前上棘从前向后推着找到末端，在末端患者不觉得疼痛的范围内，加大运动幅度，然后回到末端。松动关节要用5秒左右的时间缓慢进行，恢复原位也要用5秒

左右的时间缓慢进行。此动作实施5次。

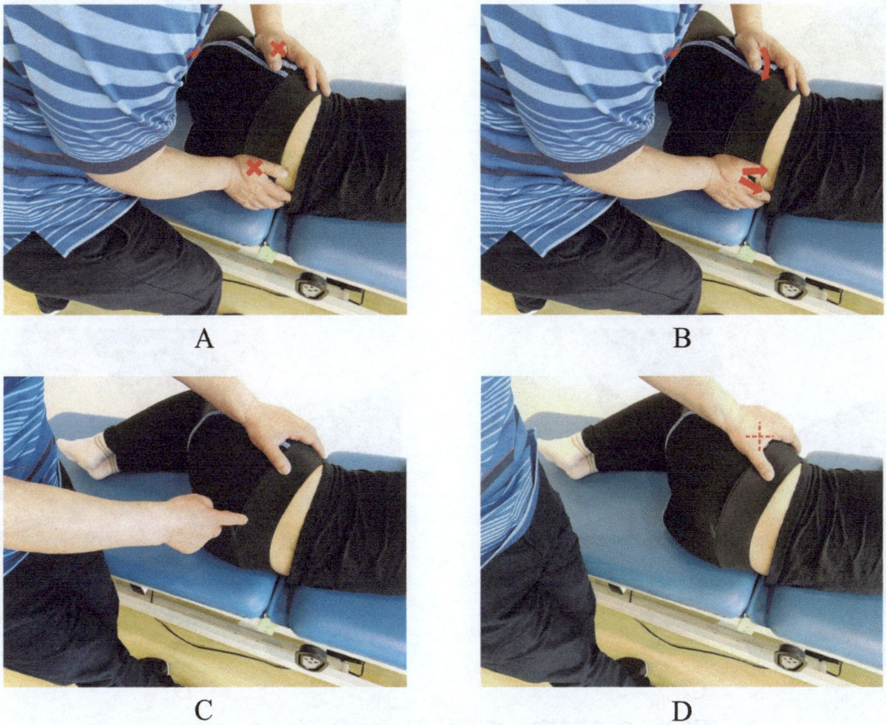

A. 固定骶 2~3 棘突、髂前上棘
B. 将骶 2~3 棘突向前 / 上方向推，并将髂前上棘从前向后推
C. 在末端保持，使骶骨周围的肌肉发生收缩
D. 对骨盆施加震动

图 4-51 骶骨向后扭转的关节松动治疗 2

⑤ 稳定性运动：实施5次关节松动术之后，让患者在末端保持，使骶骨周围的肌肉发生收缩，保持10~15秒。

⑥ 稳定性训练：保持肌肉收缩期间，治疗师为了激活患者的本体感觉感受器，要在保持此姿势的10~15秒，对骨盆施加震动。

⑦ 重复次数：运动间隙休息20秒，整体实施3组。

⑧ 注意事项：如果用力太大，就不会发生骶髂关节的运动。

（3）骶骨向后扭转的关节松动治疗3（图4-52）。

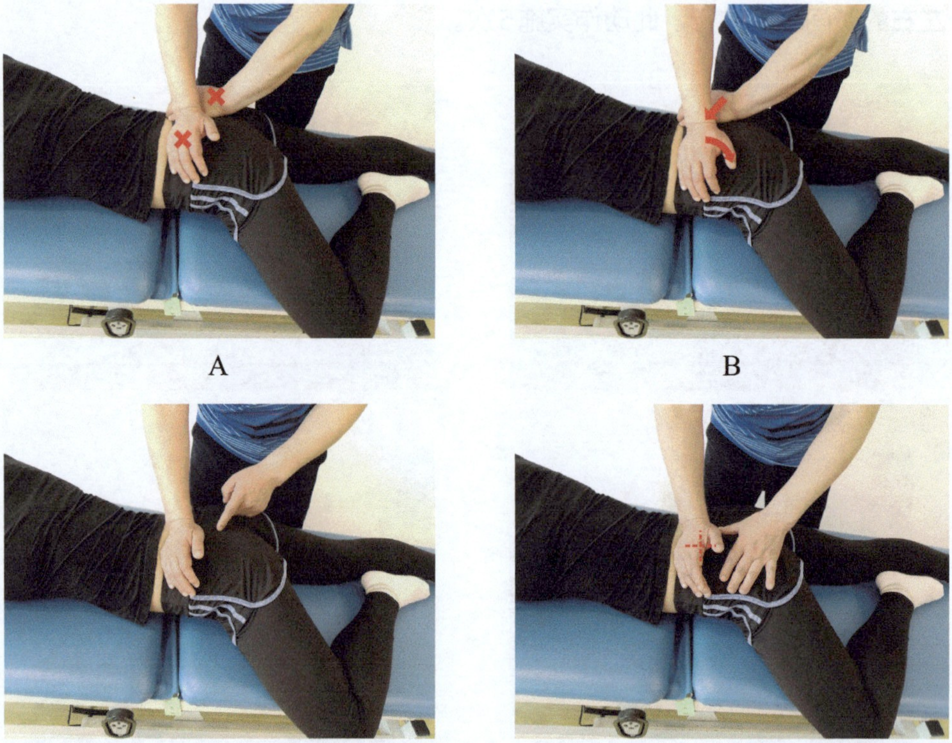

A　B　C　D

A. 固定骶 2~3 棘突、髂后上棘

B. 将骶 2~3 棘突向前 / 上方向推，并将髂后上棘向下推

C. 在末端保持，使骶骨周围的肌肉发生收缩

D. 对骨盆施加震动

图 4-52　骶骨向后扭转的关节松动治疗 3

① 治疗目的：骶骨中立位。

② 开始姿势：患者采取俯卧位，躯干保持中立，将发生骶骨向后扭转侧的髋关节外展、外旋，使腿摆成4字。

③ 治疗师手的位置：用一只手的豌豆骨固定骶2~3棘突，用另一只手固定髂后上棘。

④ 关节松动术：治疗师将骶2~3棘突向前/上方向推，并将髂后上棘向下推着找到末端，在末端患者不觉得疼痛的范围内，加大运动幅度，然后回到末端。松动关节要用5秒左右的时间缓慢进行，恢复原位也要用5秒左右

的时间缓慢进行。此动作实施5次。

⑤ 稳定性运动：实施5次关节松动术之后，让患者在末端保持，使骶骨周围的肌肉发生收缩，保持10~15秒。

⑥ 感觉统合训练：保持肌肉收缩期间，治疗师为了激活患者的本体感觉感受器，要在保持此姿势的10~15秒，对骨盆施加震动。

⑦ 重复次数：运动间隙休息20秒，整体实施3组。

⑧ 注意事项：注意骶骨是否被准确固定。

（4）骶骨向后扭转的关节松动治疗4（图4-53）。

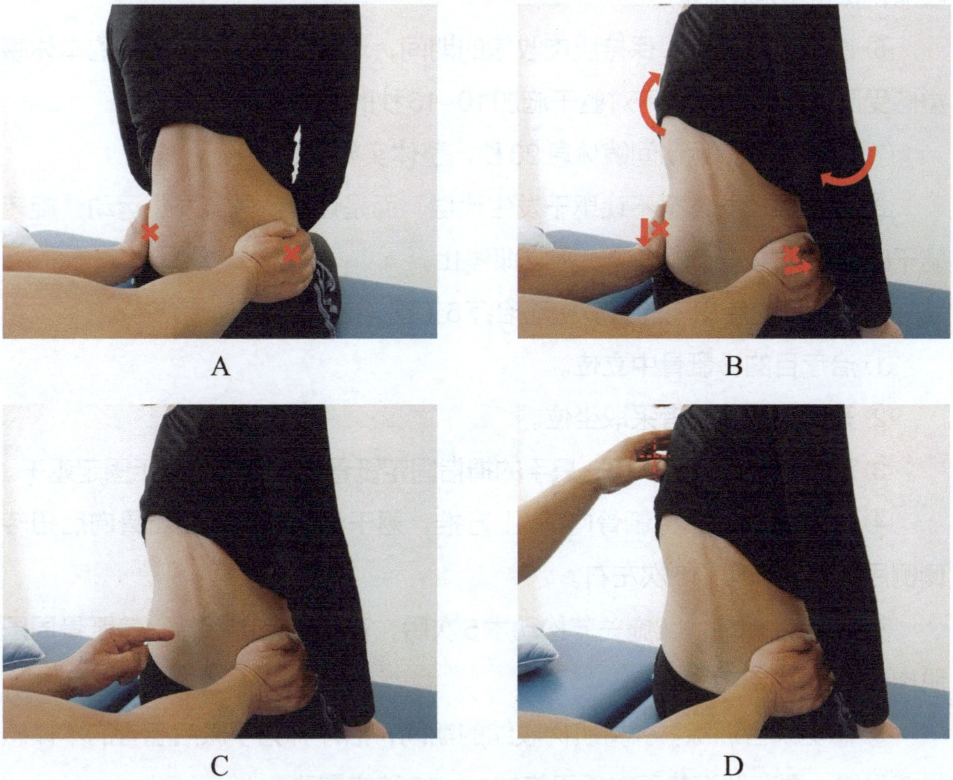

A. 固定骶骨向后扭转侧髂骨的髂前上棘和对侧髂后上棘

B. 最大限度旋转躯干

C. 在末端保持，使骶骨周围肌肉收缩

D. 对躯干施加震动

图4-53 骶骨向后扭转的关节松动治疗4

① 治疗目的：骶骨中立位。

② 开始姿势：患者采取坐位。

③ 治疗师手的位置：用一只手固定骶骨向后扭转侧髂骨的髂前上棘，用另一只手固定对侧髂后上棘。

④ 关节松动术：治疗师固定好后，指示患者最大限度地将躯干旋转向骶骨向后扭转的对侧，使骶骨向前扭转。关节松动要用5秒左右的时间缓慢进行，复位时也要用5秒左右的时间缓慢进行。此动作实施5次左右。

⑤ 稳定性训练：实施关节松动术5次后，在末端保持，使骶骨周围肌肉收缩，保持10~15秒。

⑥ 感觉统合训练：保持肌肉收缩的期间，治疗师为了激活患者的本体感觉感受器，要在此姿势下对躯干施加10~15秒的震动。

⑦ 重复次数：运动间隙休息20秒，整体实施3组。

⑧ 注意事项：注意不让躯干发生代偿，而是让骶髂关节发生运动。旋转躯干时，如果躯干出现疼痛，则立即停止。

（5）骶骨向后扭转的关节松动治疗5（图4-54）

① 治疗目的：骶骨中立位。

② 开始姿势：患者采取坐位。

③ 治疗师手的位置：用一只手的拇指固定骶骨底，用另一只手固定躯干。

④ 关节松动术：将骶骨向前/上方推，躯干最大限度地向骶骨向后扭转侧侧屈。此动作实施5次左右。

⑤ 稳定性训练：实施关节松动术5次后，在末端范围保持，使骶骨周围肌肉收缩，保持10~15秒。

⑥ 感觉统合训练：保持肌肉收缩的期间，治疗师为了激活患者的本体感觉感受器，要在此姿势下对躯干施加10~15秒的震动。

⑦ 重复次数：运动间隙休息20秒，整体实施3组。

⑧ 注意事项：过强的力量和运动，会引发疼痛，所以要轻柔地实施。

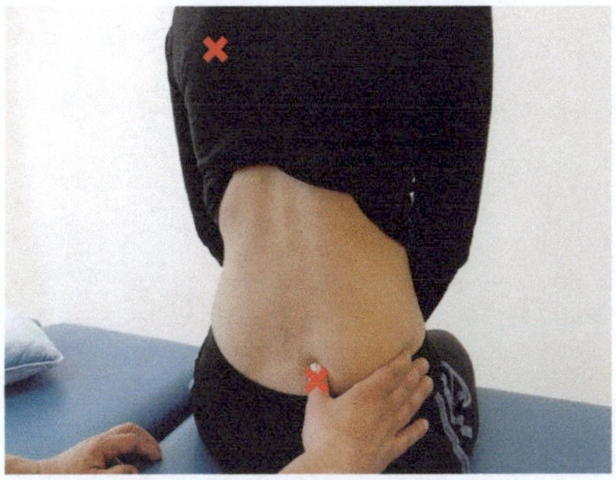
A

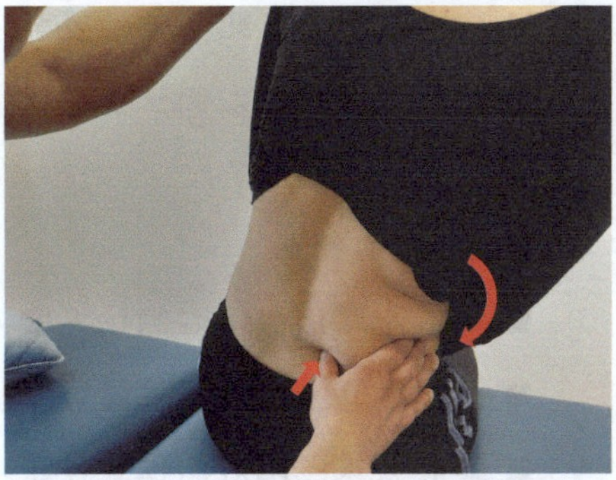
B

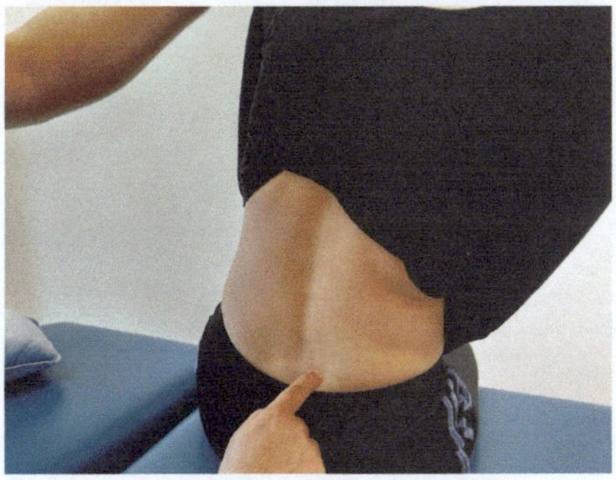
C

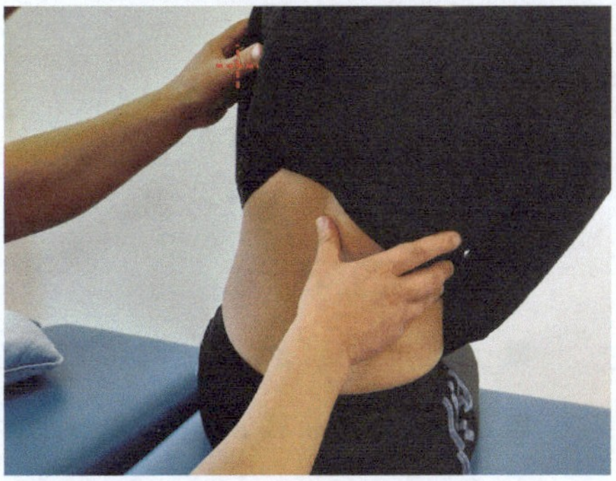
D

A. 固定骶骨底、躯干
B. 将骶骨向前 / 上方推，躯干最大限度地向骶骨向后扭转侧侧屈
C. 在末端范围保持，使骶骨周围肌肉收缩
D. 对躯干施加震动

图 4-54 骶骨向后扭转的关节松动治疗 5

（三）左侧髂骨下移的评估和治疗

1. 触诊

左侧髂骨下移的触诊特征如下（图4-55）。

左侧髂骨下移	
左侧髂后上棘	低
左侧髂前上棘	低

图 4-55 左侧髂骨下移的触诊特征

■ 髂嵴最高点：比右侧位置靠下。

■ 髂后上棘：比右侧位置靠下。

■ 骶骨：左侧屈。

■ 腰5：右侧屈。

■ 骶下外侧角：比右侧位置靠下。

■ 坐骨结节：比右侧位置靠下。

■ 髂前上棘：比右侧位置靠下。

■ 大转子：比右侧位置靠下。

2. 左侧肌肉

■ 短缩的肌肉：下肢肌肉。

■ 拉长的肌肉：腰方肌。

3. 受限的运动

■ 直腿抬高试验：左侧比右侧受限。

■ 俯卧位下屈膝试验：左侧比右侧受限。

■ 躯干屈曲及伸展检查：躯干屈曲或伸展时受限，或者躯干会向右侧倾斜。

■ 躯干侧屈检查：躯干侧屈检查时腰5左侧屈受限。

■ 躯干旋转检查：躯干旋转时，腰5左旋转及右旋转受限。

■ 踝关节背屈：左侧比右侧受限。

4. 髂骨下移的治疗

腰方肌及腹内斜肌、腹外斜肌强化运动，如图4-56所示。

① 治疗目的：髂骨中立位。

② 开始姿势：患者采取仰卧位。

③ 治疗师手的位置：固定两侧髂骨。

④ 拉伸：指示患者将下移的髂骨向上提，治疗师进行辅助，尽可能在末端范围内保持10~15秒，引发腰方肌收缩。

⑤ 感觉统合训练：保持肌肉收缩期间，治疗师为了激活患者的本体感觉感受器，要在保持此姿势的10~15秒，对骨盆施加震动。

⑥ 重复次数：运动间隙休息20秒，整体实施3组。

⑦ 注意事项：注意不要让其他部分发生代偿。

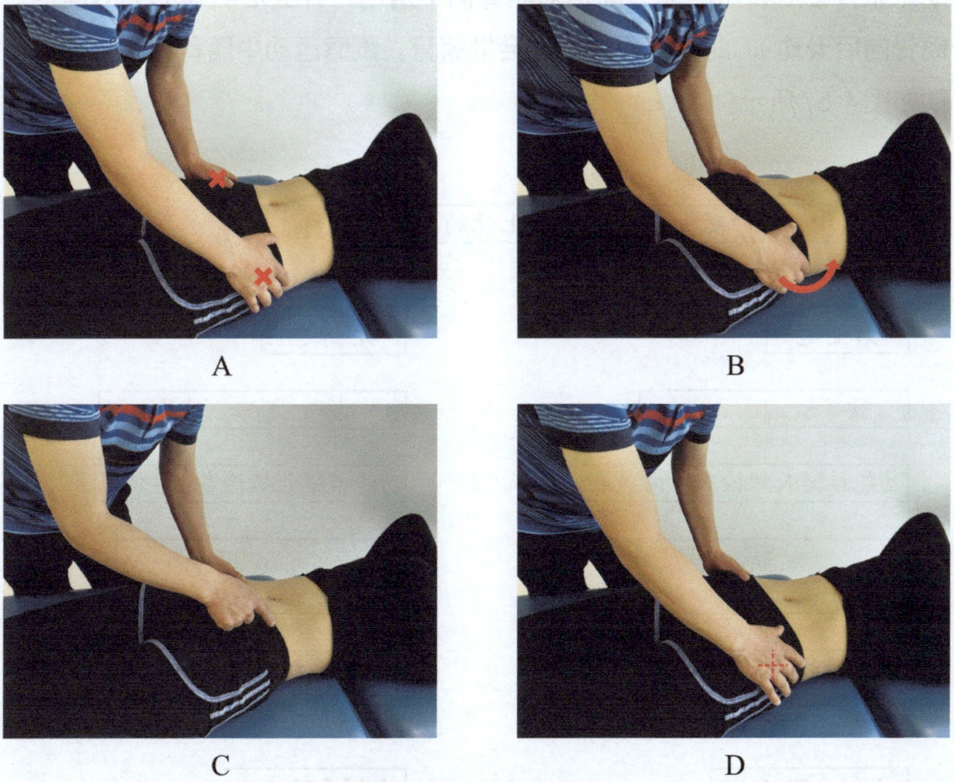

A. 固定两侧髂骨
B. 指示患者将下移的髂骨向上提
C. 在末端范围保持，引发腰方肌收缩
D. 对骨盆施加震动

图 4-56 腰方肌及腹内斜肌、腹外斜肌强化运动

第三节 髂骨内收和外展及耻骨联合的运动

髂骨是内收还是外展，取决于发生骶髂运动还是髂骶运动。

骶髂运动中骶骨点头时，髂骨会内收；骶骨反点头时，发生髂骨外展的概率高。原因是骶骨以第二个轴为中心进行点头运动时，骶骨尖会向后移动（骶骨会沿着短的关节面相对髂骨向下滑动，并会沿着长的关节面相对髂骨向后滑动），此时骶骨外侧面会推髂骨。骶髂运动中髂骨内收与外展运动如图 4-57 所示。

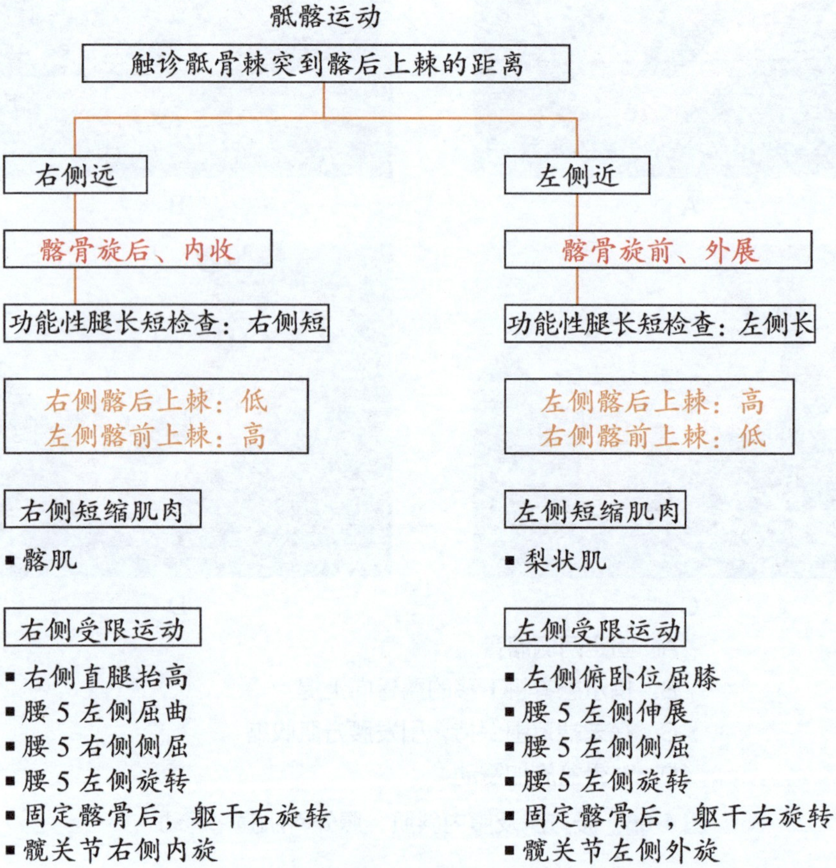

图 4-57 骶髂运动中髂骨内收与外展运动

髂骶运动中髂骨旋后时，髂骨会外展；髂骨旋前时，发生髂骨内收的概率高（图 4-58）。髂骨内收时，由于髋关节向前平移，所以髋关节容易内旋；髂骨外展时，由于髋关节向后平移，髋关节容易外旋。

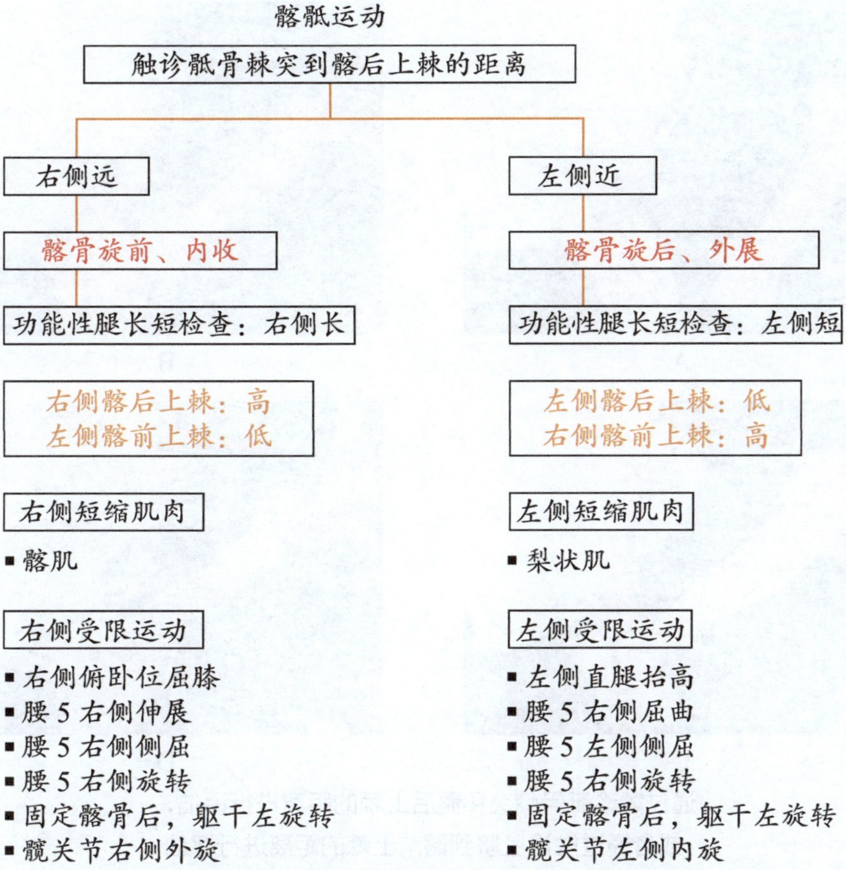

图 4-58 髂骶运动中髂骨内收与外展运动

髂骨内收和外展，可以通过触诊骶骨棘突和髂后上棘的距离进行评估，或者通过触诊肚脐到髂前上棘的距离进行评估（图4-59）。

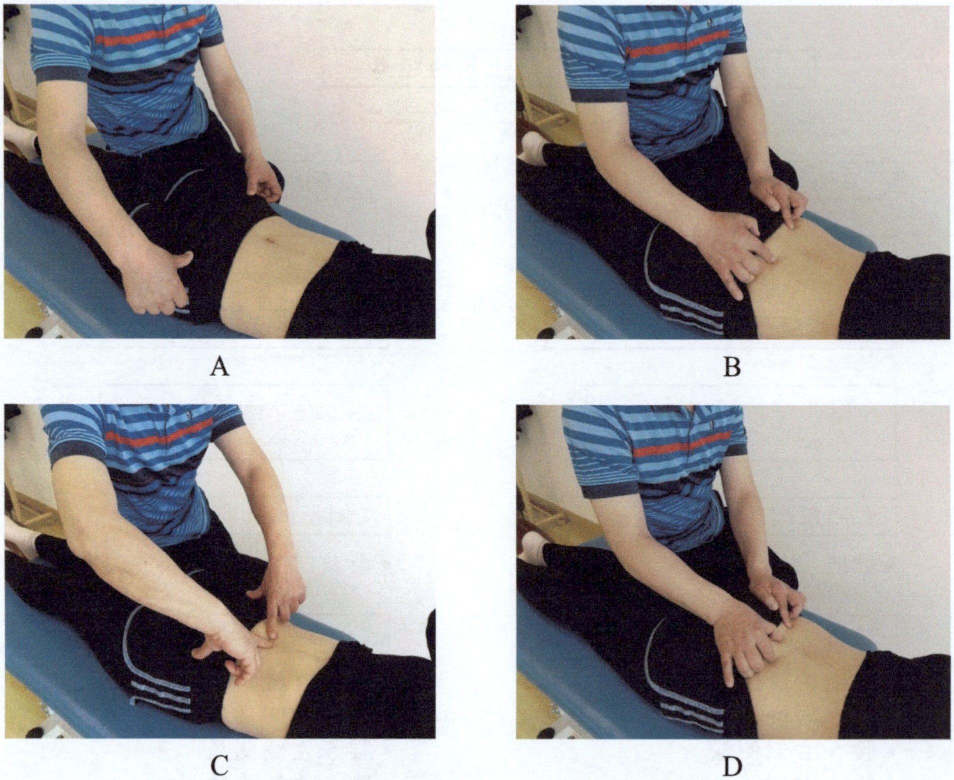

通过触诊骶骨棘突和髂后上棘的距离进行评估，
或者通过触诊肚脐到髂前上棘的距离进行评估

图 4-59　髂骨内收和外展的评估

评估骶骨棘突和髂后上棘间距的时候，如果右侧远、左侧近，则可以判断为右侧髂骨内收、左侧髂骨外展。评估肚脐和髂前上棘间距的时候，如果右侧较左侧远，则可以判断为右侧髂骨内收、左侧髂骨外展。为了更细致地评估，就需要对以下内容进行进一步评估。

第一，揉压骶髂后韧带时，外展侧会有尖锐的疼痛或比内收侧摸起来厚且粗糙。

第二，俯卧位下屈膝90°，进行髋关节内旋和外旋检查（图4-60）。如果是髂骨内收侧，则内旋角度会大于45°；如果是髂骨外旋侧，则外旋角度会大于45°。

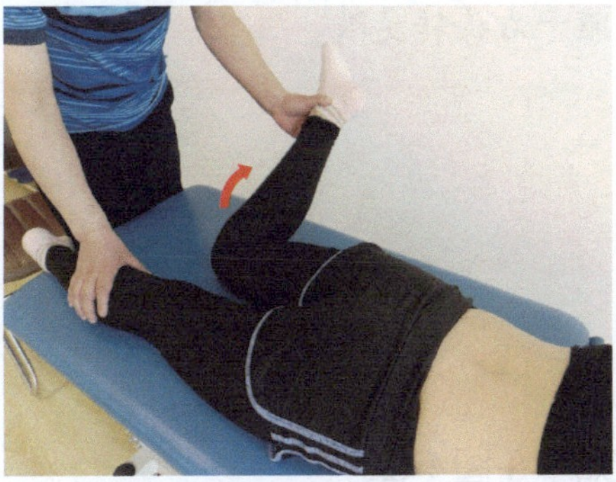
A

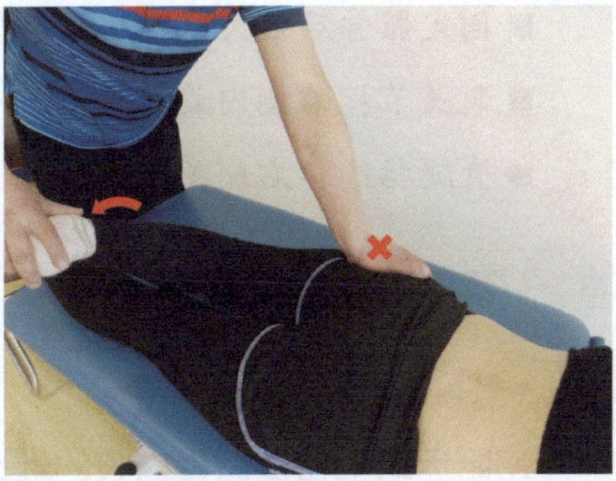
B

A. 髋关节内旋　B. 髋关节外旋

图 4-60　髋关节内旋和外旋检查

一、骶髂运动中右侧髂骨内收

1. 触诊

骶髂运动中右侧髂骨内收的触诊特征如下（图4-61）。

右侧髂骨内收	
右侧髂后上棘和骶骨棘突间距	变远
右侧髂前上棘和肚脐间距	变近

图 4-61　骶髂运动中右侧髂骨内收的触诊特征

- 骶骨棘突和髂后上棘间距的评估：右侧比左侧远。
- 肚脐和髂前上棘间距的评估：右侧比左侧近。

2. 右侧肌肉

- 短缩的肌肉：髂肌。
- 拉长的肌肉：梨状肌。

3. 受限的运动

- 躯干屈曲：腰5左侧屈曲受限。
- 躯干侧屈：腰5右侧屈受限。
- 躯干旋转：腰5左旋转受限。

■ 固定髂骨后最大限度地旋转躯干：躯干右旋转受限。

■ 髋关节：右侧内旋受限。

■ 直腿抬高：右侧受限。

二、髂骶运动中右侧髂骨内收

1. 触诊

髂骶运动中右侧髂骨内收的触诊特征如下（图4-62）。

右侧髂骨内收	
右侧髂后上棘和骶骨棘突间距	变远
右侧髂前上棘和肚脐间距	变近

图4-62 髂骶运动中右侧髂骨内收的触诊特征

■ 骶骨棘突和髂后上棘间距的评估：右侧比左侧远。

■ 肚脐和髂前上棘间距的评估：右侧比左侧近。

2. 右侧肌肉

■ 短缩的肌肉：右侧髂肌。

■ 拉长的肌肉：右侧梨状肌。

3. 受限的运动

■ 俯卧位屈膝：右侧受限。

■ 躯干伸展：腰5右侧伸展受限。

■ 躯干侧屈：腰5右侧屈受限。

■ 躯干旋转：腰5右旋转受限。

■ 固定髂骨后最大限度地旋转躯干：躯干左旋转受限。

■ 髋关节：右侧外旋受限。

4. 髂骨内收的治疗

（1）髂骨内收的关节松动治疗（图4-63）。

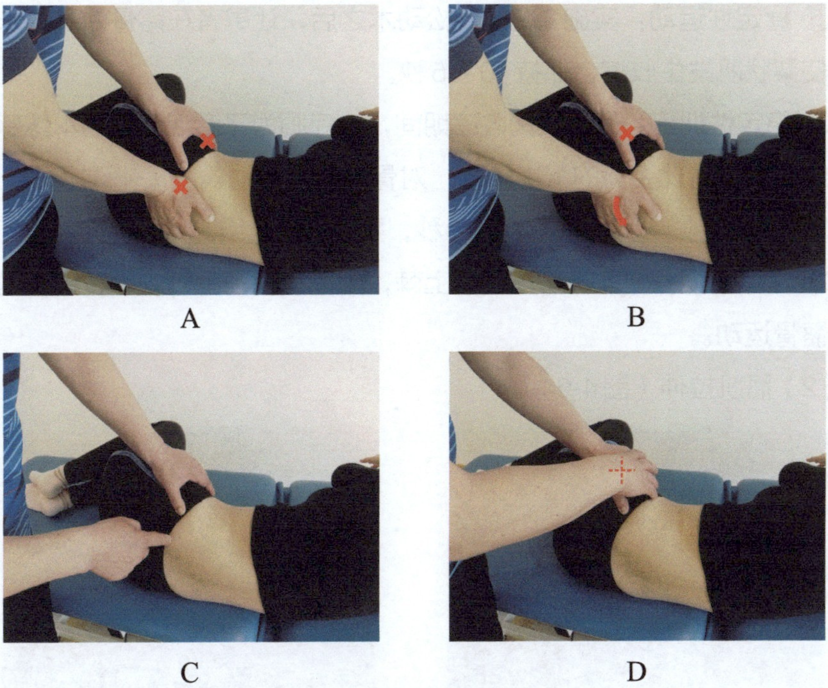

A. 固定髂后上棘、髂前上棘
B. 将髂骨向骶骨的垂直方向挤压
C. 在末端保持，使梨状肌发生收缩
D. 对骨盆施加震动

图 4-63 髂骨内收的关节松动治疗

① 治疗目的：髂骨外展及运动范围增加

② 开始姿势：患者采取侧卧位，躯干中立，为了使骨盆能中立，屈曲髋关节；治疗师站在患者后面。

③ 治疗师手的位置：用一只手的月骨固定髂后上棘，用另一只手的手指固定髂前上棘。

④ 关节松动术：治疗师用大约10%的力将髂骨向骶骨的垂直方向挤压着找到末端，在末端患者不觉得疼痛的范围内，加大外展幅度，再回到末端。松动关节要用5秒左右的时间缓慢进行，恢复原位也要用5秒左右的时间缓慢进行。此动作实施5次。

⑤ 稳定性运动：实施3次关节松动术之后，让患者在髂骨外展的末端保持，使梨状肌发生收缩，保持10~15秒。

⑥ 稳定性训练：保持肌肉收缩期间，治疗师为了激活患者的本体感觉感受器，要在保持此姿势的10~15秒，对骨盆施加震动。

⑦ 重复次数：运动间隙休息20秒，整体实施3组。

⑧ 注意事项：要准确挤压髂后上棘，用固定髂前上棘的手，确认是否发生了髂骨运动。

（2）髂肌拉伸（图4-64）。

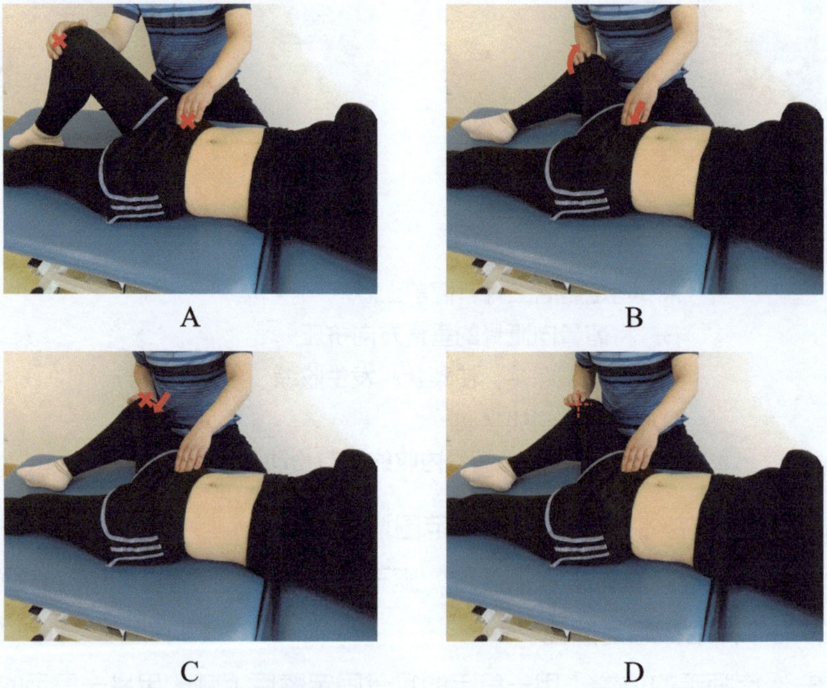

A. 固定髂肌、膝关节
B. 将髂肌向内推，将髋关节外旋
C. 在膝关节外侧施加阻力，使梨状肌发生收缩
D. 对膝关节施加震动

图4-64 髂肌拉伸

① 开始姿势：患者采取仰卧位，屈膝至舒适的程度；治疗师站或坐在需

要拉伸的一侧。

② 治疗师手的位置：用一只手的中指和无名指固定髂肌，用另一只手固定膝关节。

③ 拉伸：治疗师用约10%的力量将固定的腿向垂直方向推着挤压，将髂肌水平推至末端拉伸，之后将髋关节外旋，在末端患者没有觉得不舒服的范围内，加大髋关节外旋幅度，拉伸10~15秒，回到末端，此动作实施3次左右。

④ 肌力强化运动：拉伸后在末端保持，在患者膝关节外侧施加阻力，使梨状肌发生收缩，保持10~15秒。

⑤ 感觉统合训练：保持肌肉收缩期间，为了激活患者的本体感觉感受器，在保持此姿势的10~15秒，治疗师应对膝关节施加震动。

⑥ 重复次数：运动间隙休息20秒，整体实施3组。

⑦ 注意事项：推肌肉时，如果用力过大，则会引发疼痛。

三、骶髂运动中左侧髂骨外展

1. 触诊

骶髂运动中左侧髂骨外展的触诊特征如下（图4-65）。

左侧髂骨外展	
骶骨棘突和髂后上棘间距	变近
肚脐和髂前上棘间距	变远

图 4-65 骶髂运动中左侧髂骨外展的触诊特征

■ 骶骨棘突和髂后上棘间距的评估：左侧比右侧近。

■ 肚脐和髂前上棘间距的评估：左侧比右侧远。

2. 左侧肌肉

■ 短缩的肌肉：梨状肌。

■ 拉长的肌肉：髂肌。

3. 受限的运动

■ 俯卧位屈膝：左侧受限。

■ 躯干伸展：腰5左侧伸展受限。

■ 躯干侧屈：腰5左侧屈受限。

■ 躯干旋转：腰5左旋转受限。

■ 固定髂骨后最大限度地旋转躯干：躯干右旋转受限。

■ 髋关节：左侧外旋受限。

四、髂骶运动中左侧髂骨外展

1. 触诊

髂骶运动中左侧髂骨外展的触诊特征如下（图4-66）。

左侧髂骨外展	
骶骨棘突和髂后上棘间距	变近
肚脐和髂前上棘间距	变远

图 4-66　髂骶运动中左侧髂骨外展的触诊特征

■ 骶骨棘突和髂后上棘间距的评估：左侧比右侧近。

■ 肚脐和髂前上棘间距的评估：左侧比右侧远。

2. 左侧肌肉

■ 短缩的肌肉：梨状肌。

■ 拉长的肌肉：髂肌。

3. 受限的运动

■ 直腿抬高：左侧受限。

■ 躯干屈曲：腰5右侧屈曲受限。

■ 躯干侧屈：腰5左侧屈受限。

■ 躯干旋转：腰5右旋转受限。

■ 固定髂骨后最大限度地旋转躯干：躯干左旋转受限。

■ 髋关节：左侧内旋受限。

4. 髂骨外展的治疗

（1）髂骨外展的关节松动治疗（图4-67）。

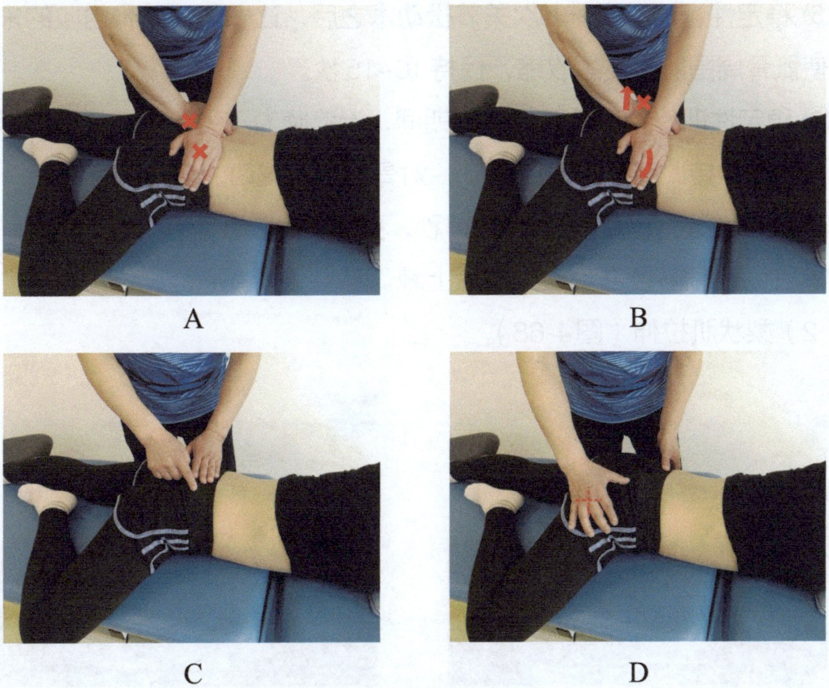

A. 固定髂后上棘、骶骨棘突

B. 交叉推动髂后上棘、骶骨棘突

C. 在末端保持，使骶骨周围肌肉发生收缩

D. 对骨盆施加震动

图 4-67　髂骨外展的关节松动治疗

① 治疗目的：髂骨内收及运动范围增加。

② 开始姿势：患者采取俯卧位，躯干中立，将髋关节外展外旋70° 左右，摆出4字姿势；治疗师站在对侧。

③ 治疗师手的位置：用一只手的月骨固定髂后上棘，用另一只手固定骶骨棘突。

④ 关节松动术：交叉推动髂后上棘和骶骨棘突找到末端，在末端患者不觉得疼痛的范围内，缓慢加大交叉推动的幅度，使髂骨内收，再回到末端。松动关节要用5秒左右的时间缓慢进行，恢复原位也要用5秒左右的时间缓慢进行。此动作实施5次。

⑤ 稳定性运动：实施5次关节松动术之后，让患者在髂骨内收的末端保持，使骶骨周围肌肉发生收缩，保持10~15秒。

⑥ 稳定性训练：保持肌肉收缩期间，治疗师为了激活患者的本体感觉感受器，要在保持此姿势的10~15秒，对骨盆施加震动。

⑦ 重复次数：运动间隙休息20秒，整体实施3组。

⑧ 注意事项：要准确推到髂后上棘。

（2）梨状肌拉伸（图4-68）。

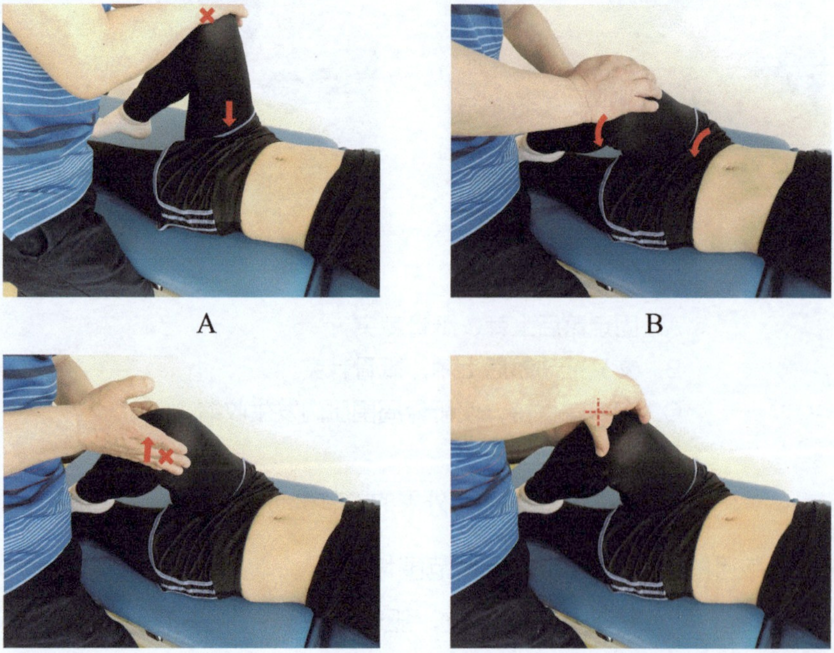

A B C D

A. 固定膝关节　　B. 将患者膝关节拉向对侧

C. 在膝关节内侧施加阻力，使髂肌发生收缩　　D. 对膝关节施加震动

图 4-68　梨状肌拉伸

①开始姿势：患者采取仰卧位，屈髋至舒适的程度；治疗师站或坐在需要拉伸侧的对侧。

②治疗师手的位置：用一只手固定膝关节，另一只手辅助。

③拉伸：治疗师用约10%的力量将固定的腿向垂直方向推着挤压，将患者膝关节拉向自己一侧至关节运动末端，在末端患者没有觉得不舒服的范围内，再进一步拉伸，拉伸10~15秒，回到末端。此动作实施3次左右。

④肌力强化运动：拉伸后在末端保持，在患者膝关节内侧施加阻力，使髂肌发生收缩，保持10~15秒。

⑤感觉统合训练：保持肌肉收缩期间，为了激活患者的本体感觉感受器，在保持此姿势的10~15秒，治疗师应对膝关节施加震动。

⑥重复次数：运动间隙休息20秒，整体实施3组。

⑦注意事项：拉伸时，要考虑肌肉的走行方向，使其发生收缩，保持10~15秒。

五、耻骨联合关节运动

耻骨联合关节运动如图4-69所示。

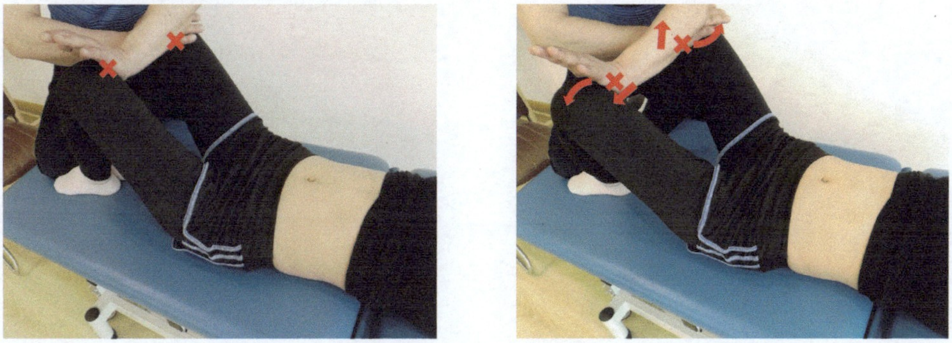

A　　　　B

A. 固定两侧膝关节内侧

B. 指示患者进行髋关节内收，治疗师突然加大外展的力度

图4-69　耻骨联合关节运动

①治疗目的：激活髂骨运动的轴。

② 开始姿势：患者采取仰卧位，将髋关节屈曲至舒适程度。

③ 治疗师手的位置：治疗师双手分别固定患者两侧膝关节内侧。

④ 关节松动术：指示患者进行髋关节内收，治疗师施加50%~80%的阻力，患者进行髋关节内收时，治疗师突然加大外展的力度。此动作实施3次。

⑤ 注意事项：治疗师加大力度的幅度不能过大，因为过大的力度会引发损伤。

作者简介

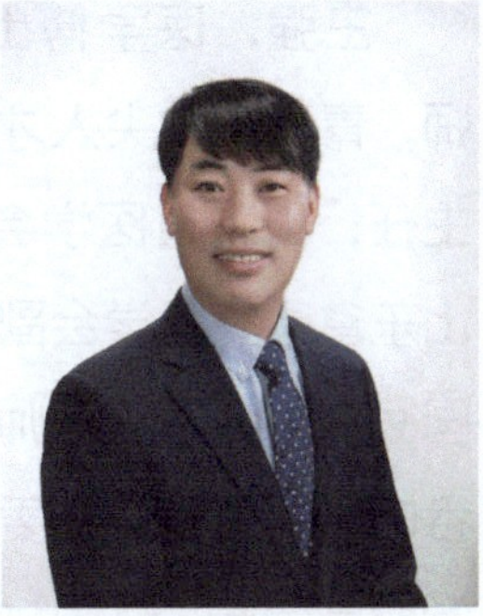

元相喜，全北大学理学博士，国际姿势运动科学会会长，内蒙古医科大学临床医学院、包头市中心医院、乌兰察布市中心医院客座教授；曾担任山东省体育局第十三届全运会外籍特聘专家，上海市残疾人康复职业培训中心顾问，大韩生活健康促进会（KALP）副会长，全北残疾人体育协会顾问；作为姿势运动领域的权威学者，创立了“姿势解密技术”和侧弯症分节运动（STS）技术。

译者简介

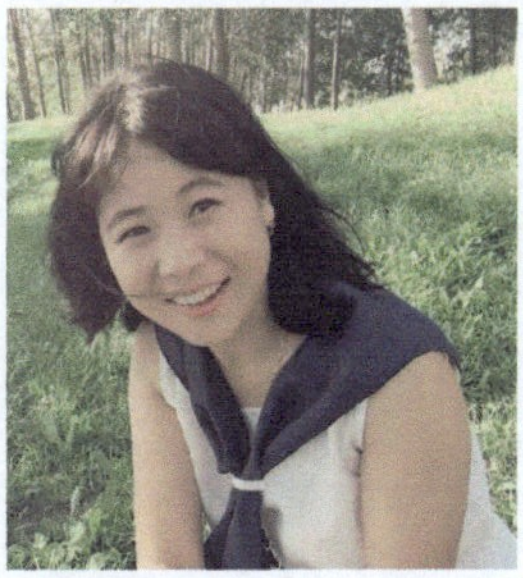

安龙女，文学学士，拥有日语N1证书和韩语TOPIK6级证书，国际姿势与运动科学会专职翻译；曾担任碧珍（中国）日用品有限公司商务会议翻译，韩国KALF康复培训（悬吊技术培训）课程翻译；擅长康复医学领域的同声传译。

审校简介

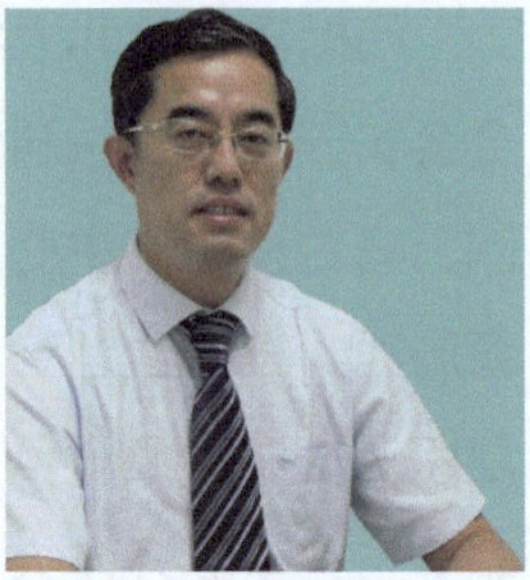

王强，医学博士，主任医师，教授，博士生导师，青岛市拔尖人才，青岛大学附属医院康复医学科主任；山东省医学会物理医学与康复分会主任委员、山东省康复医学会副会长、中国康复医学会理事、中国医师协会康复医师分会常务委员、中国康复医学会吞咽障碍康复专业委员会常务委员、国际姿势运动科学会副会长、《中华物理医学与康复杂志》编委；在神经康复专业领域有较深的造诣，善于解决神经康复专业的疑难杂症，山东省神经康复专业学术带头人；与韩国著名物理治疗师元相喜教授共同提出了4R技术，对于颈肩腰腿痛及神经系统疾病具有独特的疗效。